肠道考古

揭开肠道疾病的秘密

[英] 杰里米·伍德沃德
[英] 查莉·曼宁 著
李炜 译

秘密

U0219736

中国轻工业出版社

图书在版编目（CIP）数据

肠道考古：揭开肠道疾病的秘密 /（英）杰里米·
伍德沃德著；（英）查莉·曼宁绘；李炜译. —北京：
中国轻工业出版社，2023.1
ISBN 978-7-5184-4137-2

Ⅰ . ①肠… Ⅱ . ①杰… ②查… ③李… Ⅲ . ①肠疾病—
基本知识 Ⅳ . ①R574

中国版本图书馆CIP数据核字（2022）第169168号

责任编辑：何　花　　责任终审：张乃東　　整体设计：锋尚设计
策划编辑：付　佳　　责任校对：朱燕春　　责任监印：张京华

出版发行：中国轻工业出版社（北京东长安街6号，邮编：100740）
印　　刷：三河市万龙印装有限公司
经　　销：各地新华书店
版　　次：2023年1月第1版第1次印刷
开　　本：720×1000　1/16　印张：19.5
字　　数：300千字
书　　号：ISBN 978-7-5184-4137-2　定价：78.00元
邮购电话：010-65241695
发行电话：010-85119835　传真：85113293
网　　址：http://www.chlip.com.cn
Email：club@chlip.com.cn
如发现图书残缺请与我社邮购联系调换
210667K6X101ZYW

│ 前言 │

我是一名胃肠病医生，已经有25年的从医经验。我见证了医学界在疾病的认知和治疗上取得的巨大进步。在此期间，越来越多的非专业人士渴望了解人体是如何工作的。多亏了互联网和科普读物，那些毫无医学背景的人不仅对"DNA（脱氧核糖核酸）"和"蛋白质"这样的专业术语耳熟能详，还能理解其内在含义。这些年来，我的工作方式也有所改变。医生不再说一不二，不能指望患者无须任何解释就老老实实服药，医生现在主要成了传道解惑者。

在撰写本书时，治疗乳糜泻（麦胶性肠病）的唯一方法是终身绝对避免食用麸质食品——除此无"药"可治。为了让患者接受这种生活方式的改变，我的"处方"变成传授足够的知识，让他们不仅知道"如何做"，而且了解"为什么"要遵循这种无麸质的饮食方式。在过去的8年里，我和一位营养学家每个月都要在非正式小组聚会上为新确诊的乳糜泻患者做2小时的讲座。坦率地说，这种方法非常有效（并且节省了大量的医疗资源），仅仅是帮助患者学习，就让他们有了照顾自己的能力。我在这类讲座中对乳糜泻的介绍是非常浅显的，但经常被问到一些有趣又富有挑战性的问题，这些问题让我意识到，有相当多的人希望更深入地了解这一病症。

我在剑桥大学工作，有一部分患者是分子生物学家，但更多的是没有任何生物学知识的人，如何向他们描述肠道免疫学的复杂性呢？这是一个科普作家极力回避的话题，甚至医学院的学生学起来都很难。不过，当我参加了几次令人捧腹大笑的英国乳糜泻患者聚会活动，并与餐饮经理们会谈后，我意识到做好这件事并非不可能。他们所做的就是用耐高温手套把纸揉成团，绑在一根绳子上，并让现场观众参与角色扮演。这就是我写此书的缘由——参与其中，才能持续。我发现，为了解释清楚乳糜泻，我不得不先叙述肠道和免疫系统的历史，才能接着讲述其他疾病，如食物过敏和克罗恩病等。

这本书不是教科书，除非必要，我尽力避免使用专业术语。它也不是一般意义上的"大众科学"，因为它涉及太多领域。我希望这本书能让仅有少量生物学知识的人读懂大部分内容，也能让拥有深厚科学功底的人欣然接受，因为它会以不同寻常又有趣的方式讲解众所周知的概念。我提前向阅读此书的专家表示歉意，因为我简化了生物学上的许多复杂过程。去掉旁枝末节，主干才更清晰。正如长路漫漫，不妨分段走完，每一段都有不同的风景。即使你没有从头到尾读完此书，也不用遗憾。肠道的进化史和免疫系统的运作本身就很有趣了，我把二者合在一起是为了揭秘乳糜泻背后的故事。到目前为止，还有许多未知因素有待发掘，我会在书中尽可能采用准确和最新的案例。

杰里米·伍德沃德
写于英国剑桥大学

| 致谢 |

很多人为这本书的讲述提供了帮助（有些人甚至没有意识到），我无法在此一一致谢，我对大家的感激之情溢于言表。下面列举的一些人，没有他们的支持与帮助，我可能永远不会开始写书，或者根本无法完成。

感谢我无与伦比的妻子，简。当我沉浸于自己的世界、一连几小时盯着电脑屏幕、完全忽略外界事物时，是她一直支持我、照顾我。我对她的感激之情表述不尽。我们共同生活，养育了五个可爱的孩子，乔希、托比、詹姆斯、杰克和汤姆。

我的父母，是我所知最善良、最慷慨的人。毫无疑问，是他们的影响，促使我完成这本书。我的父亲约翰灌注给我痴迷一切生物的热情；而我的母亲安妮对于蛇、蛾子、蝴蝶等的厌恶，似乎对我造成特殊的影响，令我对它们无比热爱！我14岁时发表的第一篇文章（刊登在《露营和房车世界》上，让我的同事们感到很搞笑）是关于英国的爬行动物，是和我父亲一起合作的——他提供了照片。在锡德卡普家中的阁楼上冲印黑白照片的经历一直深存于我的记忆。

鲍勃·艾伦是我在伯明翰大学学习时的胃肠病学导师，我对他充满感激，并传承他对这一学科的热爱。此外，还要感谢胸腺生物学实验室的约翰·欧文、埃里克·詹金森和格雷厄姆·安德森，他们为我开启了免疫学研究的奇妙之旅。

那些饱受病痛折磨的患者和我的学生都是我的老师，我从他们身上学到很多东西。在此，还要特别感谢那些为本书审读和校对的人，那些为我提出很好意见的同事以及一些根本没有意识到启发了我写作的人。

　　斯蒂芬·莫斯、邓肯·梅西、安德鲁·布特勒通过富有启发的讨论帮助我理清了思路。剑桥大学生理学家马特·梅森严格地纠正了我的拼写、语法和用词错误，我永远感激他（尽管需要大量改写）。

　　Springer出版社的工作人员对我极具耐心，我对此深表感谢，尤其是菲利普·伯格、乌尔丽克·德克特、塔尼亚·韦安特以及伯克·戴利亚，他们使此书得以出版。

写在文前的话

　　长期以来，肠道的重要性在我们的信仰、语言和文化中都有体现。在古代，胃肠被认为是情感和性格的发源地。现在，提到"直觉"，我们用"发自肺腑"来表示其源于深层感受而非理性思考[1]。在闪米特语中，"内心深处的东西"与"肠道"和"怜悯"这两个词有着相同的词根，说明了怜悯感的起源地。同样，用"胆量"来代表勇气，至少可以追溯到中世纪，并在大多数现代文化中持续存在。在芬兰，"Sisu"（直译为"胆量"）这个词被广泛用于表达其民族特征中的坚毅倾向[2]。中世纪的英格兰，人们象征性地取出叛国者的内脏，这大概也源于内脏容纳精神力量的固有观念。

　　然而，如果剥去人类经过修饰的、肌肉发达的身体外层，使其内部结构完全展现出来，恐怕没有什么景象比这更令人震撼的了。人类的肠道（图1）充满腹腔，像一大团蠕动着的蠕虫状管道。面对这种感官刺激，大部分人都会产生强烈的不适感。

　　在很多方面都可以解释为什么肠道会让人产生这种感受。这并不是因为不熟悉。乍一看，人类的肠道与超市里售卖的许多其他哺乳动物的肠子很相似。它看起来好像有自己的思想——完全不受意识控制地不断

---

[1]　挪威心理学家格尔达·博耶森（1922—2005）甚至根据她将情绪与胃肠道联系起来的想法，发展了一个替代医学分支——"生物动力心理疗法"。她利用肠道发出的声音来解释情绪和情感，并把这个过程称为"心理蠕动"。

[2]　有趣的是，芬兰语 Sisu 源自一个意思是"内部的"词。尽管 Sisu 在芬兰文化中已存在数百年，但它第一次出现在英语中可能要追溯到 1940 年 1 月《时代》杂志的节选："芬兰人有一种他们称之为 Sisu 的东西。它是勇敢和斗志、凶猛和坚韧的复合体，是在大多数人都放弃后仍能坚持斗争并充满必胜信念去战斗的能力。芬兰人将 Sisu 解释为'芬兰精神'，但其实这个词具有更深的内涵。"

蠕动着。事实上，我们很少意识到自己腹腔内肠道活动的模样，这种突然的展现甚至会让它们看起来似乎不是人体的一部分。

然而归根结底，我怀疑人们对于内脏的不适感与如何看待自然界中的自己有关。人类自认为智力超群，与其他生物不同。而人类的身体，尤其是肠道却成为一个降低自负的巨大平衡器。褪去所有的外部装饰，人类与其他动物别无两样。即使是看起来简单的动物也有肠道，其外观往往与人类肠道相似。因此，当人类看到自己的内部器官时，其反应也许类似科幻片中的震撼效果：主角皮肤剥落，暴露出电子电路，原来也只是个机器人。

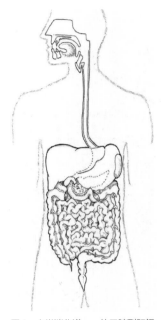

图1　人类消化道——从口腔到肛门

机器人的线路对其运行至关重要，人类的肠道也是如此。我们本质上受制于美学上令人不适的内脏器官。肠道对人体极为重要。我们摄入的食物多在肠道内被肠黏膜选择性地吸收、重新包装再运送至身体的其他部位。

我是少数幸运儿之一，能与肠道有如此亲密的接触。作为胃肠病学家、内科医生，我研究肠道是如何工作的、如何发生病变的，以及人体其他器官与肠道的相互作用和影响。在过去25年里，与胃肠道的接触每天在各个层面都带给我惊奇和敬畏。我欣赏着肠道的非凡之美，例如在内窥镜下看小肠黏膜上的绒毛在液体中漂浮，就像岩石池中的海葵花一样。观察肠蠕动时，无论是做食管压力测定，还是在手术室直接观察新移植的肠道，这种周期性的肠道收缩总能让我兴奋不已。

我逐渐了解到，肠道有时确实表现得像有自己的思想，现在我们称之为"肠脑"。肠道内藏有数量巨大的微生物，以至在很大程度上它与其他器官完全不同。然而，正是这种令人惊叹的复杂性和我们对之的不甚了解，最令我着迷。

有时候需要换个角度看问题。在我职业生涯的早期，偶然发现一种隐喻视角，它让我像站在悬崖上或越过高山林带一样看脚下的风景。我不能说自己是唯一享受这种视角的人。这种视角一直都在，就像许多视角一样，一旦被指出来，就显得微不足道。然而，它开启的景象随着时间的推移而变化，尽管大部分仍处于黑暗中，但不断的发现开始照亮越来越远的前景——这是我对你的邀请，请与我一起在悬崖上分享壮丽的风景。

本书分为三部分，前两部分描述了通往我们视角的路线。第一部分，我们从肠道进化的基本概念开始，沿着肠道进化的不同路径进行探索。第二部分，我们进行回溯，看看肠道如何控制免疫系统的发展。免疫不仅是一个防御系统，而且是一套人体与共生生物的互动规则。在了解肠道如何大篇幅书写生命本身的故事之后，第三部分，我们将随着时间的推移，看到这个故事是如何一层一层展开的。

不同时代的文物混杂在一起很难辨认，但考古学家通过仔细记录发现这些文物的不同地层，就能得出很多结论。我们的肠道也是如此。整体来看，肠道的功能复杂得令人迷惑。但是若将其放在进化的背景下，单独来看每一层，那么一切都将更加清晰。这就是我的隐喻视角——我称之为"肠道考古"。

憩　室

正如所有的旅程一样，我们的探索之道也会有许多潜在的分支，它们都会被标记为"憩室"，这个词来自拉丁语"侧道、小路"。胃肠道中常见憩室，它是胃肠壁上向外的囊状突起。虽然憩室可以发生在从食管到直肠的任何地方，但通常出现在结肠中，其数量随着时间的推移而增加。这个术语经常引起混淆，"憩室病"指的是大肠中有数个憩室同时存在（多发于40岁以上人群），而"憩室炎"是指憩室中存在感染或炎症。通过人类阑尾可以说清楚这个问题：每个人生来都有这种特殊的憩室，但只有少数人会因感染而发展为阑尾炎。

大量观点会放在憩室里，而我们探索途中一些有趣的见解、案例和历史评论则记录在脚注中。

目录

第一部分
| 选择最胖的 |

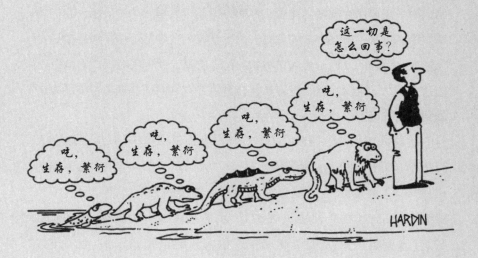

从"肠道时代"到"大脑时代"的变迁

（经卡通库网站许可转载：www.CartoonStock.com）

"也许，人们可以将一个动物视为一组聚集在胃肠道周围的细胞，

它们被分化出来，致力于填饱肚子的任务。"

——韦恩·贝克尔[1]

---

[1] 韦恩·贝克尔，威斯康星大学植物学教授。这段话引自我在网上发现的一个学生未发表的课堂笔记。这幅漫画的作者是来自密歇根州的帕特里克·哈丁。为了适宜这本书，人类头上的那个气泡里应该改为："我知道我不应该，而且我也真的不需要，但是奶油泡芙实在是太诱人了。"或者是换成大胃王拿着一块大蛋糕的图片……

引言

人类长寿的最大威胁之一来自进化上的疏漏。在此之前，生命从未存在于食物如此丰富乃至过剩的环境中。因此，身体完全不需要减肥机制，而只需要保存或增加体重。然而，得益于人类发达的大脑，我们能够操纵环境来生产足够多的食物。关于全球大灾难的可怕警报恐怕是由气候变化造成的，而不是人口增长。可悲的是，我们没有形成有效分享的社会机制。因此，这个世界贫乏与富足并存，而那些拥有最多的人却受到过量的折磨[①]。

随着人类社会的出现，地球上的生命进入了一个新阶段：人类的智力使其可以改变环境。这个"大脑时代"甚至有其独特的称号——"人类世"[②]。迄今为止，都是食物的相对短缺导致竞争。填饱肚子的永恒需要也许是这个星球上最强有力的物竞天择法则。"人类世"到底是随着定居点和农业的扩张始于12 000年以前，还是最近的核时代，仍然存在争议。这对于我们的探索并不重要，因为我们研究的"肠道时代"由大约6亿年前肠道的产生延展至今。

然而，我们仍然需要比这一时间更早地开始探索之旅。生命源于混沌，从一系列无解冲突的临时解决方案中诞生。早在第一个肠道形成之

[①] 英国的肥胖率已经由1993年的15%上涨到2014年的26%。其他一些发达国家例如美国和新西兰的肥胖率更高。肥胖导致了约44%的糖尿病，23%的缺血性心脏病，目前已成为世界上第五大死因。在北美，五分之一的死亡都与肥胖相关。悲哀的是，不仅那些富裕的国家有肥胖的问题；贫穷的地方通常消费便宜，但高热量、没营养的食物多，也导致了肥胖与营养不良并存。

[②] 这一术语要归功于保罗·克拉兹。他是一名大气化学家，因臭氧领域的研究尤其是臭氧的形成和消耗，获得1995年诺贝尔化学奖。

前，必要的妥协就已经预言了它的未来。我保证我们不会在生命之初的荒凉环境中逗留太久，但还是有许多问题需要涉及。现在就让我们开始探索之旅吧！

第一章
进食的产生

———— 摘要 ————

　　我们将细胞膜视作生命的边界，同时也是允许物质进出细胞的屏障。这就是"遏制悖论"。单细胞生物最终进化出通过"内吞作用"和"吞噬作用"等机制把细胞膜外部的成分带入其内部的能力。这就是进食的产生，从而显著增强了生物体吸收营养物质的能力。摄取微粒的能力对于生命的进化意义重大。细菌在细胞内部以"内共生体"的形式存在，吸收从细胞膜表面转化而来的能量，也承担更多的义务。重要的是，吞噬作用摄取了整个生物体。这就改变了生命体之间的关系，最终导致对肠道和免疫系统产生要求。

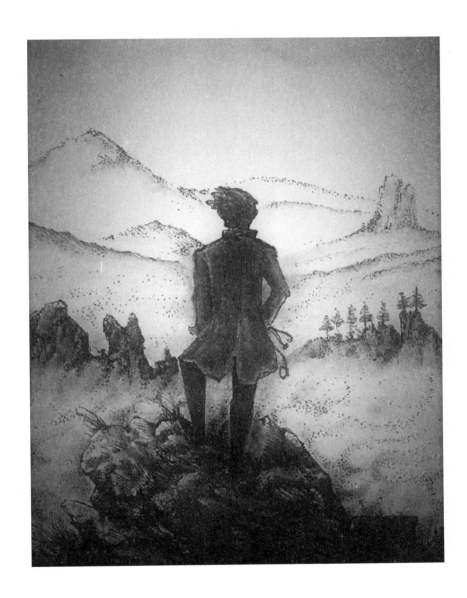

这幅素描的灵感来源于卡斯帕·大卫·弗里德里希（1774—1840）的名画《雾海上的旅人》，此画作于1818年，现存于德国汉堡的艺术馆。我第一次看到这幅画时它是哲学家弗里德里希·尼采的《瞧！这个人》的图书封面图片，不得不说这幅画比内容更令我着迷。我很喜欢这种从新的视角观看景色的方法。

遏制悖论

在旅途的第一阶段，我们将被引领从生命的起源到一个里程碑事件——"进食的产生"。虽然这涵盖了超过20亿年的时间，但也不用着急开始，我们需要先确立一两个基本生活原则，这些原则使进食成为必要。

细胞是最小的独立生命单元。细胞膜的厚度只有四百万分之一毫米[①]，它是生命体所需相对恒定的内部环境与外部世界接触的唯一界面。

脂肪分子，又称"油脂"，由一连串的碳原子和氢原子结合在一起。它们与水相排斥，因此当我们吃完烤肉大餐后清洗餐具时，会发现水池中漂浮着圆形的油珠。但是，当我们加入洗涤剂等液体，油珠就消失了，池中只剩下白色的乳状液体。洗涤剂具备这样的功能是因为它们的分子一端是脂溶性的，另一端是水溶性的。因此，它们能够使这两种不相溶的液体混合。同样的，组成细胞膜的分子一端是脂肪链，另一端是水溶性的分子（通常是磷酸盐），也被称为磷脂质。当这些化学物质与水混合时，它们会有序排列起来，脂质部分彼此靠近，并尽可能地远离水。例如，这些分子可以将自己定向成一个球，其中脂质末端都指向内侧，而水溶性末端都指向外侧。

如果它们封闭了一个水泡，则可能指向另一个方向，但这将使脂溶性末端不得不与外界的水接触，导致不稳定。如果水泡周围那层膜的上面有另一层磷脂质指向另一个方向，就可能产生分子"三明治"：一种

---

① 细胞膜厚度的估算以富兰克林的一个实验为基础。美国政治家、物理学家本杰明·富兰克林1770年在克拉彭的一个池塘做了一个实验，他将一茶勺油倒入池塘，当油分散开，大约至3亩的面积，这时就可以估算单层分子的厚度。这一实验原本是为了检测将石油倒在水上来使波涛汹涌的海面平息是否有效。

双层脂质，两侧有水，由脂肪屏障隔开①。因此，我们将它定义为生命的边界——细胞膜（图1.1）。

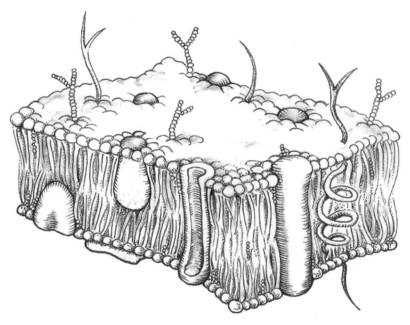

图1.1 细胞膜——生命的边界。一层向内的双层脂质，外侧的两端都有水溶性末端，蛋白质嵌入或穿过这层脂质，提供与外部世界相互作用的通道和方式

　　细胞膜的重要性怎么强调都不为过。可将它想象成一个国家的地理边界。它能够控制所含区域的进出。细胞膜内外两侧的环境可能极其不同，就仿佛跨越国与国的边界一样。贸易可以跨越边境进行，商品可以易货交换。细胞可以通过发送或者接收远超过边界之外的信息来进行交流。边界也使内部环境与外界截然不同。边界创造了一个"实体"，使细胞有自己独立的"身份特征"。

_____

① 由洗衣液或者孩子们的泡泡机吹出的气泡都属于脂质双层分子，但是它们与细胞膜正好相反。这种分子是脂溶性一端向外，水溶性一端在内。

细胞膜在限制和定义细胞生存空间方面具有重要意义。无论外界发生什么变化，它维持一个相对稳定的封闭环境。通过边界排斥有毒物质，或是有选择地吸收营养物质。还可以为了生化作用在细胞内设置最佳条件，例如酸度和盐浓度。通过细胞膜的封闭增加化学物质的局部浓度，以促进它们相互作用，而不是简单地扩散到周围环境中。这有利于生命体的生理反应。

　　在生命的先决条件——自我复制背景下，将生命包含在细胞膜内，产生一个"实体"，意义深远。自我复制的分子以DNA（脱氧核糖核酸）和RNA（核糖核酸）的形式存在于所有生物体中，是遗传密码的基础。这些大分子包含的信息可以（通过特殊的细胞机制）转化为形成蛋白质的长链氨基酸。蛋白质是形成生命动力的"纳米机器人"。蛋白质的组成少则只有20个氨基酸，多则达到几千上万个，例如"肌联蛋白"就由近30 000个氨基酸组成[①]。较短的氨基酸链被称为肽而不是蛋白质。与简单的多肽不同，蛋白质可以形成有功能的三维结构。例如，它们能够通过吸引分子到一个裂口或者"活跃地带"来加速化学反应（这类蛋白质被称为"酶"）；能够扮演细胞之间的使者（如胰岛素）；能够构建结构（如头发中的蛋白质，其作用就像弹簧）。

　　存在于遗传密码中的缺陷或者转化为蛋白质过程中的突变，其后果通常是灾难性的，但是偶尔也会产生蛋白质的改良版本。这是基因适应的一个基本组成部分，对于让生物体对变化做出反应至关重要。无论结果如何，细胞膜最初都是为了将这种突变的损害或者益处限制在其发生的单个单元内。这种变化仅涉及单细胞及其后代。如果一个有害的突变

---

① 所有蛋白质都可以用一个名字来描述，或者是用组成它的氨基酸来单独命名。肌联蛋白有近30 000个氨基酸，因此它的名字格外长（超过189 000个字母）。有人认为这是英语中最长的单词。我认为不能将化学方程式作为单词。

导致一个单细胞生物及其后代死亡，这一突变将不会影响其他同类。但是也存在争议（正如理查德·道金斯在《自私的基因》①一书里指出），自然选择可以在基因自我复制的层面上进行，正是细胞膜的包围将整个细胞变成了"进化的单元"②。

进化对细胞膜进行了修补，让它的功能延展到边界作用之外。它已经成为充满活力的"贸易场所"，也是化学反应的十字路口。大量的蛋白质嵌入膜内，并伸展到外部介质中或跨越它。它们起着被动通道或主动泵的作用，以改变化学物质的浓度，或接收来自外部的信息或向其他细胞发送信号。膜作为二维的液体平台，蛋白质漂浮其上可以聚集在一起协同工作并组成更大的结构，就像生产线上由不同部件组成的机器一样。脂质双层结构作用巨大，作为蛋白质的边界和支撑，它的构造也在细胞内部发挥广泛作用。它被用来在细胞内创建子区，每一个子区都有独立的化学环境。在一些高度特化的细胞中，边界膜只占整个细胞脂质双层结构的2%。

当然，所有这些都有不利的一面。通过在细胞膜边界内集中和控制生命物质，仍然存在着细胞如何从环境中获取营养物质以提供能量的问题。这需要让原始成分以细胞可以利用的形式进入其中。这要求细胞有很强的边界管控力同时又能确保必需品的交易。这种遏制与消耗之间的妥协是生命体的第一次重大冲突，也预示了肠道的进化，并将成为我们故事的一个基本主题。我称之为"遏制悖论"。

让我们记住这一点，继续我们的旅程！

---

① 在最简单的情况下，生命是基因自我复制的结果。1976 年，理查德·道金斯在《自私的基因》一书里提出这一概念。他在书中设想，遗传物质是进化选择赖以生存的生命体，而周围的有机体仅仅是容器或载体。
② 大卫·赫尔的观点更为广泛，他在"复制基因"中增加了"交互者"的必要性。"由于复制和交互之间的作用，这是一个选择的过程。复制基因的结构得以维持是由于交互者的相对胜利，而复制基因也是交互者的一部分。为了履行其功能，复制基因和交互者都必须放弃自我，选择共存。"

———————————— 憩室1.1　生命的能量 ————————————

　　仅仅是活着就需要大量的能量。鉴于目前很多人久坐不动的生活方式，其日常能量消耗中只有不到四分之一用于体育活动，但即使是那些经常锻炼的人，能量消耗也不到一半。其余的能量都用来维持人体生命活动——不但用于呼吸、心脏泵血，也用于每个细胞的内部工作。

　　植物利用太阳光的能量来制造复杂的有机分子（"生命的化学物质"），主要来自二氧化碳和水，从而产生副产品氧气。自然界中，动物有效地逆转了这一过程：利用氧气和复杂的有机分子（来自食物）之间的化学反应产生二氧化碳和水。然而，所有生物体最终都以同样的方式使用由此产生的能量——首先将其转化为电能，然后以化学形式储存起来，就像给电池充电一样。

　　在细胞内部的特殊脂质双层膜上发现了被称为"细胞发电机"的线粒体，其产生的微小电流实际上就是"生命的火花"。想象一下，它在米开朗基罗描绘的西斯廷大教堂天花板上，从上帝和亚当伸出的手指之间穿过[1]；或者像是弗兰肯斯坦实验室里的闪电[2]。

　　我们称之为"电"的现象只是一种叫作电子的带负电粒子的流动。我们可能对电流穿过被PVC等绝缘材料环绕的铜线进行传导更为熟悉。生命体产生电流的方式不是电线，而是通过一系列嵌在细胞膜上的蛋白

————————————————————

[1]　米开朗基罗在1508至1512年间绘制了西斯廷大教堂的天顶画。以《创世记》为主要内容，而"创造亚当"是其核心部分。最为著名的就是上帝与亚当的手指几乎相碰，上帝给予亚当生命。上帝被红色的幔子围绕，许多人指出这个形状很像人类的大脑，也与分娩后的子宫形状相似。而这究竟是何意图不得而知，也许以米开朗基罗的才华，他是结合了二者。

[2]　《弗兰肯斯坦》（即《科学怪人》）是玛丽·雪莱创作的长篇小说，于1818年出版。在不同的故事中，她将弗兰肯斯坦创造的怪物称为"亚当"，而这个怪物在与弗兰肯斯坦对话时称自己为"你创造的亚当"。她在书中并没有描述怪物产生的实际过程，但是她强烈暗示这与弗兰肯斯坦对电的兴趣有关。

质传递电子产生电流，有点像是一排队员传递橄榄球。导体不是铜，而是由蛋白质里的铁和硫组成，绝缘体则是细胞膜本身。

　　储存能量的"电池"是三磷酸腺苷分子里的磷酸盐链条。细胞里大部分需要能量的化学过程都由破坏磷酸盐链条来驱动，这被称为"生命的能量电流"。显然，我们每天都通过三磷酸腺苷来增加和消耗自己的体重。利用电子传递链的电流，电池通过泵送氢离子（携带一个与电子相等且相反的正电荷）穿过膜而"充电"（形成三磷酸腺苷）。这会在绝缘膜上形成一个氢离子的梯度，通过特殊的通道，这些能量可以被利用起来[①]。这种通道包含一种涡轮状的蛋白质，这种蛋白质甚至可以随着氢离子的流动而旋转，并在每次旋转时产生3个三磷酸腺苷。事实上，这与1909年路易斯·布莱里奥特的飞机首次飞越英吉利海峡时使用的三缸发动机非常相似！整个机制类似于水力发电，通过水的势能转化驱动涡轮机。唯一的区别就是，生命形式将能量储存在三磷酸腺苷的"电池组"中——工程师们正在研究类似的储存发电的方法！

旅程开始了

　　确定地球多久之前第一次形成细胞是一个巨大的挑战，生命的历史记录在地球岩石化石中，这有助于确定保存下来的生物体死亡的年代。最早的细菌化石是在距今"仅"30亿年的岩石中发现的。

　　鉴别微小化石需要专门的技术，因为在一定尺寸以下，很难从岩石本身的晶体中辨别出生命形式的结构。鉴定与生命有关的有机分子，例如细胞膜的磷脂质，也许只能确定化学物质的有效性却不能识别它们与

---

① 将质子梯度与三磷酸腺苷结合的"化学渗透假说"，由大卫·米切尔于1961年首次提出，他于1978年获得诺贝尔化学奖。

生物体的联系。最早期生物的有力候选者是一种不同寻常的结构，称为"叠层石"，它存在于沉积物逐渐分层形成的古老岩石中，这里有类似于生活在浅水中的现代细菌的特征。在澳大利亚发现的这种沉积物可以追溯到距今约35亿年前，被认为是类似于现存生命形式的最古老的证据。然而，还有线索表明可能有更古老的生命形态存在于更古老的岩石中——有可能迄今41亿年。早在很久以前，就可以有效地确定岩石的年代。年轻的还不到10亿年的地球，变得异常炎热，地表不断通过火山运动自我更新，并被陨石摧毁。如果在这样的环境中出现了生命，那么也许创造生命也不那么困难。

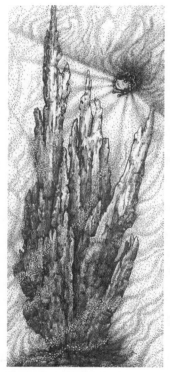

图1.2　海底"失落的城市"——这样的结构是最初生命的摇篮吗？

我们的旅程始于地球上一个偏远的地点，大西洋中部海平面以下2000英尺（约610米）处。这里有一个被称为"失落的城市"的地方。一片由神秘的白色烟囱状的结构组成的怪圈在黑暗深邃的海底生长（图1.2）。2000年12月的这一发现彻底改变了我们对于生命潜在起源的看法。与邻近的火山产生的"黑色烟

①　外太空生物学家在寻找太阳系附近行星和卫星上的生命迹象时面临着这些困难。由于必须跨越太空运输一个微型实验室，并且受到与地球生命相关的分子知识的限制，这些困难变得更加复杂。这种困惑的一个例子是"纳米细菌"存在与否。这些微小的结构，由于它们的复杂性和自我延续的能力，一些人认为它们代表了小的有机体，大约比大多数细菌小100倍。纳米细菌被认为是引起人类某些疾病的原因，包括动脉粥样硬化和肾结石等。它们还在其他星球发出的物质（在南极洲发现的来自火星的84 001陨石）上被发现，并被认为是地球外生命存在的证据。虽然争论还在继续，但最有可能的是，地球上的这些结构仅仅是能够自我繁殖的矿物质——蛋白质复合物，而火星岩石上的外观现在被认为是电子显微镜的人工制品。

囱"不同，那是由高达400℃的过热水的沉积物形成，而"失落的城市"是由碱性深海热泉在更低的温度（50~90℃）形成的。海水渗透，深入地球的上地幔，与那里被称为橄榄石的特殊岩石产生化学反应，产生热量，再重新回到海底，成为富含矿物质和氢气的碱性溶液。

在与冰冷的海水接触的过程中，碳酸镁等矿物质从羽状物中沉淀出来，形成薄的半多孔无机膜。在宁静的海洋深处，这些脆弱的结构可以达到巨大的尺寸，有些地方高达60米。这种薄膜在地球早期的海洋中富含铁和硫，这种组合很可能能够通过结构中的微小孔隙产生电梯度。

这种无机物产生的梯度的能量可以为化学反应提供动力，创造出生命的有机分子。换句话说，与弗兰肯斯坦的怪物不同，电火花不是最后的触动，而是创造生命的开始。如果生命确实是由无机物产生的电流在这些地点产生的，那么很可能所有生命形式中构成电子传递链（参见憩室1.1）的蛋白质都使用由铁和硫组成的无机催化中心就不是巧合。

为了离开碱性溶液舒适的家，据推测，生命形式在烟囱孔隙内形成了必要的脂质双层膜，并形成必要的蛋白质泵，以在其上产生能量梯度。因此，"生命"在它离开家园之前可能已经很高级了。如果我们能够对35亿年前火山口的居民进行取样，很可能会发现一位可敬的远亲仍然生活在那里，它的名字叫"卢卡"。接下来我将向你们介绍它。

生命之树

当追溯家族起源时，我们大多数人都可以轻松地往上追溯三代，如果能幸运地找到记录，也许可以追溯到更多代。进化生物学家认为目前所有生命都能追溯到单一的祖先，或是基因相似的个性群体。换句话说，有一棵生命之树可以追溯到树干底部的一个"最后的共同祖先"。

卢卡是所有现存生命形式的"最后的共同祖先"。自从1995年第一个完整的DNA被破解以来，已有超过10万个不同物种的完整基因组被公布。通过确定哪些基因被现存的原始生命形态所保留，我们可以尝试重建卢卡的基因组成。大约有350种不同的基因自这位远古祖先的时代就存在了。值得注意的是，这些基因都编码了生命在碱性热液喷口所需的蛋白质，能够使用二氧化碳和氢，并且似乎与铁和硫有关。

　　在1977年之前，人们认为所有的生命形式都属于两个主要范畴之一。根据其细胞内结构的复杂性，要么是细菌（原核生物），要么是包含多细胞有机物的高级生命形式的真核生物，例如植物和动物。凭借有无内膜成分尤其是细胞核，很容易区分这两种细胞类型。原核生物有简单的，通常是环状的DNA在细胞内自由漂浮，而真核生物的遗传物质在细胞核内部。它们通常包含大量的被早期显微镜学家称为"细胞器"①的细胞膜结构。这包括产生能量流分子的线粒体，细胞内的三磷酸腺苷，植物细胞内的叶绿体。所有的原核生物都由一个细胞组成；而真核生物可以是单细胞的，例如变形虫，或者由许多细胞构成（例如我们自己），我们每个人都由大约30万亿个细胞组成！

　　然而，现在我们知道，生命之树有三大分支而不是只有两个。一组之前被认为是远古细菌的生物被发现有足够大的差异，可以将它们单独归类，称为"古生菌"。这一生命分支的名称取自意思是"开始"或"起源"的希腊词汇，"考古学"等词就是从这个词派生而来。古生菌与真

---

① 　1833年，罗伯特·布朗描述了第一个真核细胞器——细胞核。和达尔文一样，他也退出了爱丁堡的医学研究，因为他对植物学更感兴趣。他还描述了"布朗运动"——与快速运动的分子碰撞而悬浮在液体中的粒子的随机运动。虽然19世纪50年代就首次发现了细胞内的线粒体，但是直到1890年，德国病理学家理查德·阿尔特曼才确切地描述它们。他称它们为"原生体"，并认为它们是在细胞内独立生存的"基本生物体"。他的理论最初遭到嘲笑（所有最好的理论都是如此！），如果知道这与现在的想法是一致的，他会感到欣慰。现在认为线粒体是从以前的自由生活的细菌进化而来。"线粒体"这个术语是德国科学家卡尔·本达在1898年创造的，它来自希腊语"线"和"颗粒"。

核生物之间的相似之处比它与细菌之间的相似性要大得多。

　　一些研究者认为真核生物内原始特征的保留可能会让我们发现，真核生物与卢卡最为相似①。其余两大类生物通过缩减多余的机制明显简化，可能代表了进化的微小调整，也许是通过生活在RNA（核糖核酸）不稳定的高温环境中的各自的共同祖先实现的。尽管如此，我们已经距离起点很远了，真核生物的第一个迹象出现在大约20亿年前。实际上，从深海热泉的第一站到那里所花费的时间，比地球诞生后卢卡出现的时间还要长。

生命的滋养

　　细胞需要营养物质来提供能量和机体所需的必要成分。"遏制悖论"指的是细胞通过细胞膜的屏障关闭了外界环境，但是仍然想办法获得它所需的东西，并排出废弃物。

　　膜不是坚固的墙，而是一个液体界面，有些物质可以轻易通过，包括一些重要气体，如氢气、二氧化碳和氧气。溶于脂质的化学物质可以相对轻松地穿过由脂质构成的细胞膜。但是，水溶性的化学物质以及蛋白质等大分子就会被拦截。细胞已经通过进化出特殊的嵌入膜内的蛋白质来应对这一问题。一些这样的蛋白质横跨膜并能够选择性地泵送特殊的化学物质进出（包括称为离子的带电粒子）。其他的转运蛋白可以黏附在更大的有机分子上，如葡萄糖、氨基酸，并能透过两层膜将它们运

① 卡尔·沃斯（1928—2012）与伊利诺伊大学的乔治·福克斯一起开创了利用 16s 核糖体 RNA 来理解不同细菌和古生菌种之间的关系。16s 核糖体 RNA 是构成"核糖体"一部分的一种结构核苷酸。核糖体是负责将核酸遗传密码转换成蛋白质的亚细胞结构，实际上是细胞内的"蛋白质工厂"。由于其至关重要，它突变非常缓慢，因此 16s 核糖体 RNA 的变化可用于定义不同的物种。与许多其他挑战既定范式的思想家一样，沃斯被认为是一个怪人，但是后来被认为是一个"伤痕累累的革命者"，他的理论在 20 世纪 80 年代末才被接受。

输进细胞。一些蛋白质可以在膜上形成气孔或者小洞来选择性地输送小成分。但是，这是一个有风险的事情，要通过分子大小或者电荷加以控制这些小洞，以保持细胞的内部环境与外界平衡。

这样的机制已经能够满足简单的细菌和古生菌，但是更高级的细胞有更大的需求。为了理解它们的工作方式，我们需要像火箭科学家那样去思考。

想象一下国际空间站。为了让宇航员在其中生存，需要将舱内环境与太空完全隔离。外层结构上只要有一个洞就可能导致所有的空气流失。同样，小气孔可以选择性地控制一些物质进出膜，大的洞则会导致细胞液的稀释以及细胞内含物泄漏以致生命消亡。与细胞的遏制悖论相似，使物质进出空间站而不弄出洞来是一个挑战。但是正如我们都知道的，宇航员可以通过气闸进出宇宙飞船。这是一个小的封闭空间，两侧都可以打开，但是不可以同时打开！酒店的旋转门也是同理。

火箭科学家们受限于建造太空飞船所需材料的硬度。而细胞却有液体环绕层的优势，不但能够修补内部的小洞，还可以形成复杂的"气闸"控制物质进出。它可以通过多种方式做到这一点。第一种叫作内吞作用，字面意思是"带入细胞"。

内吞作用的原理是在细胞表面形成一个浅凹或者小坑，慢慢增大为空腔，然后形成一个囊泡从细胞膜内部脱落。液体膜随后闭合。但是，与空间站的气闸不同，细胞无法打开含有外界物质的囊泡，让其进入。这是因为（科幻电影当然是例外）太空是空的，不包含会在宇宙飞船内发狂的有害物质。然而，对细胞来说，情况并非如此，细胞必须保持外界与内部隔离。因此，虽然细胞已经聪明地设法"摄取"了一些周围的液体，但实际上没有更多的进展，因为它仍然需要从囊泡中获得想要的东西，并进入细胞的物质中（图1.3）。

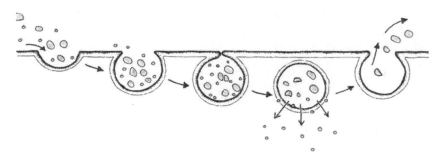

图 1.3 通过内吞作用解决了遏制悖论。膜内陷，将一些外部液体包裹在其中作为囊泡或气泡带入细胞。所需的营养物质可以选择性地穿过囊泡的膜输送到细胞的物质中，而不需要的碎片则通过"胞吐"的反向过程排出

　　我们先将这一难题暂时搁置，简要看一下细胞是如何将物质运输到外部的。我们知道，细胞已发展出超越其边界作用的脂质双层结构的用途。在细胞核的旁边有一个结构体，看起来像一堆薄饼叠放着，以首次描述它的19世纪意大利生物学家卡米洛·高尔基[①]的名字命名，即高尔基体。这是细胞的分选和分配中心，将在膜包含的囊泡或者气泡内新合成的蛋白质发送至细胞内外的不同地点。这种囊泡或气泡可以逆转内吞作用，与细胞膜联合排出物质（称为胞吐作用）。此外，高尔基体的脂质双分子层已经嵌入到细胞膜中，因此，任何在其中形成的或伸出的蛋白质现在都是细胞外膜的一部分。这就是为什么各种泵、通道和信号蛋白能留存在细胞膜那里的原因。

　　一些细胞内部形成的囊泡不是去往外层细胞膜的，被称为"溶酶体"。它们可能包含消化酶等化学物质，在细胞内部释放这些化学物质是不明智的，把它们封闭在气泡内会更安全。细胞现在处于一个理想状态，可以吸收由内吞作用形成的气泡内的物质。当溶酶体与内吞泡在细

------

① 卡米洛·高尔基（1843—1926）是一位研究神经系统的意大利病理学家，他发明了一种显示神经纤维的染色剂，并因此获得 1906 年的诺贝尔奖。这种染色剂还显示了以他命名的细胞器，这是他最持久的遗产。

胞内相撞时，它们会融合在一起，混合其内部物质与液膜。这使得细胞不仅将化学物质有效"注入"气泡来吸收和释放其内部物质，还可以有选择地将所需营养物质泵入细胞内。之后，剩余部分和不需要的外界物质会返回细胞膜，通过胞吐作用排出（图1.4）。

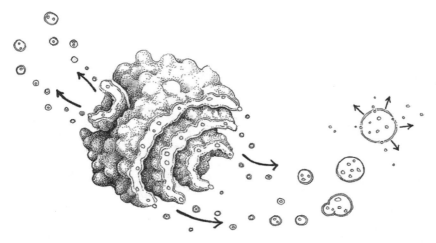

图1.4　高尔基体——细胞的分选和分配中心。囊泡形成，蛋白质嵌入膜中或包含在膜内。与细胞膜融合后，蛋白质通过胞吐作用被释放到周围环境中。通过同样的过程，嵌在囊泡膜中的蛋白质成为细胞边界膜的一部分，它们可以充当转运蛋白或通道，使特定的分子进入或离开细胞，或与其他细胞相互作用。被称为"溶酶体"的特殊囊泡充满了消化酶，这些消化酶可以与内吞作用形成的囊泡融合，在不损害细胞物质的情况下消化内容物，因为它们仍然是分隔的

到目前为止，一切顺利。然而，大自然喜欢修修补补。现在我们也许可以设想能够显著增强物质进出细胞的方式了。考虑这样一种情况，一种对细胞特别有价值的特定分子（参见憩室1.2），与其随机地将外界液体包围在气泡内，期望其中含有一些营养物质，不如将特定的受体蛋白质放置在膜内，使其能够黏附并紧紧抓住它。更棒的是，细胞可以通过释放表面的受体分子，将其作为"远程探测"送入液体媒介来抓获这种营养物质。然后，细胞表面产生新的"对接"分子，这些分子识别装

有"货物"的自由受体，通过内吞作用将其带入细胞。

在我的描述中，我将需要许多步骤和蛋白质来实现的内吞作用简化了。除却它的复杂性，细胞这样做有无数好处。与外界交换的数量剧增，细胞就可以通过表面的"对接"受体"挑选"出它想要的东西。此前，消化食物以摄取营养物质只能在细胞外进行，附近的竞争者也同样可以获得。现在，通过将食物带入细胞内并在内部吸收，劳动成果全归自己。这一过程非常重要，活跃的细胞内吞作用可使表面细胞膜每小时更新50%。这一过程如此复杂，花了大约10亿年的时间来进化，才得以解决"遏制悖论"这个问题。

─────────────── 憩室1.2 伟大的铁 ───────────────

所有生物体对铁的需求量都很大，因为铁在给细胞提供能量方面具有核心作用。遗憾的是，环境中的铁通常以不溶性形式存在——三价铁离子，而不是可溶性二价亚铁离子。酸化环境将三价铁离子转化为亚铁离子是有机体吸收铁的一种策略，尤其是生活在石灰性土壤中的植物。细菌将三价铁转化为亚铁离子，再将其带入细胞。它们通过向环境中分泌化学物质（称为"铁载体"）来捕获铁元素，然后通过与铁载体特定的细胞表面受体对接，将其带回细胞。细菌通过产生铁载体进行竞争，铁载体对铁的吸引力越来越强，从而有效地产生了能够从对方手中抢夺铁的分子。这种原始的军备竞赛已经发展到了令人难以置信的地步，以至一些化学物质甚至可以从空气中攫取铁！不幸的是，一旦离开细胞膜，已结合铁的铁载体可用于任何有机体。一些细菌通过简单地为其他有机体产生的铁载体制造一个表面受体来偷取铁！

铁对细菌非常重要，动物抵御细菌感染的第一道防线就是试图从环境中去除所有可用的铁。人类唾液、母乳和眼泪中分泌的一种叫作乳铁蛋白的分子绑定铁以防止细菌获得。然而，一些动物并没有产生对铁更有吸引力的化学物质，从细菌那里夺回铁，而是简单地产生蛋白质，这些蛋白质黏附在细菌铁载体上，以阻止细菌获得铁。这也是血液中最常见的蛋白质——白蛋白的众多功能之一。一种细菌铁载体，称为"去铁胺"，在医学中被用作降低人体内铁水平，治疗铁中毒的药物。动物对活动性感染的反应也是将铁锁在组织中储存起来，而不是让它继续在血液中循环，因为细菌可以接触到它。当感染或炎症持续时间较长时，也会剥夺宿主机体产生血细胞所需的铁元素，从而导致慢性贫血。

进食的产生

我们已经研究了"摄取"，通过内吞作用形成表膜内陷将物质吸入细胞内。当然还有另一种方法来内化外界的一部分——通过向外发出突起物。动物细胞能够自由改变形状，可以紧贴一滴液体、一个微粒然后吞没它，再在另一边与膜融合。与内吞作用类似，这一过程导致夹杂部分外界物质的气泡进入细胞内。但是，这使得封闭的空间更大，更重要的是，微粒被吞噬、分解。这个过程被称为"吞噬作用"[1]，源自希腊语的"吃"，也许用"吞食"这个词更形象。与内吞作用类似，微粒通过表面的特殊化学物质被识别，与细胞表面的受体蛋白质对接，使细胞能够选择食物。换句话说，它们真的是在"品尝"食物（图1.5）。

吞噬作用的出现显然是生命道路上的一个重要转折点。这是一个非

---

[1] "吞噬作用"一词的发明者是乌克兰生物学家埃利·梅契尼可夫，他在1882年注意到他钉在海星幼虫上的刺周围的细胞堆积。他推测这些细胞试图吞噬并摧毁异物。因为这项工作，他于1908年获得诺贝尔奖，并被称为"自然免疫之父"。他还认为，每天喝酸奶可以预防衰老，并将保加利亚农民的长寿归功于此。这个理论到目前为止还没有得到证实。不过，酸奶理论可能只是目前热衷于益生菌疗法的第一步。

常复杂的机制，需要大量的细胞内机制和能量来驱动。但是，潜在收益也是巨大的。吞噬一个大粒子并在内部消化可以提供大量的营养来源，并且将其困在细胞内，能够阻止竞争对手获得。这从根本上改变了生物体之间的关系。

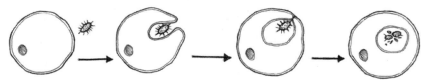

图 1.5　吞噬作用——进食的产生。摄取微粒的能力需要极为复杂的细胞内机制和结构，需要数亿年的进化，但这是动物生命进化的一个转折点

细菌已经具备了激烈竞争的能力。例如，它们能分泌消化化学物质来"分解"邻近的细胞。不幸的是，这使得附近的其他细菌也从中获益，因为这不像吞噬作用那样将食物内化。细菌直接侵入另一个细菌从内部吞噬的证据不多，仅仅只有一个可靠例子。然而，有一种细菌可以在其他细菌的外膜和内膜之间挖洞，杀死细胞[1]。随着进食的产生，这种"欺骗行为"可能变得更加普遍，并且在更大范围内进行。现在有机体可以通过让其他生物去完成复杂的有机合成过程，然后吞噬它们，并窃取它们的劳动成果。

由于活的猎物在细胞内被消化，因此吞噬作用不可逆转地改变了捕食者与猎物的关系。一旦被吞噬，生物就会受到自然选择的影响，进化出逃逸机制。为了在细胞内生存，生物逃离吞噬泡可能会损坏或者摧毁细胞，导致病变。这是一个成功的策略，目前，许多被认为会引起感染的细菌甚至刺激细胞吞噬它们来作为进入细胞的一种方式。

――――――――――――

[1]　吸血球菌会附着在其他细菌上，然后从外部消化它们。蛭弧菌穿过细菌的双层膜外表面，从其受保护的生态位中分泌消化化学物质来破坏细胞。1986 年描述的弹跳菌已被证明可以侵入其他细菌。

群体的生活

让我们仔细观察真核细胞中的一些豆状结构，这些结构决定了真核细胞的本质——线粒体和叶绿体。它们被认为是细胞的"动力源"[1]，是生命的火花转化为化学能量的地方。蛋白质电子运输链（参见憩室1.1）位于线粒体的内膜上（与其宿主不同，线粒体被两层膜包围）。植物细胞里的叶绿体含有叶绿素，对于通过光合作用将光能转化为化学能至关重要。不同寻常的是，这些细胞器含有它们自己独立的遗传密码。但是，其DNA与真核细胞的细胞核DNA稍有不同，它是一个简单的环状结构，而不是与蛋白质紧紧挤在一起形成被称为"染色体"的结构。线粒体的DNA密码与细胞核DNA也有区别，它在转化为蛋白质时使用不同的初始密码，密码的含义也略有不同[2]。线粒体和叶绿体都能够在真核细胞内独立分裂。总体来说，它们与细菌非常相似——一种被称为"蓝细菌"的古老而简单的光合细菌。可以肯定的是，线粒体起源于不同的前身，一种氧代谢蛋白细菌，可能与现代被称为立克次氏体[3]的细菌种类有关。与某些形式的细菌相同，线粒体周围也有两层细胞膜，中间有一个小空间。

---

① 菲利普·施克威兹（1918—2009）在1957年首次将线粒体称为"细胞的动力源"。
② DNA代码的"单词"每个由三个字母组成。这三个字母组合中的每一个都代表一种不同的氨基酸，然后这些氨基酸组合在一起形成一条蛋白质链。编码这种多肽的字母序列被称为"基因"。不同类型的生物体之间的代码是不同的。真核生物的代码有一个固定的起点，因此总是可以看到相同的三个字母的单词，总是翻译成组成蛋白质的相同的氨基酸序列。细菌也总是以一种叫作N-甲酰甲硫氨酸的氨基酸蛋氨酸变体来启动蛋白质合成。线粒体也会用这种分子启动蛋白质合成，但真核生物和古生菌不会。这支持了目前关于细菌与线粒体以及真核生物与古生菌关系的进化理论。
③ 立克次氏体是一种只能在其他细胞内寄生的细菌属。这个属包括由虱子传播的流行性斑疹伤寒的病原体。它的两位发现者霍华德·泰勒·立克次和普劳沃泽克都死于这种疾病，这无疑是人类最大的流行病之一。它在第一次世界大战后造成了东欧大约300万人的死亡。1928年的诺贝尔奖授予查尔斯·尼科尔，以表彰他发现了病原体的传播方式。

──────────────── 憩室1.3　母系遗传 ────────────────

　　有性生殖的后代从双亲那里各继承了一半的基因。然而，配子（或"种子"）的大小是不等的，哺乳动物精子中的线粒体集中在尾部，而精子尾部在卵子受精时脱落。因此，没有一个线粒体是从男性那里遗传来的，所有的线粒体都来自母亲。由于线粒体有自己的DNA，这意味着一些特征只能通过母系遗传。线粒体DNA的突变在细胞能量转化过程中可导致毁灭性疾病，包括导致肌肉无力的线粒体脑肌病或导致失明的莱伯遗传性视神经病等。这些疾病只能从母亲传给后代。由于线粒体DNA突变的速度很慢，因此通过对不同个体和物种的DNA进行分析和比较，就可以产生一个母系遗传树。通过这种方式，最后一个共同的女性祖先，即所谓的"线粒体夏娃"，估计生活在距今约16万年前。

──

　　现在可以得出结论，"内共生"就是"内部的合作"[①]。在真核生物的起源阶段，一个细菌被摄取，并作为伙伴或者"共生体"在细胞内存活。关于这是否是由吞噬作用造成的还存在争议。有人认为线粒体的外层膜来自吞噬泡，但是它的化学构成证明它更有可能来自摄取的已有两层膜的细菌。只有很少的例子描述细菌通过吞噬作用被摄入，这在很大程度上是真核生物的一个特征。但是，关于细菌当中有很多其他细菌（尽管我们并不知道它们是怎么进去的）的例子有很多。事实上，吞噬作用所需的能量和细胞内必需的组织得益于已经存在于细

──────────────

① 第一个描述"内共生"理论的人是俄罗斯植物学家康斯坦丁·马瑞斯考斯基（1855—1921）。林恩·马古利斯（1938—2011）重振了内共生理论，并增加了线粒体内共生起源的可能性。她的关于这个问题的开创性论文在1967年发表（当时她的名字是林恩·萨冈，因为她嫁给了天文学家卡尔·萨冈），此前曾被15家期刊拒稿。也许是由于这种经历，她开始被其他被主流思想拒绝的想法和理论所吸引，比如"盖亚假说"，在接下来的几年里，这些想法和理论得到的支持非常少。她的直言不讳令人耳目一新，且不怕被证明是错误的，但是很多年后科学界接受了内共生的证据。

胞内的线粒体。替代理论认为，真核生物是从与变形细菌融合或以某种方式摄入变形细菌的古生菌进化而来的，但确切的机制还不明确。

由于吞噬作用，真核生物中间似乎也产生了"次生的"内共生。几种被称为"隐藻"的淡水藻类物种包含四层膜，而不是双层膜。对这些有机体中DNA的分析表明，一种红藻（一种真核细胞而不是细菌）被完全吞噬，四层膜包含最初细菌的双层膜，然后藻类细胞的外层膜为其提供一个家园，以四层膜形式呈现。如果还需要进一步的证据，在2号与3号膜之间发现了类似细胞核的残留物——这就是最初的红藻细胞！

内共生的一个有趣例子来自仍然实行内共生的生物体。惊叹虫是在日本大阪西海岸发现的一种单细胞真核生物。它的名字来源于日语"神秘的"。惊叹虫以绿藻为食，直到它遇到一种叫作"肾爿藻属"的特殊物种，并将这种藻类摄入体内作为内共生体。然后惊叹虫就停止进食，依靠其藻类寄居者提供的光合作用为生。这时惊叹虫才能够分裂，但是生成的两个细胞中只有一个能继续光合作用，另一个则需要重新找到并吞下自己的共生体。

一些海洋浮游生物为了光合作用保留了叶绿体，但是在营养不足时仍会依靠吞噬作用吞吃细菌。就像食虫植物捕蝇草，它们生活在营养物质贫乏的土壤中，通过捕食来改善营养。

内共生的结果之一是，来自合并生物体的遗传物质在细胞内被完整地保留下来。随着时间的推移，基因从寄居者的DNA转移到宿主细胞核中，只留下少量的基因组编码蛋白质（人类线粒体中仅有37个）。这使得真核生物能够控制它的线粒体寄居者的增殖，更为重要的是，经过多轮无性繁殖，降低了线粒体基因有害突变的可能性（参见第二章"穆勒棘轮效应"P41）。

很有可能，真核生物有时能够从摄取的细菌中吸收或者"窃取"基因。这种形式的信息盗窃被称为"基因水平传递"，与基因从父母传给后代的垂直传递（参见第一章"生命之树"P13）正好相反。这直接阐明了进食的产生也许导致了演化速度的加快。

最后，细胞内线粒体的存在使真核生物能够将细胞膜用于不同的目的。许多种类的细菌中，细胞内膜都是非常重要的电子传输链（就像线粒体一样）。因此不再使用表膜进行基本的能量转换，就有可能在不影响细胞动力供应的情况下，进行大规模的内吞和吞噬。

体型大的好处

生物有随着时间的推移进化得越来越大的趋势，这就是"柯普法则"[1]。与它们化石里的祖先相比，许多动物不断变大。其原因尚不清楚，因为小体型也同样具有许多优势。然而，直到真核单细胞生物的出现，体型才开始变得重要[2]。完全有可能正是进食的产生导致了生命规模的爆发式升级。变形虫被观察到令人难忘的吞噬作用，但也有一个尺寸，超过这个尺寸，一个细胞不能吞噬另一个细胞。因此在单细胞层面，狩猎者与猎物的关系也偏向于越大越好。体型大当然还有其他好处：可以移动得更快，到更远的距离，还有新陈代谢方面的优势，例如储存多余食物以备不时之需。这些都是优于小体型的地方（如躲藏和逃避捕食）。

因此，细胞生命形式由细胞膜界定，却不止局限在细胞膜内。这就

---

[1] 爱德华·德里克·柯普（1840—1897）是达尔文自然选择理论的批评者，也是拉马克学说（即后天获得性状遗传）的支持者。作为一个多产的作家（他在40年间发表了超过1400篇论文）和古生物学理论家，其职业生涯特点是与查尔斯·奥斯尼尔·马什的竞争，临终前他把自己的头骨留给了医学科学，向他的劲敌挑战，比较他们的大脑尺寸！
[2] 在某种程度上，细菌的世界也是如此。为了进入两个细菌膜之间的空间，小尺寸的蛭弧菌变得必要。然而，大量例子表明，细菌在复制后黏连成丝状以增加其体积。而将捕食性细菌引入培养系统，即使在没有吞噬作用的情况下，它似乎也选择了较大的形态。

是"遏制悖论"。保持一个与外界环境不同的、相对恒定的内部环境的同时，细胞还需要能够运送其所需的化学物质进出，这才进化出各种各样选择性的跨膜孔、通道和转运蛋白。然而，进食的产生通过吞噬作用允许摄取和内化分子，极大增强了将营养物质带入细胞的能力。吞噬作用的进化需要大量细胞结构的重组和能量的投入，而这很可能是由线粒体提供的。线粒体被认为起源于细胞内的内共生细菌，如果它们不是通过吞噬作用进入细胞的，那就是一个"先有鸡还是先有蛋"的难题了。一些简单的吞噬整个生物体的进食形式，也许就是通过不均等的细胞融合来实现的。

进食的产生似乎改变了生物格局。它使更多的营养物质为细胞提供能量，并且释放表膜用于能量转换之外的用途。它将食物锁在细胞内部，以便内部消化而不会被竞争者获得。这也改变了整个有机体之间脆弱的关系，活细胞现在也可以被摄入。这是一个巨大的进步，接下来我们将看到它在捕食者与猎物之间产生的重大影响。

2

第二章

肠道的革命

——— 摘要 ———

　　这一章我们将看到动物最初是如何通过聚集在一起形成群体，从而在数量和规模上获得安全感。多细胞动物的原始细胞蓝图可能是领鞭毛虫，它的一端有鞭毛和摄食器官，使它能够并排繁殖且保留获取营养的能力。早期的多细胞生物可以在体外通过原始的"挂式肠道"消化食物。但是，真正的多细胞生物（而不是单个细胞的集群集合）需要保持和调节独立内部环境的能力。称为"上皮细胞"的衬里细胞层在多细胞动物中开始发挥类似的遏制功能，就好像膜对单细胞所产生的作用。这样的分工要求有专门负责消化和吸收营养的肠道。肠道细胞向生物体其他部分提供营养的能力构成了"肠道的革命"，使得细胞不再需要自我供给，种类变得多样化。高效"封闭"肠腔的进化可能引起动物多样性的快速增长，例如寒武纪生命大爆发，产生了我们今天所认识的大部分的动物形态。

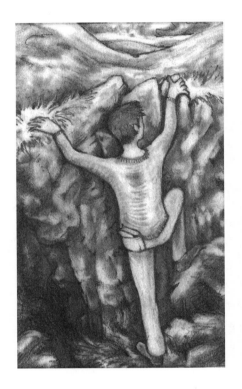

此处无路

"肠道是所有器官中最古老的……

最早的多细胞动物同质细胞的第一次分工形成了消化腔。"

——恩斯特·海克尔[1]

---

[1]　恩斯特·海克尔（1834—1919），可以说是德国 19 世纪最伟大的自然哲学家，与查尔斯·达尔文同时代。他对胚胎学怀有巨大兴趣，并观察到动物胚胎在胚胎发育的各个阶段都很相似，这就是他最著名的遗产——个体发育重演系统发育。这一理论最初是由艾蒂安·塞尔在 19 世纪 20 年代提出的，他指出在胚胎发育期（"个体发育期"），动物会经历其他生命形式的成年阶级（"系统发育"）。海克尔进一步发展了这一理论，并推定出可以用基本的生物学原则理解人类社会。他发起政治运动"一元论者联盟"，有人推断纳粹意识形态采纳了海克尔的一些观点。海克尔的部分观点在 1868 年被推翻，用来强调相似性的三个动物胚胎图画最后被证明来自同一个版画。与普遍的看法相反，他并没有被德国耶拿大学免职，尽管这已经作为第一例科学欺诈被载入科学轶事。海克尔支持重演论，动物胚胎在个体发育阶段会重复系统发育，这为发育生物学提供了一些有用的见解。

体型很重要

我们的探索旅程始于大约40亿年前，那时生命可能起源于碱性热泉喷口。大约20亿年前，为了在地球上生存，生命体几乎花了一半的时间通过进食的产生来克服遏制悖论。我们还需要再跋涉10亿年才能遇见第一个多细胞真核生物。在这一部分，我们会遇见第一个多细胞生物和最早的可以被认为是"肠道"的结构。

在自然界中，体型真的很重要。进食的产生意味着有体型变大的优势。然而，这是有代价的。从根本上说，生物变得越大，它们的表面积与体积的比例就会降低。对于一个简单的球体，表面积随着球体自身宽度的乘积而增加，但是体积随着宽度的再次乘积而增加。伽利略将这一规律描述为"平方立方法则"[1]，它决定了许多重要的生物学观察。

例如，它被用来解释这样的现象：小型哺乳动物的心跳快、食欲旺盛；大象的大耳朵；在北纬地区，瑞典麋鹿的体重增加；白垩纪时代某些食草恐龙的巨大比例[2]。但是在我们看来，相关性就是简单的生物体通过它们的表面积获取营养物质，获取的量则取决于新陈代谢活跃的组织的体积。当生物进化得更大时，就会到达一个无法再进一步生长的临界点。这严格限制了细胞的大小，也限制了多细胞生物的大小。当然，大自然总是有办法打破所谓的"规则"。有人认为未受精的

---

[1] 《两门新科学的谈话》是伽利略的一部著作，于1638年完成并出版。书中，他通过三个人的讨论描述了自己的理论，人们认为这代表了他自己在人生不同阶段的观点。他指出马从较低的地方落下会摔断骨头，但是蚂蚱从塔上落下却会存活。

[2] 伯格曼法则：气候越冷，动物体型越大。最初用来比较相关的动物物种，它通常适用于一个物种内的个体，如麋鹿。原因是表面积与体积的比例随着体型的增加而减小，因此对于较大的动物而言，成比例的热损失较小。一些侏罗纪时期的恐龙（如雷龙）达到的巨大体积可能导致"热惯性"，即由于表面积与体积相比较小而导致的相对较低的热损失会形成相对恒定的温度，而动物没有采取任何积极的措施来控制它。体型较小的温血动物具有较高的新陈代谢率，部分原因是需要产生额外的热量来平衡相对增加的热量损失——这可能转化为更快的心率。

鸟蛋是一个单细胞，但是这有些扩展了定义，因为鸟类的蛋黄大部分都在细胞之外。然而，有大量的单细胞生物住在深海海底，它们叫作有孔虫。这些类似变形虫的生物生活在海平面6英里（约10千米）以下。

有孔虫的直径可以达到25厘米（大约是哺乳动物细胞的25 000倍），但是仍然被单一的质膜限制，因此是单细胞的。这种海底深处的生物鲜为人知，因为它们异常脆弱，很难带出海面加以研究。有孔虫以多种方式克服了体型的局限。第一，它们有许多细胞核（叫作多核体或巨型细胞）。每个细胞核都能够单独做出反应——开启附近的特殊蛋白质的基因，这样整个细胞就能在不同部位做出不同的反应。在某些方面这有点像一个单一的国家，但有不同的地区议会。

第二，有孔虫进化出了由沉积物和废物组成的外壳，其形状为长25毫米但是直径只有0.5~1毫米的易碎长管。这种管子包含细胞的细长延伸部分，用来使膜的表面积最大化，以获得足够的营养物质。这种策略只在有孔虫栖息的独特静止环境中才有可能，地球上其他任何地方都难以想象。但是这绝不是单细胞生物体型的极限。黏液菌多头绒泡菌在其生命循环的某个阶段将黏液铺开，直径可达2米。它仍然是一个单细胞（具有许多独立细胞核的多核体），而且通过吞噬作用吸收营养物质。这个例子规避了平方立方法则，它通过将自身铺展至极致来维持必要的高表面积与体积比。

数量带来的安全感

极少数的多核体通过极端的形态适应来变大，而单个细胞的最大尺寸是受限的。原核生物能达到的最大直径——纳米比亚嗜硫珠菌几乎与最大的单核真核生物变形虫一样大，约为0.76毫米。由于平方立方法则，单个球状细胞实际上不可能长得更大。但是，如果细胞分裂的后代聚集在一起，它们就变得大多了，将不会被其他单细胞吞灭。

最早的多细胞动物很可能为了相互保护，将单一细胞聚在一起组成群体，但是仍然作为单一细胞度过它们生命的大部分时光。这是重要的一步，生命道路的重要改变不是十字路口而是可以并回主路的岔道，一些生物体最终失去了这一能力，恢复为单细胞状态。简单的多细胞群体是细胞保持一致，可以独立生活或者一起生活，很可能已经在生命历史中进化了多达46次，并且表现在不同种类的生物体中，包括真菌、植物和动物，尽管它们在进化的单细胞阶段就彼此分化。

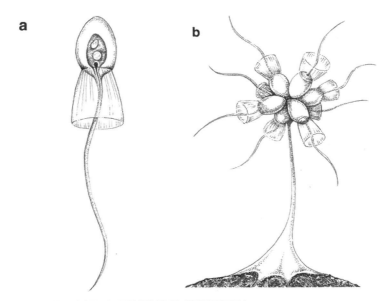

图2.1 原始领鞭毛虫（图a），因其领状绒毛和鞭状鞭毛而得名，它们协同作用，将微粒吸到细胞的末端，在那里微粒被捕获和摄入。领鞭毛虫有机体群落（图b）由单个细胞的聚集体构成，但通过茎的形式表现出一定程度的细胞特化。领鞭毛虫被认为是后来多细胞动物的前体细胞，因为它们的进食机制在一端，从而使它们能并排排列而不影响摄取营养物质的能力，不像变形虫需要整个表面

一种被称为"玫瑰花形领鞭毛虫"的群体生物对于研究多细胞生物的发展颇有帮助。它包含约50个细胞，呈玫瑰花座的形状（图2.1）。组成领鞭毛虫的细胞属于领鞭虫类（希腊语意为"漏斗"），因为它们有一个特殊的领状圈环帮助它们抓取细菌以便吞噬。细胞一端的领状结构环绕着鞭毛，像鞭子一样的结构可以用来推进或是在水中形成水流。重要的是，当领鞭毛虫的细胞分裂时，它们并排连在一起而不是通过聚集基因不同的个体来形成群体。这种细胞分裂之后保持相连的能力对动物胚胎的形成非常重要。将细胞连在一起所需的表面分子在相关的物种中也存在，它们终其一生都作为单细胞生存。因此，这些分子很可能在细胞相互黏附之前感知周围环境方面起到了一定作用。

值得注意的是，尽管通过聚在一起获得了好处，领鞭毛虫群体仍然是由能够独立生存的个体构成的。每个细胞吸收的食物完全是为了自己的利益。这些群体互相依存的细胞是为了共同利益聚在一起的个体。众所周知，团队里的单个成员都能发挥自己的特长并在不同的领域成为专家时，团队效果才最好。

一样但又不同

与领鞭毛虫群体不同，我们熟悉的多细胞生物包含了许多不同种类的特化细胞而不是一大群相同的细胞。人类是由超过250种不同的细胞类型组成的，例如构成骨头、血液、皮肤、肌肉或者神经的细胞。然而，身体的每一个细胞基本上基因相同[①]，因为它们携带同样的DNA。我们知道这是遗传密码，告诉每个细胞应该怎样做、成为什么。但是这种相同的指令手册怎么做到让一个细胞形成胰岛素，而让另一个细胞在眼睛中感受光线呢？

---

① 当然，参与有性繁殖的细胞除外——卵子和精子，否则我们都会是相同的克隆体！

这一问题的答案在于细胞DNA携带了一本遗传指令大百科全书。哪些基因被转化为蛋白质取决于各种各样的调控因子，并使细胞对不同的刺激做出回应。改变细胞传递的基因的技术被形容为"表观遗传"机制（来自"高于"或"超过"遗传）。事实证明，编码蛋白质的DNA的数量在不同物种之间差异巨大。人类有19 000~20 000个编码基因，但是这也仅占我们总DNA的1.5%。其余的98.5%似乎不具备编码功能。另一方面，丝叶狸藻（一种有趣的食肉狸藻类植物，用它水下的囊泡陷阱捕捉、消化类似水蚤等猎物）与其97%的DNA编码蛋白质的比例几乎完全相反。多余的DNA曾经被认为是垃圾DNA，但是现在被认为含有调节或者控制基因转化为蛋白质的序列。

事实上，DNA编码蛋白质的每一部分都含有一定可识别的非编码序列，与该基因相邻。特定的蛋白质分子可以识别并附着在这些DNA片段上，从而促进或抑制合成蛋白质的基因的读取。这种能够每时每刻调节基因的机制使得细胞能够对环境变化做出快速反应。如果其效果最后影响细胞和它们后代的生命，则细胞需要更长期的方式，方法之一就是化学改变编码中的特定字母。

甲基化过程（简单地增加单个碳原子分子）的作用是"压制"基因，阻止它转化为蛋白质。DNA甲基化是可逆的，但也可以在细胞内永久存在，甚至可以在细胞分裂后传递给子细胞。一个控制基因表达的更为复杂的方式仅发生在真核生物中，它们将DNA围绕在组蛋白周围。当紧紧围绕时，DNA就不能够被"读取"，但是如果特定的组蛋白被一个依附物（通常是被称为乙酰化的双碳原子组）化学改变，它将不再与DNA密切互动，也使得基因表达在这一片段内发生。

因此，通过基因的不同表达，含有相同基因蓝图的细胞可以变得完全不同，这一过程被称为差异化。这些变化可能不可逆转，并传递给分化细胞的细胞后代。因此，从某种意义上说，尽管多细胞生物体含有许多不同类型的细胞，它们可以被分成三大类——在代与代之间携带遗传信息的生殖细胞（通常在受精过程中清除了大部分表观遗传信息，以便让所有基因享有平等表达权）；作为分化最终结果的体细胞；保持成为不同种类体细胞能力的干细胞。后者可能仅限于特定的谱系中，例如哺乳动物肠道的干细胞只能在肠壁内转换成有限的几种不同的细胞类型。基因调控的缺失是癌症的根本原因之一，即单个细胞不受控制地复制。

我们现在来到了旅程中一个令人激动的时刻，生命已经为第一个肠道的形成做好了所有准备。但是，如果你能够忍受这种悬念，我们先去看一个陷在进化"死胡同"中的不幸小生物。

挂式肠道：此路不通

我年轻时曾在英国湖区的霍尼斯特峭壁上攀爬一条蜿蜒小道。这条路线很复杂，我将旅行指南放在口袋里以便随时查阅。有一次，它指引我沿着一个狭窄的岩架来到一块突出的状如大炮的岩石。我一只手小心翼翼地攀着悬崖峭壁，另一只手还摇摇晃晃地摸索着旅行指南。我读到的内容令我终生难忘——"此路不通……现在折返"。我慢慢返回到安全之地，并确保读完所有的旅行指南后再继续上路。我现在一定会从头到尾读完试卷、食谱和旅行指南才开始行动。但是，"此路不通"使我想起了丝盘虫，它相当于动物演化的录像带。

丝盘虫独成一类，所有的动物都被分成相近的组或者门类，总共有34类（或者35类，专家还不能确定）。丝盘虫是扁盘动物门的唯一成员，扁盘动物门也是唯一只有一个成员的门类，直到2017年才增加了另外两个物种。所有的生物学家都有他们最喜欢的动物。根据英国人偏好失利者的风格，我喜欢的是一种仅有几千个细胞组成的、直径1~2毫米的小生物。它看起来像一个忘了自己已经是多细胞动物的大号变形虫，行为也像。它最早是19世纪后期在一个水族馆里发现的[①]，之后被发现生活在暖水区的海岸线上。它可以像幽灵一样穿过多孔的固体结构；如果将其挤着穿过滤网，它会分裂成单个的细胞然后再次聚集在一起；如果两个不同种类的丝盘虫细胞合在一起，那么产生的动物也会保留这种混合来源。但是这并不是简单的群体动物，它由五种不同类型的分化细胞组成两层，中间由胶状物分开。它没有感觉神经或肌细胞，只是通过表面细毛的振动来移动。它没有前面或者后面，也不是两侧对称的，但是它有界限分明的上表层和下表层。

丝盘虫演化出了两种独特的进食方式——每层一种。它的上层可以分泌黏液捕捉小生物和细菌，再将其拉进细胞里吞噬。它的下层进化出消化大型生物的方法。一旦丝盘虫越过它的猎物，它的下层表面会内陷成一个腔，就像一个单细胞通过内吞作用来摄取一样。之后专门的腺体细胞会分泌消化化学物质进入体外的空腔，然后通过表层细胞来吸收食物。它有效地在猎物周围形成了一个外部或者是挂式肠道，在体外进行消化（图2.2）。尽管丝盘虫展现出未来动物演化的许多特征，它似乎占据了生命之路上一个隔绝的区域。也许这进一步证明了伽利略的观点，你不能简单地放大变形虫，即便它由单独的细胞组成！

丝盘虫有一些基本特征值得进一步研究。第一，遏制悖论在挂式肠道中又一次发挥作用，使其效率受限，就像是单细胞动物分泌酶到介质中，在细胞膜外消化，营养物质和酶会流失到介质中。未来的多细胞生物可能是在它们身体内部的一个腔内挂式消化，以便最大限度有效获

---

① 1883 年，德国海洋生物学家弗朗茨·舒茨在奥地利格拉茨大学的水族馆里发现了丝盘虫，他也是第一批描述非洲爪蟾的人之一。2017 年，根据与丝盘虫的遗传差异，一种扁盘动物被定义为一个单独的物种；2019 年，另一种扁盘动物被发现在地中海自由生活。

取营养物质，循环利用酶。这是多细胞生物的内吞作用。第二，丝盘虫有两层细胞。一层细胞进化出了营养功能，另一层则与外部环境互动，通常是通过形成皮肤来与外界隔绝。这是一个重要的步骤，它要求一部分细胞放弃进食，依靠其他细胞来滋养它们。丝盘虫似乎没有做到这一点，它的两层细胞都是独立进食。要做到这一点，需要一场类似于社会分工的革命。

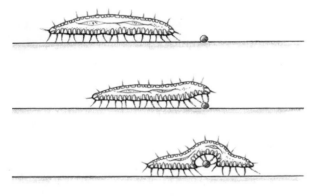

图2.2　丝盘虫进食。这种动物越过它感觉到并包围的微粒，然后分泌酶来消化它，这样营养物质就可以被吸收。这是一种"外部肠道"，一种效率低下的消化机制，因为它有可能将营养物质和消化化学物质流失到周围环境中

第一个肠道

从生命起源到现在，我们已经走过了30多亿年，现在来到了8亿年前至6亿年前，此时第一个真正的多细胞生物出现了。第一个令人信服的化石痕迹可以追溯到大约6亿年前，当时地球正从冰河时代解冻。在某种程度上，这是生命的黑暗时代，许多关键的进化接踵而至，几乎没有留下任何痕迹，这就导致进化发展生物学界对于事件发生的顺序存在激烈的争议。现在人们普遍接受的观点是，第一个真正的多细胞动物类似于现代的海绵动物，起源于领鞭虫类细胞。其主要原因

是，在单细胞生物中，它们独特地在一端进化出了专门的进食机制，如果它们并排连接在一起就不会受到损害，而其他生物这样做会失去重要的表层。

海绵动物[①]的基本身体构造是一个由细胞组成的腔体，看起来很像领鞭毛虫，被称为"领细胞"，因为它们有相似的构造，中心像螺旋桨的鞭毛被细小的突起环绕，形成"衣领"，可以捕捉细菌和微小颗粒。海绵的外部膜由特殊的"扁平细胞"构成，它们被压扁形成皮肤，也可以黏附在表层上。扁平细胞可以在两层之间分泌胶状物质。

海绵享有大体积的好处，因为领细胞的鞭毛一起搅动在水中产生电流，携带食物微粒通过外层的小气孔进入体腔。显然，这比依靠随机碰撞或者游泳主动寻找小猎物更有效率。然而为了获得更大的体型，动物与植物相比不具优势。

其原因是，通过吞噬作用克服了遏制悖论之后，动物现在完全依赖于一个液体充足的膜——这个膜缺乏刚性结构。而植物则利用阳光将简单的化学物质结合成更复杂的化学物质，植物已经能够用坚固、厚实的外壁包围它们的单个细胞，这些外壁可以支撑巨大的结构，例如陆地上的树木，没有水的支撑，可以超过100米高[②]！正是夹在两个结构层之间的胶状内部，使得第一个水生多细胞动物的结构稳定，以利于生长。后来的细胞特化会产生由二氧化硅或碳酸钙构成的坚硬结构，作为骨骼支架——随着时间的推移，这些结构被放置和压缩后会变成石头，如燧石或白垩。

---

① 美国自然科学家亨利·詹姆斯·克拉克（1826—1873）的职业生涯始于植物学，但他后来对动物学产生了兴趣。据报道，他是第一个注意到海绵和领鞭毛虫相似性的人，尽管有人声称法国生物学家杜哈尔丁在25年前的1841年发现了同样的联系。然而，克拉克认为这些海绵动物是像长颈管领鞭毛虫一样的领鞭毛虫群体，这一点后来被恩斯特·海克尔的研究证明是错误的。

② 世界上最高的树是在2006年发现的，被称为"海伯利安"。它是加州巨型红杉的一种。据测量，它高115米，周长超过30米，重100万千克。它的确切位置是保密的。

至此，出现了第一个原始的肠道，或者说"原肠"（图2.3）。这是一个简单的体腔，它集中并选择适当大小的食物颗粒，其内有专门的细胞来摄取这些食物。第一个肠道可能仍然只是自我滋养，它还没有学会如何与生物体的其他部分分享。

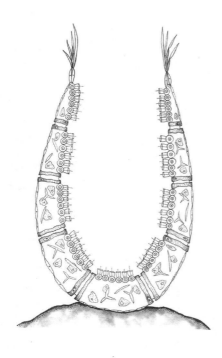

图 2.3 海绵的基本身体构造——原肠。这是一个像筛子一样的空腔，通过鞭毛的协同作用，液体和微粒通过气孔被吸入。请注意肠黏膜细胞与领鞭毛虫的相似性

———— 憩室2.1 自私的肠道 ————

动物进化的一个关键步骤是，在肠道内壁吸收营养的细胞学会了如何与生物体的其他部分分享营养。据推测，只有当消化效率达到使多余的营养物质从食物中释放出来的时候，这一切才会发生。这些营养素需要以正确的形式和数量提供给非肠道细胞，动物才能茁壮成长。

也许这并不奇怪，肠道细胞仍然直接从食物中吸收营养，而不仅

仅是从供应身体所有组织的血液中吸收。饥饿或绕过肠道直接通过静脉输入营养液会导致肠道内膜受损，影响其功能。有趣的是，小肠内壁细胞最喜欢的食物是一种叫作谷氨酰胺的氨基酸。可能正因如此，肠细胞才不会消耗掉所有的葡萄糖，而葡萄糖是许多其他细胞最喜欢的能量来源。同时，谷氨酰胺为快速分裂的细胞提供额外的氮。当我们试图通过补充谷氨酰胺来恢复体内谷氨酰胺的缺乏时，很少看到它被身体的其他部分分享，因为肠道细胞把它全部吸收了！

类似地，大肠（结肠）内的细胞从生活在那里的细菌产生的小脂肪酸分子中获取大部分营养。结肠手术后，可能出现流转性结肠炎，这是由于肠内细胞缺乏可用的营养物质，导致出血和腹泻。

性与肠道

由不同类型细胞组成的生物面临的问题是：只有一些细胞具有摄取营养的功能（如海绵中的领细胞），而另一些细胞为了履行其他功能而放弃了这一功能。因此，动物的不同部位需要协同工作，尤其是获取食物的细胞需要传递食物！事实上，很可能最早的动物细胞并没有表现出如此显著的利他主义，不同的细胞只是发展出自己独特的进食方式。例如，海绵的表面细胞仍然具有吞噬能力，能够吞噬那些卡在小孔中的较大颗粒，而不是过滤到肠腔中。此外，中间的胶质层为细菌提供了一个丰富的生长环境（许多胶质层与宿主海绵发展出一种共生关系，产生的营养物质可供两个细胞层使用），或者当超出需要时可以吃掉它们！据估计，某些海绵高达 80% 的能量需求是由共生细菌提供的，共生细菌可以占海绵质量的三分之一。在这个内涵丰富的中间层，发现了一种叫作"变形细胞"的细胞，它们类似于变形虫，并表现出吞噬作用。

从群体物种发展成多细胞动物的关键一步是不同细胞之间的合作程度，这使得一些细胞完全丧失了进食的能力，并完全依赖专门的肠道来获取营养。只有当自然选择作用的进化单位不是单个细胞，而是由相互依赖的细胞组成的整个有机体时，才会出现这种情况。只有当动物能够自我繁殖时，这种情况才会发生——所有不同的组成细胞在正确的位置、数量和关系上。像海绵这样的生物可以简单地通过发芽或者分离出单独生长的碎片来产卵，而复杂的生物则需要身体的各个部分按顺序生长。这需要从受精卵中发育成胚胎的能力，并将所有细胞的命运和身体计划预先编入DNA编码。

──────────── 憩室2.2　性的需要 ────────────

在第一个多细胞生物出现之前，有性生殖可能在真核细胞中进化了大约10亿年。大多数动物有两套遗传信息，分别来自父母。因此，人类有46条染色体，其中有22对常染色体以及一对性染色体（单独的X和Y）。在细胞繁殖过程中，这些遗传物质可以交换，在每条姐妹染色体上创建双亲信息的混合物。

有性生殖的好处在于传播有利的遗传组合的能力，当两个个体的基因组聚集在一起时，有助于防止有害的突变在连续几代中积累（有害的突变比有益的突变可能性更大）。因此，有能力以任何方式繁殖的物种在环境变化不大的情况下更喜欢无性生殖，在需要适应环境的情况下则更喜欢有性生殖。有人认为，感染的出现导致了寄生虫和宿主之间的"突变竞赛"，获胜者是能够最快适应对方提出新挑战的一方。因此，那些容易受到寄生虫感染的物种很可能从有性生殖中获益最多。这就是所谓的"红皇后假说"，以刘易斯·卡罗尔在《爱丽丝梦游仙境》中的角色命名。

细胞中所有遗传指令的两个副本对修复DNA的损伤都是有用的，因为它提供了一个参考模板，而且很可能正是这个功能本身最初导致了有性生殖的发展。第二个副本也允许自然界进行修补，看看它是否能够在不去除原始副本的同时产生更好的版本，在后续的旅程中我们将再次看到这一点。

另一方面，无性生殖可以迅速产生大量后代。然而，由于没有办法纠正或逃避有害突变，这些突变会随着时间的推移累积，对种群造成不可逆的重大损害——这就是"穆勒棘轮效应"[①]。

让我们在迷人的海绵世界的短暂探索中做最后一个简单的观察。海绵的精子是由领细胞形成的，领细胞保留着螺旋桨状的鞭毛，允许它们游向另一个海绵，以使卵子受精（卵子来自变形细胞）。我们不应该仅仅根据外表来判断，但是看起来动物精子的形状和游动行为在此后6亿年的进化过程中几乎没有改变（包括人类的）。还应该注意到，古老的肠道内壁曾通过自身产生雄性精子在有性生殖过程中发挥作用。

重访遏制悖论

我们已经知道，为了定义生命，细胞需要细胞膜来提供一个独立和不同的内部环境。随着具有表层和内部中间层的多细胞生物的出现，现在又处于类似的情况。海绵中的胶质（以及像水母这样的生物）是由能够保持水分的分子组成的。因此，胶质细胞的膨胀和它所能提供的结构支持取决于它的水合状态。虽然人们可能认为这在水生环境中是恒定不变的，但实际情况可能并非如此，因为这可能取决于胶质和周围水中盐的相对含量——盐度（可能会有所不同）。水会从低盐度的地区流向高盐度的地区，这就是为什么把食盐倒在刚洒出的红酒上能有效地把它从

---

① 赫尔曼·约瑟夫·穆勒（1890—1967）是一位美国遗传学家，他在辐射引起的基因突变方面的研究使他在1946年获得诺贝尔生理学或医学奖。

地毯上吸出来。因此，对于生物体来说，调节其中间层的成分是有好处的，就像细胞维持其内部环境一样。过多的钠和水会使细胞膨胀，过少的钠和水会使细胞干燥和萎缩。这又一次需要控制，而膜是细胞的解决方案，多细胞生物的答案是上皮[①]（图2.4）。

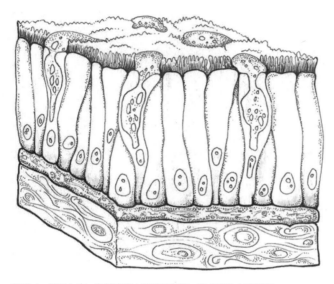

图 2.4　单层上皮。在基底膜上的单层细胞。组成这种上皮细胞的细胞呈柱状，就像在肠道内壁上发现的那样。上皮细胞为多细胞生物提供"遏制"，就像膜为单细胞生物提供"遏制"一样

上皮细胞基本上是一片具有多种特征的细胞群——这些细胞都位于结缔组织的基底层，它们全部结合在一起形成一个屏障，它们经常"两极分化"，使得细胞的一端与另一端的行为非常不同。上皮细胞可以由几层细胞组成（比如皮肤），或者只是一层细胞（比如肠道或血管内壁），但可以由多种类型的细胞组成。它们基本上控制了机体的内部环境，就像细胞膜对单个细胞的作用一样，控制着细胞的进出。

———————————

① 正如许多生物学术语一样，"上皮"这个词完全是用词不当——它的意思是"覆盖乳头"，由于某种模糊不清的原因，这与它的真正含义毫无关系。

丝盘虫的细胞层并不是完整的上皮细胞，因为其细胞并不在基底膜上，这就是为什么它的上层细胞可以通过在细胞之间分泌黏液并将其拉回有机体中来进食的原因。虽然长期以来一直存在争议，但现在有明确的证据表明海绵动物确实建立了上皮屏障，但这很可能是因为它们可以存在于淡水和海洋中。因此，随着多细胞动物的出现，上皮细胞成为一个重要的特征。

然而，遏制悖论再次发挥作用。既然有了上皮细胞，生物体就封闭了外部世界，需要一种输送物质进入自身的方式。有多种不同的途径可供选择——从以一种非特定的方式打开细胞之间的连接，到选择性的胞吞作用，即内吞囊泡（我们在第一章中讲过）携带物质从细胞的一侧进入"气泡"内，在另一侧排出。上皮细胞也可以选择性地将泵或通道穿过细胞膜的两端，一端面向肠道，另一端面向动物体内。这允许选定的物质被主动输送，通过由细胞连接产生的屏障进入动物内部。在动物中，第一个也是最重要的通道可能是用钠离子交换另一种重要的钾离子（参见憩室2.3）。这种通道存在于所有的细胞膜中，以保持细胞内的钠含量低于细胞外的钠含量（人体中血液的钠含量是细胞液的3倍）。有些人甚至认为，人体细胞外液中保持较高盐度反映了生命进化的海洋环境，尽管它远远低于现代海水中的钠含量。

从生命诞生到现在大约已过了30亿年，动物已经克服了无数的障碍。食物和进食是它们面临的问题和解决方案背后的根本驱动因素。细胞层面的遏制已经通过进食的产生得到了解决，这导致了大体型的优势，然后通过多细胞满足了规模的限制。这需要一个具有不同类型细胞的专门化的身体计划，包括一个"中间层"，以提供结构完整性，维持动物细胞必要的"柔软性"，而上皮细胞则控制内部环境。这一切都导致通过肠道的产生来提高进食效率。正如农业革命将人们从土地上解放出来，并导致人类社会的多样化。因此，"肠道革命"将细胞从需要自己获取营养的需求中解放出来，并以不同的方式专门化。

—————————— 憩室2.3　　跨细胞膜的钠钾交换 ——————————

细胞内部与外部环境的不同之一在于盐度——钠和钾的浓度。这是通过专门的膜泵实现的。三个带正电的钠离子被驱逐出细胞，以交换两个钾离子进入细胞。这需要三磷酸腺苷磷酸盐来驱动，因此被称为"钠钾三磷酸腺苷酶"。在跨膜交换不等量的电荷时，它在细胞内外产生微小的电差，以此将带负电荷的氯离子推出细胞。通过这种方式，它减少了细胞中钠和氯化物（"盐"）的含量。随之而来的是一系列后果。细胞内外钠浓度的差异意味着打开一个通道可以使钠迅速通过其浓度梯度传递回细胞（由于电荷的差异）。这种流动可以将有用的分子（如葡萄糖）带入细胞，通过跨膜的蛋白质转运蛋白与二者结合，钠钾三磷酸腺苷酶是控制细胞内部的基本手段。其全部功能首次在多细胞动物中发现，它最有可能起源于通过改变上皮细胞而不是细胞本身的钠浓度来控制动物的内部环境。这个单一分子非常重要，它大约占我们基本能量消耗的40%。

肠道革命和生命的第一次爆发

我们对过去6亿年左右生命进化的理解依赖于化石记录，不幸的是，这并不是一个完整的档案。它在很大程度上取决于有机体死亡时的环境条件和硬组织结构。很少有动物的软组织能够得到很好的保存，因此化石多数是那些已经发展出硬壳或骨骼的生物。然而，在适当环境下，软体动物也可以被保存在化石中，比如一些在澳大利亚阿德莱德北部的埃迪卡拉山发现的化石①。这些罕见的"埃迪卡拉动物群"代表了大约5.75亿年前大型多细胞生物在全球范围内的首次扩张，那个时期也被称为生命的"阿瓦隆大爆发"。

1957年，英国一个名叫罗杰·梅森的16岁学生在莱斯特郡家附近的查恩伍德森林攀岩时，发现了一块类似树叶的化石。他把这块化石"摩擦"了一下，拿给他的父亲看。他的父亲认识一位地质学家，认为这是当时已知的最早的多细胞生物化石，也是埃迪卡拉纪地层中这种生命存在的第一个证据。这样的化石是如此罕见，以至这个位于英格兰的地方被证明是整个西欧唯一发现这些化石的地方。这块化石被命名为"梅森强尼虫"，它的发现者后来成为了地质学教授。

梅森强尼虫象征着随后在世界各地发现的所有埃迪卡拉时代化石所代表的谜团。因为它的叶状外观，人们最初认为它是一种植物。它被认为存在于光照范围之外的深水中，因此更有可能是一种动物。究竟是什么样的动物还是一个谜，因为它与任何现存的动物几乎没有或根本没有相似之处。此外，它似乎没有任何明显的肠腔或进食器官。同样，这个时代保存下来的其他生命形式的化石也呈现出奇异的形状，与现代有机体相去甚远。关于它们的本质的理论很广泛，从地衣到奇怪的动物，由充满液体的囊状物组成，有点像床垫。有些人认为，这些生物只是通过共生来获得营养，为细菌提供了充足营养的家园。一些生物体型巨大，比如狄金森氏菌，它留下的化石直径长达1.4米。在一些地层中可以看到后来的生物留下的痕迹，这可能是当时在浅水中存在的藻垫上进食行为的迹象。有研究表明，这种生物的腹部有一个肠道开口，因此它的行为有点像吸尘器，可能代表了一种已经灭绝的类似丝盘虫的巨型生物。

---

① 埃迪卡拉山脉位于澳大利亚阿德莱德以北约 400 英里（约 640 千米）处的弗林德斯山脉的北部。这个名字可能来源于土著语，意思是"石头地"。在中国（陕山沱组）、纽芬兰（阿瓦隆半岛）、墨西哥的索诺拉和纳米比亚以及英国莱斯特郡的查恩伍德森林都发现过类似的埃迪卡拉纪岩石。

然而，这种"痕迹化石"（动物在沉积物中留下的足迹或痕迹）的普遍缺乏，表明埃迪卡拉生物群大多是定居的。埃迪卡拉纪时期的奇异生物可能确实代表了一类不再存在的动物群体（一个完全灭绝的动物王国），这个王国被命名为"文德生物"，来源于"文德纪"，这是埃迪卡拉纪的曾用名①（图2.5）。

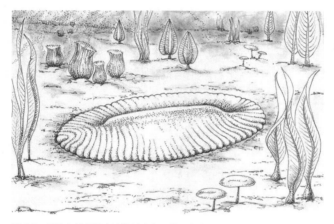

图2.5　埃迪卡拉纪海底中的狄金森氏菌。这会是一种巨大的类似丝盘虫的生物吗？

在距今5.4亿年前的化石记录中，埃迪卡拉生物非常少见。只有我们的老朋友，单细胞原生动物如领鞭毛虫和多细胞海绵，从这个时代开始一直存在。为什么其他生物没有繁荣起来是一个谜，关于它们灭绝原因的理论比比皆是——从气候变化到视力的发展提高了捕食者的捕猎能力。但是，从第一次生命爆发以来，灭绝的生物的一个显著特征是缺乏能够有效消化的封闭肠道——似乎所有的生物都是通过与海绵类似的共生或吞噬过滤进食的。也许我们大胆地提出埃迪卡拉动物灭绝的另一种理论，即真正的消化系统的进化潜力导致了压倒性的竞争胜利。

①　德国古生物学家阿道夫·塞拉赫（1925—2014）对埃迪卡拉生物群的描述和理解作出了很大贡献，本段中的许多观点都归功于他。

肠道时代的黎明

如果海绵动物的第一个原肠与多细胞的发展和第一次全球性的生命爆发（在埃迪卡拉时代）相吻合，那么也许这是第一个"真正的肠道"，预示着地球历史上最大的生命扩张。这被称为"寒武纪生命大爆发"[1]，在此期间形成了大多数现存的生命形式。虽然很难证明任何观察结果的因果关系，但从"肠道革命"（消化道的进化使得多细胞生物多样化）的逻辑来看，肠道效率的提高可能导致生物体更加专业化，从而产生竞争优势。也许，如果埃迪卡拉纪（与海绵原肠相吻合）类似于英国的农业革命，那么寒武纪真肠的发展可以被认为与工业革命中更重要的社会进步相平行。

寒武纪大爆发给古生物学家和进化生物学家带来了巨大的困难，他们很难解释化石记录中突然出现如此多种的生物。进化过去一直被理解为一个逐渐的、缓慢的适应过程，查尔斯·达尔文本人除了化石记录的不完整性之外[2]，无法提出令人满意的解释。也许我们以肠道为中心的观点可以提供答案！

回到海绵动物，我们实际上离第一个真正的肠道只有一步之遥。这时已经有了一个肠腔（尽管是多孔的），有特殊的细胞用来进食，有一个中间层用来提供结构完整性和基本的上皮细胞。此外，海绵进化出第一个肌肉样组织（在它们的中间层），通过收缩身体作为一种

---

[1]　"寒武纪"的名字来源于英国威尔士的一个古地名，它是由英国剑桥大学地质学教授亚当·塞奇威克（1785—1873）命名的。

[2]　在《物种起源》第六版中，达尔文写道："对于为什么我们没有发现这些假定的寒武纪系统之前最早期的化石矿床，我无法给出令人满意的答案。"而用现代遗传学理解进化可以很好地帮助我们，因为由单个基因编码的蛋白质可以调节大量参与生物体形成的其他基因，并允许明显的大的变化迅速发生。

泵来增加通过肠腔的水流量。为了协调这种收缩和泵送机制，形成神经网的原始神经细胞也形成了。因此从这里开始，为了创造肠道，只需要关闭海绵壁的毛孔来创造一个密封的腔，找到一种更有效的方式来泵入或带入食物（因为鞭毛不再可能产生持续的流动），以及一种将消化食物所需的酶分泌到肠腔的能力。考虑到每一次巨大的飞跃都需要10亿年或更长时间，而这些调整只花了相对较短的时间，寒武纪大爆发在埃迪卡拉纪开始后仅3000万年就发生了，这或许并不令人惊讶。

这样看来，第一个真正的肠道很可能看起来非常类似于烧瓶形状，只有一个开口作为嘴和肛门。这正是我们今天在刺胞动物门中所看到的，这是一组包括水母和珊瑚在内的动物。它们的名字来源于希腊词"荨麻"，因为它们已经进化出了"螫刺"。这些特殊的细胞被称为针状细胞，大部分位于口部附近的触须上，触须上有一个弹簧状的硬倒刺，当受到物理或化学刺激时会放电。这种倒刺可以穿透其他生物体，注入毒素，用于分解、杀死甚至开始在生物体内消化它们。水母的毒素可以杀死鱼类等猎物，而且毒性很强，甚至会危及人类——澳大利亚箱水母每年仅在菲律宾就导致20~40人死亡[①]。

也许最容易理解的刺胞动物是绿色的水螅，它是一个长颈瓶状的结构，一端附着在一个表面上，另一端是被触须包围的嘴/肛门。当触手触碰到猎物时，会释放出刺来使其瘫痪，其他触手则缠绕住它，把它拖进张开的嘴里。肠道黏膜（称为"胃皮层"）已经进化出两种特殊的细胞类型：一种将消化化学物质分泌到肠腔，另一种用于吸收。后者失去了大鞭毛，但保留了较小的突起，类似于领鞭毛虫的领状结构。猎物被消化和分解，也可能是由于某些细胞进化出类似于人类肌细胞的纤维

---

① 箱水母蜇伤的急救管理最近发生了变化。触须通常仍然附着在受害者身上，目的是防止释放尚未释放的刺细胞（最初可能只释放了1%的刺细胞）。

结构而产生肠腔收缩。可溶性营养物质被直接吸收，而剩余的颗粒仍然可以被肠壁细胞吞噬，并在内部进一步消化。猎物不易消化的残余物在2天或3天后被排出，然后再次开始进食周期（图2.6）。

我们应该再次停下来思考几个方面。首先，水螅有一个复杂的肠道，可以通过将营养物质透过胃皮层细胞扩散到外表面细胞来滋养整个器官组织（尽管它仍然在胶质层中保留了共生藻类伙伴——因此是绿色

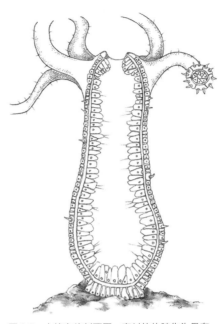

图2.6　水螅身体剖面图。密封的体腔作为具有单个开口的肠道，该开口用作嘴和肛门

的）。人们曾经认为，是变形细胞使营养颗粒穿过中间层，但是几乎没有证据支持这一观点。由于依赖于化学扩散，水螅的胶质层必须很薄。而具有更厚胶质层的水母已经形成了一个高度复杂的、由来自肠腔的细微分支通道组成的网络。这被称为"胃血管系统"（因为在某些方面它类似于人类的血管系统），用于为整个生物体提供营养，同时仍然依赖于化学扩散。

其次，由于有一个密封的肠道，水螅现在已经进化出能够主动进食的能力。这需要触手的协调来感知周围的环境，向猎物移动，然后将食物送入口中。它还需要身体产生混合运动，并排出"剩饭"。为了做到这一切，它发育出一个完整的神经系统——一个基础但相对复杂的神经网络，主要集中在头部末端。我们现在可以看到：利用高效率的肠道，有机体可以寄希望于有效的捕食手段；以及感觉器官、神经系统，甚至

触须等附属物是如何（以及为什么）进化的。简而言之，就是为了填饱肚子。

早期的肠道：里里外外

在化学工程术语中，刺胞动物的肠道可以被描述为"间歇式反应器"。就像在家酿造啤酒一样，所有的试剂都被放进一个大桶里，然后放在那里进行反应。在某个阶段，需要清空内容物，重新开始整个过程。这种方法的效率受到几个限制。首先，每次容器被清空时，所有的化学物质都被浪费了，需要补充新鲜的原料——对于家庭酿酒者来说意味着酵母；而对于水螅来说，这包括所有涌入肠腔消化猎物的消化酶。那么，应该让这些内容物在清空之前反应多久，然后重新开始呢？如果水螅过早地排出肠道内容物，它可能会浪费营养，但是随着时间的推移，如果有更多的新猎物，不及时排出内容物可能会使它们处于不利地位。最后，可怜的水螅必须先呕吐才能再次进食。如果一个有机体能够继续消化食物并吃得更多，不是更好吗？如果你是一名化学工程师，显而易见的解决方案是塞流式反应器，也被称为"管式反应器"。对于你我来说，这意味着需要一个肛门，这样肠道就有两端：一个进，一个出。肛门的进化就是为了从根本上提高消化的效率，改变生命的形态。

3

第三章
内部的存在

———— 摘要 ————

　　我们在蚯蚓的帮助下研究了第一个"贯穿肠道"，以及它们沿着身体分化成前肠、中肠和后肠区域的过程。我们看到早期脊索动物的滤食器是如何适应从水中吸收氧气的，以及肺是如何从前肠发育而来的。水分或盐分流失的问题需要通过甲状腺激素进行调节，这种激素是由口腔底部分泌黏液的腺体进化成甲状腺产生的。同一个腺体控制了幼虫到成虫的蜕变。胰腺发育成了一个专门用于消化的器官，肝脏则用于储存营养，二者都是从中肠发育而来的。我们还了解了神秘的"纵褶"，脾脏可能有部分是从这种"纵褶"进化而来的。最后，我们看到，为了适应陆地上的生活，动物需要口腔和进食器官，以及需要后肠来保存水和盐。

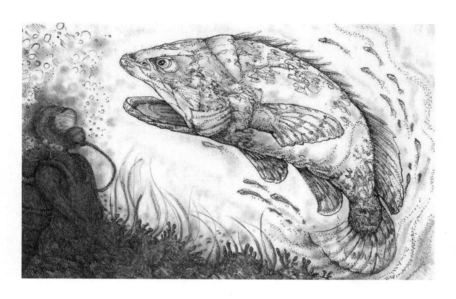

一条名叫鲍里斯的石斑鱼

哦，大自然，你为什么要把狮子圈起来呢？

——摘自威廉·莎士比亚的《仲夏夜之梦》

制造怪物

探索的旅程把我们从生命的黎明，通过单细胞时进食的产生，带到单细胞聚集的群落，随后成为多细胞生物，并证明了对肠道的需要。随着旅程的继续，我们看到了肠道是如何定义生命的……

有一种说法是"只有例外才能证明规律"[①]。事实上，这只是这句话的一半。缺失的部分是"……在不例外的情况下"。换句话说，有一个例外，它证明实际上有一个允许例外存在的基本规则。正是对自然界中的例外或变异的研究，导致了许多自然界的"规则"被发现。英国剑桥大学圣约翰学院的研究员威廉·贝特森[②]观察到了一种特殊的异常现象，他在19世纪90年代末描述了一种相当奇怪的蜜蜂，它的头部长出了一条腿，那里本来应该是触角。威廉·贝特森创造了"同源异形"一词，用于观察错位的身体部位，即同源异形突变。将近一个世纪后，他的观察对于我们理解生命形式的发展变得至关重要。

在20世纪早期，美国和俄罗斯的研究人员开始研究黑腹果蝇的遗传学，记录了一些导致身体形状异常的同源异形突变，例如腿替代触角（"触角足突变"），或者有四个翅膀而不是两个（"双胸突变"）。育种研究表明，这些主要的变异是单个基因突变的结果。在20世纪80年代初，对这些基因工作方式的理解有待于分子遗传学的进展。美国和瑞士的研究人员发现，这些同源基因编码的蛋白质与DNA结合，并充当"主要调控者"，控制许多与胚胎发育有关的不同基因的表达。所有这些基因共享一个称为"同源框"的DNA短序列，这个序列在进化过程中高度保守（保持不变）。

[①] 它被认为可以追溯到公元前 1 世纪，当时在罗马法中使用。"例外在不例外的情况下证实了这一规则"。

[②] 威廉·贝特森（1861—1926）也是第一个基于希腊语"生育"而创造出"遗传学"这个术语的人。他进行了植物育种实验，复制了孟德尔的遗传学研究，从而开始弥合达尔文的自然选择理论和现代基于遗传的进化理论之间的差距。

不同的同源框基因通过在发育中胚胎的不同部位的不同表达来控制生物体的模式。例如，一组基因（同源框基因）控制从头到尾的身体模式，并在发育过程中依次启动。人们也许可以在节肢动物身上看到这一点，比如果蝇。每一个同源框基因都抛出一个复杂的基因开关序列，控制进一步的基因表达，包括其他同源框基因启动程序，如"翅膀"或"腿"。实际上，这有点像剧院演出时预先安装好的灯光组合——技术人员只需按一个按钮，而不需要单独协调所有不同的灯光。

────────── 憩室3.1　进化和基因重复 ──────────

在写这一章的时候，我把原始版本保存在笔记本电脑的一个文件夹里（这个版本太冗长了，但至少是全面的），并把它复制到我的桌面上作为一个工作拷贝，我可以修修补补。我知道，如果需要的话，我总是可以找到原始版本（我还在其他地方保存了一份副本，以防硬盘出现故障）。进化也是如此。基因频繁地复制，然后分别变异。这使得它们编码的蛋白质能够多样化并承担不同的功能，或者只是更好地发挥原来的功能。如果它们做得很好，那么原始版本可能会变得多余并被删除。基因复制的一种方式是通过有性生殖，即染色体交换遗传物质。有时其中一对染色体中的一个偶然无法"交换回来"，而保留了两个副本。有时生物体的整个基因组（整个DNA密码）会被复制。在生命的进程中，这种情况似乎很少发生，只有两次全基因组复制发生在早期脊索动物，如文昌鱼（我稍后会介绍）到人类的路径上（人类有四个与文昌鱼相似的基因）。这两个复制似乎都发生在5亿多年前。作为基因复制的结果，并反映出它们作为主开关的价值，人类的基因组中已经累积了超过200个不同的同源框（模式控制主开关）基因！

同源框遗传学在切换和塑造预设身体部位方面的巨大效用可能只是在寒武纪大爆发时才开始发挥作用。然而，同源异形的真正突变无疑更精妙。水螅有头（嘴和触须）和尾巴（用于将其固定在基底的表面），它没有上下表面，呈径向对称。它实际上只有一个轴（从上到下），可以指定身体部位的位置。如果添加另一个轴（从前到后），那么就有了一个从左到右的轴，可以为生物体内的任何点创建空间坐标了。这种变化导致了双边对称的起源，它是如此重要，以至目前确定的从蚯蚓到人类的大多数动物在此基础上被归为"双边动物"。现在，我们终于走过了30多亿年的旅程，距离今天还有5.4亿年，已经到了这样一个时刻：生命需要拥有真正肠道的时刻。

开始、中间和结束

肠道在各方面都满足了好故事的定义要求。15年前，当我开始胃肠病研究工作，我和部门的另外两名胃肠病学家一起，拿我们觉得最刺激的特定部位开玩笑。一位同事最感兴趣的是包括食管和胃的"前肠"，另一位的兴趣在于"后肠"，即大肠。对我来说，最让我着迷的是"中肠"——小肠及其分支、肝脏和胰腺。事实证明，我们三人的工作分工完全模仿了数百万年前胃肠道的三个部分。

对不同动物类别的分析表明，在脊椎动物体内发现的三个胚层的发育（外胚层、中胚层和内胚层），最初是由不同的同源框基因组沿着生物体的长度分别控制的。在所有动物的早期胚胎发育过程中，这三个胚层的发育是相似的（除了海绵动物，也许还有刺胞动物）。只有三个同源框基因被特别保留，以规划内胚层的完全相同的片段沿着上述的生物体的长度发育：前肠（开始）、中肠（中间）和后肠（结束）。除了最初控制前肠发育的基因已被重新分配到大脑的前部，它们在所有的两侧对称动物（包括我们人类）中都保持着自己特定的作用。

要了解生命，就要了解蠕虫①

由于在寒武纪出现的寒武纪生命大爆发，此时我们有了可供选择的路线。因此我建议，既然已经到了这个地方，我们应该稍作停留，野餐一下，看看地图。遗憾的是，这不是一个理想的地点，因为在斯诺登山顶上没有咖啡馆……也没有真正的斯诺登山，只是一片浅海。然而，从这里我们可以看到各种形式的生命沿着不同路径向现在的地平线延伸，尽管至少在接下来的1亿年里，它们都仍在水下。

让我们从"卑微的"蠕虫开始。这是一个没有确切生物学意义的词，被用来描述一种没有四肢的长圆柱形生物。蠕虫包括有脊椎的动物（例如"慢虫"，一种认为没有腿更好的蜥蜴），更常见的是无脊椎动物，它们分为三类：扁形虫（"扁形动物"）、寄生蛲虫和蛔虫（"线虫"，例如那些经常生活在人类肠道中并引起臀部瘙痒的线虫），以及我们在后花园常见的"环节动物"蚯蚓。

蠕虫和它们的内脏是高度可变的。著名的秀丽隐杆线虫②被用作研究动物发育的模式生物，它只有1毫米长，其肠道仅由20个细胞组成。而海洋靴带蠕虫可以长达55米。一些蠕虫已经完全恢复到类似刺胞动物的盲端囊状肠道；而另一些，如须腕动物大胡子蠕虫，已经去除了肠道，完全依靠在体内存活的共生细菌来提供营养。我们将选择蚯蚓作为

---

① 引用约翰·萨尔斯顿（1942—2018）的话。他和悉尼·布伦纳（2002年诺贝尔生理学或医学奖获得者）一起研究秀丽隐杆线虫，并成为剑桥桑格研究院基因测序中心的创始主任。
② 秀丽隐杆线虫是一种被广泛研究的小型蠕虫。它实际上是第一个在细胞和分子层面被完全解剖的多细胞生物。这种生物体的每一个单细胞的发育过程都已经被绘制出来——雄性包含1031个细胞，更常见的雌雄同体（而不是雌性）包含959个细胞。它是1998年第一个完成基因组测序的生物体，比2003年发布的第一个人类基因组序列早5年。

典型的环节动物蠕虫（它出现在大约2.5亿年前，在我们的野餐站和现在之间）来演示简单的管状肠。仔细想想，这个基本的身体形式只是一个简单的肠道，被推动它的肌肉和起协调作用的神经所包围。就"身体计划"而言，它是刺胞动物身体计划的自然继承者，有了一个有嘴和肛门的贯穿肠道，而不是一个既充当嘴巴又充当肛门的进出开口（图3.1）。当我们在海底环顾四周时，可以看到大量证据表明类似蠕虫的形式和它们的洞穴存在于寒武纪时期。

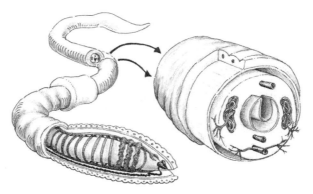

图 3.1　蚯蚓肠道截面图。蚯蚓的肠道是位于体腔内的直管。它有自己的肌肉层来帮助推进内容物——一个圆周环绕的内层环状肌肉层，以及沿着其长度伸展的纵向肌肉的外层。蚯蚓的前肠专门有一个肌肉发达的咽部，可以用来吸入碎屑；一个储藏嗉囊；还有一个砂囊，里面有坚硬的表面用于研磨。肠道的其余部分似乎是区域性的，无特定功能。注意垂下的"纵褶"，有些人认为这是增加吸收表面积所必需的。尽管如此，蚯蚓肠道的内层还是覆盖着称为"绒毛"的微小突起，这些突起起到了同样的增加表面积作用

　　蚯蚓被认为是地球上有史以来最具影响力的生物（我们人类甚至没有进入前五名![1]）。今天，它们在用洞穴使土壤透气和消化土壤里的有机碎片方面发挥着至关重要的作用[2]。在肥沃的农田里，每英亩（约6亩）

———————————

①　根据克里斯托弗·劳埃德 2009 年出版的《地球上到底进化了什么：改变世界的 100 个物种》一书。

②　查尔斯·达尔文的最后一本书是关于蚯蚓的。达尔文在位于英国肯特郡的故居（Down House）的后花园里放了一块石头——"虫石"，并指出，由于蚯蚓的运动，虫石每年下沉 2.2 毫米。根据达尔文的计算，蚯蚓每年在每英亩（约 6 亩）土地上总共移动 18 吨土壤。

可能有多达175万条蚯蚓，几乎可以肯定，它们的体重超过了地面上可以养活的牲畜的体重。我们可能会认为，它们简单的形态包含一个非常普通的肠道——毕竟只是一个空心管。然而，仔细观察会发现一些令人惊讶的事情。

蚯蚓的前肠专门用来将碎屑带入肠道，包括一个肌肉"咽"，使肠道运动与蚯蚓向前推进相协调。然后是一个称为"嗉囊"的可扩展腔，用来储存食物，从而控制进入肠道的速度。蚯蚓没有嘴或牙齿来研磨食物，却有一个"砂囊"——在嗉囊外面的一个扩大的空腔，其中包含一个坚硬的表面，具有原始的粗糙突起，起着同样的作用。前肠的这种排列方式在本质上与现代鸟类相似。肠道的其余部分由肠管组成，肠管分泌酶将食物消化成化学物质，然后进一步吸收。蚯蚓有一个封闭的循环血液系统，血管环绕着肠道，收集并输送肠道吸收的营养物质。

蚯蚓的肠道有几个很有趣的地方可以让我们对肠道有更多的了解。首先，肠道黏膜细胞本身分泌消化所需的酶，但它们不能产生消化土壤中一些复杂有机物所需的全部酶。蚯蚓需要帮助，它利用肠道中各种不同的微生物来产生必要的酶。作为回报，它在肠道两侧的两个外袋或"憩室"中为这些细菌提供了一个舒适的环境。与细菌的"共生"关系提供了额外的营养或消化能力，这是所有肠道的一个特征，从刺胞动物水螅到人类——人体细胞和细菌细胞数量大致相等[①]。

为什么在肠道中保留有益细菌群落如此重要，原因还不清楚，因为动物应该完全有能力发展出消化同样东西的能力。事实上，一些蠕虫和昆虫确实产生一种酶，能够分解植物细胞的纤维素，但动物通常依赖于

---

① 大众科学喜欢这样一种观点：我们的细菌同伴在细胞数量上远远超过我们，被广泛引用的比例为 10：1（见阿兰娜·科伦的《我们只有10%是人类》）。然而，最近的估算表明，人体细胞与细菌细胞的比例接近 1：1。即使人体细胞不是少数，也同样令人印象深刻！

它们的共生细菌朋友。至于消化方面，可能是产生所有重要酶的细菌在进入肠道的过程中与食物混合，而肠壁分泌的酶在食物流动外围的浓度最高，导致中间部分消化不良。当我们观察一些特殊肠道时，确实发现，肠道中容纳细菌的部分变成了一个特殊的腔室，这个腔室已经发展出将细菌与肠道内容物混合以改善消化的机制（例如反刍动物的胃）。后文，我们将介绍为什么所有动物的多细胞生命形式都与共生细菌相关。

其次，肠道需要一个巨大的表面积来吸收，它通过形成褶皱和绒毛突起实现这一点。由此产生了一个外观有点粗糙的肠黏膜。绒毛是从蚯蚓到人类的所有肠道的一个特征，其目的是增加吸收的表面积。它们包含微小的薄壁血管，吸收的水溶性营养素可以通过这些血管进入体内，再通过循环系统在全身传递。

在蚯蚓肠道的中间有一个很大的褶皱，大约从其长度的一半处垂下来。横切，它看起来有点像悬雍垂——挂在我们喉咙后面的"小舌"，但它沿着蚯蚓肠道延伸，被称为"盲道"。它被认为可以增加吸收的表面积——其实不太可能，坦白说，没有人真正知道它的作用。不过在接下来的旅途中，我们会在不同的时间重访这种神秘的纵褶。

最后，在蚯蚓肠道外围有一些黄色细胞，它们排列在体腔周围，即肠道所占据的空间。它们似乎代谢从肠道吸收的营养物质，将其转化为可以使用或储存的形式。它们也会积累和储存有毒物质，比如从土壤中吸收的重金属，以防止蚯蚓中毒。在许多方面，这些黄色细胞类似于哺乳动物的肝细胞。只是在过去10年左右的时间里，我们才认识到人体内类似的"体腔液"细胞的重要性。它们在肝脏和胰腺的发育过程中扮演着关键的角色，还提供了协调肠道神经系统和推进性肌肉收缩的"起搏器"细胞。

对蠕虫肠道这样一条简单管道而言，已经做得够多了……

前肠优先

让我们回到寒武纪的野餐站，现在必须选择探索的路线了，因为我们已被大量不同的生命形式包围。所有这些生物都仍然生活在水里，但已经不再仅仅栖息在海底，而是占据了一系列不同的"生态空间"——由水中或海底的位置、进食方式和活动程度来决定。我们已经研究了海绵和刺胞动物门，包括它们的瓶状肠道，以及穴居蠕虫的贯穿肠道。在我们面前，出现了一个主要的岔路口。有趣的是，每条路径上的生命形式都是通过胚胎发育肠道的方式来区分的。我们可以沿着"原口动物"（软体动物、甲壳类动物和昆虫）的一条路径，口是胚胎的第一个开口；或者沿着"后口动物"的另一条路径，肛门是最先发育的。

建议选择后一条路径，因为它最终会把我们引向人类自己。因此请先忽略穿着盔甲的三叶虫——它们像巨大的木虱一样在海床上拖着脚步①，望向人类出现之前的水中游动的动物。

水中有很多食物来源，因为这里有小生物被动地漂浮在水流中，称为浮游生物（来自希腊语中的"流浪者"）。然而，为了享用大餐，捕食者不能简单地随着浮游生物一起漂浮，而是需要有逆流而上的能力。这可能需要强大的肌肉力量，而肌肉的工作需要内部骨骼的支持。最简单的方法就是用软骨做成一根加强杆，这根加强杆可以贯穿整个生物体，叫作"脊索"。

记住不是脊柱，而是它的前身，脊索！拥有脊索的动物被称为脊索动物。大多数动物在发育过程中用脊柱取代了脊索（因此被称为脊椎动物）。对于人类，脊索的残留物主要是椎间盘的海绵状中心，这使得脊

---

① 三叶虫从寒武纪开始统治海底约 2.7 亿年，形成了 17 000 多个不同的物种。许多三叶虫在外观上与木虱（"球潮虫"）相似，具有坚硬的上表面和柔软的下部，包括进食器和许多对腿。在化石记录中保存最好的是坚硬的上甲，很少发现软组织。

椎具有灵活性，但是当其突出并压迫神经时，就会给我们带来问题。

最早的类似鱼类的生物拥有脊索，大约出现在5.2亿年前（与三叶虫同时出现）的寒武纪大爆发时期。它们在中国云南省玉溪市海口镇附近的化石中得到了确定，最早的可能是一种4厘米长的生物，叫作"海口虫"。这种类似鱼的动物有未充分长成的鳍和尾巴，延伸到肛门后面。它的嘴周围有用来进食的触须，也有心脏和循环系统以及视神经束。我们可以从化石中收集到更多关于它的细节，但是，也许我们应该看看目前幸存的表现出一些相似特征的后代——文昌鱼，接下来，我们将与它相处一段时间（图3.2）。

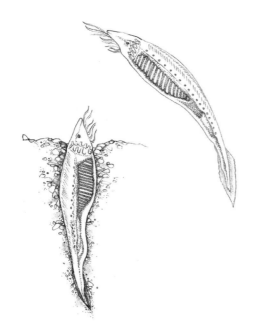

图 3.2 文昌鱼。注意嘴巴周围的触须，圆形轮状器官将液体（和颗粒）吸入前肠，以及咽部的裂缝，这些裂缝起到过滤颗粒和排出水分的作用

文昌鱼的旧名意思是"两头尖"。这种5~6厘米长的生物，看起来像一条小鳗鱼，用它尖尖的后端插入栖息地，身体尾部首先插入海底，大约一半的身体露出来。就像海口虫一样，文昌鱼的嘴周围也有触须，

它是一个"滤食者"，过滤水中的小生物。文昌鱼的进食过程非常有趣。前肠的第一部分——咽部——已经形成了称为"轮状器官"的特殊结构。这是一个圆形的盘子，中间有一个洞，其细胞上覆盖着被称为纤毛的细小毛发状突起（源自拉丁语"睫毛"）。就像海绵体内领细胞的鞭毛一样，但更小，这些纤毛也会在水中向同一个方向摆动，形成一股水流。在轮状器官的例子中，纤毛像波浪一样形成一个漩涡，通过轮状器官的中心孔将水吸入肠道。

无论轮状器官在运动中看起来多么美丽，我们更感兴趣的是文昌鱼咽喉的另一个发育部位——两侧各有一排斜向的裂缝穿过前肠壁。这些咽部裂缝在水流中起着挡板的作用，使颗粒沉淀在下游面。大家可以想象一下，为了防止海岸侵蚀，人们建造防波堤，在堤坝的一侧堆积起沙子。文昌鱼咽部裂缝通过表面的黏液捕捉食物颗粒，然后在纤毛的作用下带向肠道的开口。流过裂缝的水从动物体内流出，而没有进入肠道。虽然最初是被设计为一种方便过滤进食的手段，但此后咽部裂缝成为所有脊索动物的特征。在许多物种中（比如我们人类），咽部裂缝只在胚胎阶段才能看到。它们在胚胎中的突出地位促成了19世纪自然哲学家的一个观点，即所有动物在发育过程中都"重现"了更原始动物的成年阶段。前肠咽部裂缝和它们形成的结构在生命的故事中是如此重要，我们将继续研究一段时间。

呼吸

鱼类的游泳能力大大提高了它们遨游深海的能力，而不只是待在海底，但是仍然需要在形态和结构上进行实质性的改变。水提供的支持有效地抵消了重力作用，但是需要大量的能量来驱动鱼类逆流而上。虽然更大的捕食范围和捕食能力为早期鱼类提供了充足的大部分营养物质，但是现在一种必需营养物开始供不应求，那就是氧气。

氧气在细胞内的能量释放反应中至关重要，它接收电子，这些电子沿着线粒体内膜传递，产生氢离子梯度，为生命提供动力。呼吸也可以在没有氧气的情况下进行，但效率低得多，每个葡萄糖分子仅产生2个三磷酸腺苷分子。相比之下，有氧气存在可以产生30个。可惜淡水中含有的维持生命的氧气只有空气中的4%，而且氧气在水中的扩散速度要慢10 000倍左右。此外，水中的氧含量会根据温度、水质和其他化学物质的不同而发生显著变化。生活在水下的动物不能像呼吸空气的动物那样获得充足的氧气供应。它们需要找到从水中提取氧气的方法。

定栖的文昌鱼对氧气的需求相对较低，它只需通过薄薄的皮肤从水中吸收所需的氧气，由薄壁血管为机体提供充足的氧气。实际上，这条途径对许多动物来说已经足够了，包括现代的两栖动物，如青蛙。然而，那些由于更多的活动而对氧气有较高需求的动物则需要更复杂的方法来获取。可以预见的是，肠道（已经专门用于营养吸收）找到了进行有效气体交换的答案，它是通过前肠的专门化来做到的。构成文昌鱼"防波堤"的咽部裂缝不仅产生大的表面积，而且为过滤食物而衍生的机制使大量的水通过而不进入肠道。经过一些进化上的调整，这些裂缝可以适应吸收氧气。表层细胞丧失它们的纤毛，变得扁平成为薄薄的扁平细胞。薄壁血管网络需要在它们下面生长，以便更好地进行气体扩散，表面积需要大幅度增加。由此产生的结构（来源于前肠），我们称之为鳃。

水下呼吸

19世纪中叶，在早期寒武纪的岩层中发现了类似牙齿的化石残骸，可追溯到大约5.2亿年前。它们被命名为"牙形石"，意思是"锥形牙齿"。留下这些牙齿的动物可能是由于身体软组织的腐烂，几乎没有留下任何痕迹。然而，大量的牙形石（超过3亿年的时间段里）意味着无论它们属于哪种动物，它们一定是多产的。直到1982年在英国爱丁堡附近发现了一块化石，"牙形石之谜"才得以解开。人们第一次发现了整个动物和牙形石化石一起被保存下来，而牙形石化石看起来的确像牙齿。这是一种类似鳗鱼的小型生物，拥有脊索和原始的鳃，属于一种叫作"无颌鱼"的无颌类动物。它们是脊椎动物中唯一没有下颌的例子，其他动物被归类为"有颌类动物"（来自希腊语"下巴—嘴巴"）。这块保存完好的牙形石化石没有告诉我们关于这种动物肠道的本质（我们甚至不知道这些牙齿是用来捕捉猎物、研磨、撕裂还是仅仅用来过滤），但是一些现存的无颌鱼可能提供了一些关于这种牙形石的线索——七鳃鳗和八目鳗（图3.3）。

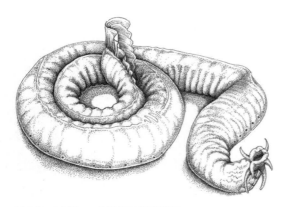

图 3.3　八目鳗，一种现代无颌鱼的例子

　　八目鳗是一种非常奇特的生物[①]。它们长得像鳗鱼一样，平均身长约半米，以各种海洋无脊椎动物为食，但它们也会清理死亡（或濒死）动物的尸体，进入这些动物体内然后吞食。它们没有下颌，取而代之的是一个圆形吸盘，上面有两个长着牙齿的盘子（很像牙形石），通过突出

---

① 　八目鳗因受到威胁时产生大量黏液而出名（高达 20 升）。黏液是防止被捕获的一种防御机制，它会阻塞任何捕食鱼类的鳃，使其窒息。

和收缩来撕裂猎物肌肉并将其吸入咽部。鳃包含在咽部两侧的5~14个成对的小囊中（取决于不同的物种）。不同于后来鱼类的"羽状鳃"[1]，八目鳗的鳃组成了扁平的细胞板，很像汽车散热器的叶片。它们的功能介于文昌鱼咽部裂缝和晚期鱼类羽状鳃之间，因为它们仍然能够从水中吸收可溶性营养物质和氧气。这样一来，八目鳗的鳃也介于肠道和肺之间。

虽然鳃是专门用于气体交换的，但它们只有在水流经过时才能这样做。软骨鱼纲，包括某些种类的鲨鱼，除了继续向前游动外，没有办法让水流过鳃。因此，如果它们被网困住而不能动弹，就真的会"淹死"在水里。后来，"硬骨鱼"能够通过关闭嘴巴将水泵过它们的鳃，并且拥有一个鳃盖，这不仅能保护脆弱的结构，还能产生第二个抽水室，使得连续的水流通过鳃。在某些方面，这类似于循环呼吸。如同双簧管演奏者，在用鼻孔吸气的同时能够通过簧片吹出一个连续的音符。

──────────── 憩室3.2　重访遏制悖论 ────────────

八目鳗的肠道有一个特殊的把戏，与昆虫一样。摄入的食物被包裹在一种由上中肠的特殊腺体分泌的黏液茧中，即围食膜中（源自"周围"和"喂养"）。这个外壳用来聚集食物中的消化酶，并包含食物中任何不需要的成分。膜的蛋白质基质有小孔，被分解的营养物质可以通过，而细菌、寄生虫和毒素等大分子不能通过。这些大分子只是在动物体内穿过，就与膜一起排出。就像其他克服遏制悖论的例子一样，例如内吞作用，食物在动物体内，但是从来没有进入它的身体组织。因此在许多方面，多细胞动物的围食膜被认为等同于单细胞生物的吞噬体膜。

──

[1]　鱼鳃上的许多羽毛状突起增加了吸收的表面积。对于一条沙丁鱼大小的鱼来说，它可以相当于A5纸的一面。然而，鱼鳃的面积是高度可变的，不仅取决于鱼鳃本身的大小，还取决于物种的活动以及所处环境中可利用的氧气。简单地最大化表面吸收面积有很大的缺点，因此鳃的大小受到严格限制，以适应生活条件。

自然界问题的解决方案总是折中的，鱼鳃摄氧也不例外。它需要一个大的表面积，让气体在周围的水和循环的血液之间交换，这可能会严重损害生命。如果氧气和二氧化碳可以自由移动，那么水和盐也可以自由移动，鱼类的内部环境与外部环境可以有效地达到平衡。值得关注的是，热量也会流失，这意味着鱼类永远不可能是温血动物。淡水中的鱼类会损失盐分，吸收水分，稀释血液；海水中的鱼类则会变干。

生活在海水中的鱼类，食物中摄入的盐（氯化钠）被前肠吸收，前肠相对不吸水。这导致肠道下部的液体浓度低于海水，但与血液浓度相同，这有助于消化。水和盐被肠道吸收，多余的盐分很大程度上是由鳃（在肾脏的帮助下）使用膜上特殊的分子泵排出体外。一些软骨鱼纲动物，如鲨鱼，在肠道的最后一部分——直肠内有一个腺体来排泄多余的盐分。

那些生活在淡水中的鱼类问题正好相反，它们需要摆脱多余的水而不是盐。其肾脏每小时排出的水量相当于全身水分的一半，以防止它们像气球一样膨胀，同时小心翼翼地保留盐分。但是那些在淡水中生活一段时间，又在海水中生活一段时间的鱼呢？这个问题先暂时搁置，我们稍后再讨论。

显然，需要大量的能源和资源，才能克服由鳃泄漏造成的遏制失效。这可能相当于一艘船在吃水线以下有一个洞，它的舱底水泵必须全天工作（或者水手们疯狂地用水桶倒水）。尽管如此，吸收氧气所产生的能量显然超过了用于平衡容器泄漏的能量消耗。

呼吸空气

大约4.33亿年前（在地质记录中被确定为奥陶纪末期，奥陶纪的前一纪是寒武纪），一个未知的事件导致了全球迅速冷却和由于冰川作用导致的水位下降，与地球上目前正在发生的情况相反。大气含氧量从25%左右下降到15%，浅水栖息地干涸。这对海洋动物的影响是深远的，当时许多牙形石动物和三叶虫物种都灭绝了，大约有三分之二的物种灭绝。正如我们在埃迪卡拉纪和寒武纪看到了动物多样性的大爆发一样，地球上也发生了全球性的灭绝①，这次是其中最重要的一次。一些人认为，正是这一事件导致了生命首次从水中出现，并进入陆地，这实际上是受恶化的环境条件所迫。

水的含氧量在很大程度上取决于大气氧浓度和水质。正如我们从"离开水的鱼"看到的那样，鳃不适合在空气中工作。然而，为了证明这句古老的格言是不准确的，超过500种鱼类实际上已经学会了出水呼吸。在所有这些呼吸空气的物种中，约有三分之一是鲶鱼类，这证明了它们生活在河床的碎屑中，水质很差，氧含量很低。

鱼类采用了各种不同的方式来呼吸空气，然而所有方式（除了通过皮肤吸收）都源自前肠内胚层的进化，通常是咽，有时甚至是胃。鱼类的呼吸器官主要用作补充吸氧的手段，只有在水深或水质季节性变化时才需要。随着鳃进化得越来越专业化，专用于呼吸的咽部裂缝的数量也逐渐减少，从八目鳗每侧的10~14条，到软骨鱼纲的5~7条和硬骨鱼纲的3~5条。然而，剩余的咽部在咽管的上方或下方形成囊，而不是在两侧（发现鳃的地方）。正是咽部上方一个特别大的囊（朝向脊柱）的发展，使其成为硬骨鱼类的浮力室——鱼鳔。这好比通过一根管子连接咽

---

① 在生命的历史上发生过无数次大规模灭绝事件。人们认识到的有五次大灭绝，其中最著名的是大约6600万年前的白垩纪—古近纪灭绝，导致了非鸟类恐龙的灭绝。普遍认为，当时发生了一次重大的小行星撞击地球事件——墨西哥尤卡坦半岛下约110英里（约177千米）宽的希克苏鲁伯陨石坑就是证据，那是一颗直径约9英里（约14千米）的小行星造成的。这一事件及其对气候的影响是否是大灭绝的唯一原因尚不清楚。其他大规模灭绝与此类灾难性事件无关，可能与火山活动造成的气候变化或大气中氧气和温室气体的逐渐变化有关。

部，使空气能够从水中有效地进入咽部，或者与肠道完全分离，由一个"气体腺"将氧气泵入咽部。鱼鳔可以让鱼在水中保持方向感[①]，也可以减少在特定深度停留所需的能量。鱼鳔壁很厚，不受气体影响，因为它不是用来进行气体交换的，因此不太可能成为肺的前身。为了了解肺是如何从肠道发育而来的，我们必须去澳大利亚的昆士兰州，去邂逅一种不同寻常的鱼，它既能生活在陆地上，也能生活在水中。

上岸了

肺鱼是可追溯到约4.2亿年前的第一批硬骨鱼的现代后裔，发现于澳大利亚、非洲和南美洲。一个显著的特征（除了有肺和可以"呼吸"这一事实之外）是肺鱼的鳍是通过一根骨头连接到骨骼上的，被称为"肉鳍"；而大多数现代鱼类拥有更广为人知的"线鳍"。正是这些骨质突起支撑着肉鳍鱼的四个下鳍，才使得后来强壮的关节肢体得以进化，最终使动物能够在陆地上移动，在那里，水不再提供重力支撑。

────────── 憩室3.3　鸟类的肺 ──────────

我们正处于被肺分散注意的风险中，尽管它实际上也是肠道的一部分，从前肠内胚层进化发展而来。鸟类的肺比人类的要先进得多，而且令人难以置信的高效，虽然体积只有同等大小陆地哺乳动物的一半左右。人类的肺是简单的盲囊，需要空气被依次抽进和抽出，就像水螅那样的简单刺胞动物的原始肠道处理食物一样。鸟类已经进化出相当于

────────────────

① 鱼鳔功能障碍在水族馆金鱼中很常见，可能导致鱼类沉入水族馆的底部，朝着奇怪的方向游泳，甚至在水面附近上下颠倒漂浮。这被认为是由于过度喂食或喂错了食物导致肠道膨胀而压缩了鱼鳔。在大多数情况下，3天不进食和提高水温能使鱼恢复正常。也正是鱼鳔使鱼类能够被声纳探测到，因为气体会产生回声波。鲨鱼没有鱼鳔，它们依靠形状异常的尾鳍和有角度的头部提供升力而不是浮力。

"贯穿肠道"进行气体交换的能力。当吸入空气时，气流被分成左肺和右肺，就像人类一样。接下来发生的事情则更加复杂。一些气体直接进入一组位于体腔内可膨胀的后部气囊，因此它们含有新鲜空气。其他气体通过肺部进行气体交换，不新鲜的气体进入一些前囊。当鸟呼气时，来自前囊的不新鲜空气离开身体，来自后囊的新鲜空气即时通过肺组织，气体交换继续进行。就像硬骨鱼一样，如同一个加压系统，它允许气体在交换组织间不断流动，而不像人类的肺部那样，新鲜空气和耗尽氧气的空气没有混合。

在现有的肺鱼种类中，只有澳大利亚肺鱼[①]能够在水下通过鳃呼吸，也能在陆地上使用肺呼吸，但离开水后只能存活几天。其余的五种肺鱼有鳃，但是很小，不能够完全支持水下呼吸，它们仍然需要浮出水面呼吸空气。这些鱼类的肺部发育不同于鱼鳔，它们发育在前肠的另一侧——前肠的下表面，由许多薄壁分隔，这些薄壁有丰富的血液供应来进行氧气交换。因此，从解剖学和结构上看，这些呼吸空气的囊类似于陆地脊椎动物的肺，不同的是，没有一根管子——气管，将它们与肠子连接起来，而是直接从肠子里长出来。

呼吸空气比呼吸水有着明显的好处。空气中的氧含量明显高于水，变化小得多，对温度的依赖程度也小得多。正如我们所看到的，鳃非常"漏水"，威胁着内部环境的稳定性。呼吸空气时几乎没有这种风险。然而，水仍然是一个主要问题。表面张力往往使水从毛细血管渗出并进入

[①] 昆士兰肺鱼发现于澳大利亚昆士兰州的伯内特和玛丽河系。在新南威尔士州发现的1亿年前的化石遗骸几乎与现存的物种完全相同，因此它确实是一个"活化石"。昆士兰肺鱼可以活很多年，美国芝加哥的一个叫作"爷爷"的标本在1933年首次展出，2017年2月死亡！在昆士兰甚至还有一个以昆士兰肺鱼命名的小镇。所有动物中，肺鱼拥有最大的基因组（DNA总量）——多达3300万个碱基配对。

肺部（从而通过有效地增加屏障厚度来减少气体交换），在干燥的气候条件下，水被蒸发成可呼出的气体，将导致重大损失。为了降低这种风险，肺部分泌的磷脂分子与细胞膜非常相似，起到表面活性剂的作用，以降低水表面张力。

然而，呼吸空气也有不利之处。由于活性氧的形成，高含氧量可能是有毒的，这些氧分子能够与重要有机分子发生反应并对其造成破坏[①]。

为了在呼吸空气的环境中生存，生物体需要有能力使用抗氧化剂来淬灭这些分子，防止被氧化破坏。海洋生物能够聚集矿物质，如硒和碘，是抗氧化酶的组成成分。然而，一旦着陆，这些元素就更加有限。植物已经进化出有效的抗氧化分子，例如多酚（包括使香蕉和苹果曝露在空气中变成褐色的物质）、维生素C和维生素E。动物要么进化出自己的抗氧化剂（例如除了豚鼠和人类之外的大多数动物都能制造维生素C），要么获得从植物中回收这些化合物的能力。

继续看肺鱼

我们将在澳大利亚北部宜人的气候中与肺鱼相处一段时间，因为当被呼吸和前肠的发育分散注意力时，在过去的1亿年中，中肠也出现了相当长的一段时间。

肠道面临的一个问题是，它的细胞现在需要执行大量不同的功能，而这些功能变得更加先进和专门化。肠道内的这一薄层细胞必须分泌酶来消化食物；分泌黏液来润滑使食物通过并保护肠道上皮；吸收营养

---

① 自由基是活性氧的代表，抗衰老化妆品消费者和服用抗氧化补充剂保健食品的人对其很熟悉。

物质，然后在细胞内进行新陈代谢；解毒并将营养物质转化为可以安全输送到身体其他组织的形式。对于细胞来说，单独分工、各自负责会比"万能千斤顶"更有效率。此外，并不是所有这些任务都需要在整个肠道执行。例如，在肠道末端分泌消化酶几乎没有意义，这种分泌最好是在肠道开端，因为当食物沿着肠道传递时，它允许更长的时间来消化。因此，细胞开始承担吸收和分泌的不同角色。那些分泌消化酶的细胞现在也不需要直接曝露在食物流中，它们的存在只会占用宝贵的表面积，而吸收细胞可以更好地利用这些表面积。结果，分泌酶的细胞集中在肠道上端的一个腺体——胰腺中。在肺鱼体内，胰腺被嵌入胃壁内，但是在后来的动物体内，胰腺变成了一个分离的器官，位于胃的后面，通过一根管子与肠道相连，消化酶通过这根管子进行传递。值得注意的是，即使是人类，胃壁上偶尔也会显示一小块胰腺组织，这证明了胰腺的进化起源。

同样，肝脏也是由从中肠出芽的胆管发育而来。最早的可识别为肝脏的结构在文昌鱼中肠的憩室中发现。肝脏有如此多的作用，以至很难了解它们从肠道分离最初的目的。它们代谢从肠道吸收的化学物质：解毒有毒物质，将无害的无毒成分重吸收回肠道，并将营养物质转化为身体不同过程所需的分子。人类的肝脏通过胆囊将胆汁分泌到肠道，帮助消化脂肪。肝脏还可以储存能量。肠黏膜的上皮细胞保留了肝脏的许多功能，例如新陈代谢和解毒。它们还提供了一种排泄有毒金属的方式，这些金属被保留在肠上皮细胞内，然后流入管腔，随粪便一起排出体外。事实上，这是我们能够去除超量铁的唯一途径。这让人想起蚯蚓肠道周围的黄色细胞，它们将土壤中的有毒金属（如镉）锁住。鉴于肠上皮细胞可以做肝细胞做的很多事情，将肝脏从肠道分离出来的驱动因素很可能是需要一个储存能量的部位。任何这样的功能在肠黏膜上将大大减少其吸收表面积，而肝脏可以在不显著影响其功能的情况下改变形状和大小。

这种对能量储存的需求来自动物养成的"进食习惯"。普遍存在的低能量食物的掠食者通过肠道持续不断地吸收营养物质进入身体。然而，那些必须选择或捕获猎物的掠食者的能量供应不时中断，人类通过"就餐时间进食"来复制这种情况，尽管现代的食物供应已经形成了更多的"吃零食"习惯。当不能获得碳水化合物时，身体会迅速分解蛋白质，由于体内蛋白质被分解，肌肉会萎缩。因此，人类在肝脏中以糖原[1]的形式保持短期的碳水化合物供应。糖原由连接在一起的葡萄糖分子组成。这些葡萄糖分子在人体缺少能量时被释放出来。糖原储备在正常情况下可以维持一天，但运动员可以在大约100分钟的运动中耗尽他们的糖原。这是导致长跑运动员"突然跑不动了"，也是运动员在比赛前"碳水化合物负载"的原因。只有长时间的饥饿（超过24小时），我们才能逐渐适应分解更多的脂肪，而不是以碳水化合物为主来供能。因此，进食后葡萄糖从肠道进入肝脏，然后在两餐之间从肝脏释放出来，以提供不间断的能量供应。

　　肝脏从肠道中解放出来意味着从肠道吸收的所有营养物质必须被运送到肝脏进行新陈代谢。这是通过连接肠道和肝脏的专门的封闭式血液回路来完成的。肠道的全部血流在通过肝脏之后，再回到心脏。这个门户系统（来自拉丁语"携带"）在许多方面是不同寻常的。它的两端都有非常小的血管——肠道中的毛细血管，而肝脏中的微小血管通过肝细胞板渗透血液，以便最大限度地吸收营养。因此，这个系统中的血液流动处于低压状态，可能会非常缓慢。在某些物种中，它实际上需要一些帮助，例如，八目鳗有一个附属门静脉心脏来改善血液流动。

---

[1]　克劳德·伯纳德（1813—1878）在1857年发现糖原，他称之为"糖原物质"。他创造了"内部环境"这个术语来描述细胞和生物体内部一致的环境，这种环境是通过"体内平衡"的过程来维持的。他还奠定了医学实验的基础，如对照试验。糖原相当于动物淀粉，淀粉作为连接在一起的葡萄糖分子在植物中产生。

肠道的感觉

当具有特定功能的细胞定位于肠壁内时，它们可以直接察觉到肠道内容物中食物或特定营养素的存在，并做出相应的反应。然而，当肝脏和胰腺中的细胞从肠道中分离出来时，需要与肠道进行某种形式的交流以了解那里发生了什么。例如，肝脏需要知道是储存还是释放葡萄糖，这取决于是否刚吃过一顿饭。这是通过一种化学信号来实现的，肠道中的特殊细胞感觉到葡萄糖的存在，并分泌胰岛素，这种蛋白质通过门静脉血运送到肝脏，在那里它通过特定的细胞表面受体将信息传递给细胞。这种化学信使是一种激素。实际上，胰岛素本身在整个生物体中扮演着许多角色，为进食后的能量利用做好组织（而不仅仅是肝脏）的准备。分泌胰岛素的特殊内分泌细胞存在于动物肠道内壁，如文昌鱼，散布在吸收性肠细胞之间。随着时间的推移，这些特殊细胞在胆管壁上聚集（例如八目鳗），然后在胰腺内的胰岛[①]中与肠道分离。它们能够在血液中而不是在肠道里感受到葡萄糖，并通过分泌胰岛素调节血糖水平。不过，它们失去了察觉肠道中食物存在的能力。尽管如此，肠黏膜的内分泌细胞仍然保持着这种作用，并分泌其他称为"肠促胰岛素"的激素，这些激素作用于胰岛，然后在进食后增加胰岛素的释放，这是一种两步激素信号。

大量的激素化学信使已经进化出来，以便肠道向其他器官发送信息或协调胃肠道本身的活动。在哺乳动物中发现超过40种这样的肠激素，而每100个肠细胞中就有1个是肠内分泌细胞。例如，上肠内脂肪的存在会刺激一种叫作"胆囊收缩素"的激素的释放，这种激素会导致胆囊收

[①] 胰岛素的名字来源于嵌入胰腺组织中的激素分泌细胞的小岛。它们被称为"朗格汉斯岛/胰岛"，德国病理学家保罗·朗格汉斯（1847—1888）在1869年发现了胰岛，但错误地认为它们的功能在于免疫。在人体中，胰岛占腺体体积1%~2%。

缩并将胆汁分泌到肠内。鉴于胆汁是一种有效的乳化和帮助吸收脂肪的清洁剂，这类似于在周日烤肉后清洗盘子时向碗中加入洗涤液。另一个例子是，营养物质在肠道的最深处被感觉到，在被充分吸收之前存在排泄的风险。这时，激素被分泌以减缓上消化道的运动，从而提高上游的吸收。来自胃和肠道的激素也在大脑中分泌，作为饥饿或饱腹的信号，帮助控制进食，这是人类的行为受肠道影响的另一个例子。

──────────── 憩室3.4　细胞之间的沟通 ────────────

　　激素是细胞间的化学信使，可以作用于附近或远处的细胞。这种交流方式是在单细胞之间发展起来的，例如黏液菌。盘基网柄菌作为单细胞度过其生命周期的大部分时间，但在受到环境挑战的情况下，它分泌一种化学物质，吸引其他细胞一起形成多细胞蛞蝓。令人惊讶的是，这种被称为环腺苷酸的化学引诱剂，在所有动物包括人类的身上都保持着它的信号传导作用。但现在它在细胞内起作用，转换胰岛素、肾上腺素和生长激素等激素的信号。激素在生物体内的作用有点像无线电信号，被血流削弱。信号对附近的细胞来说声音最大，离得越远，声音就越小。所有细胞都有可能在不同程度上接收到信号，但选择性信号只能被具有正确的接收器（或细胞表面受体）的特定细胞接收。

　　神经也使用化学物质来发送信息。这些称为神经递质的物质从神经细胞的末端释放出来，穿过一个叫突触的狭窄间隙，只传递信号给附近的细胞。许多激素可以作为神经递质，反之亦然。例如，胃和肠道分泌的一些改善食欲的激素被发现是大脑神经细胞之间的神经递质。如果激素相当于通过无线电进行的大规模传播，那么神经和神经递质就相当于接通电话，只给一个人打电话。

　　至于是神经还是激素先出现的问题，答案无疑是激素，它们被用作单细胞动物之间的信号分子。令人惊讶的是，一种被称为梨形四膜虫的类似变形虫的生物甚至还表达胰岛素，尽管其在这个物种中的功能目前还不清楚。

再来看中肠

在离开肺鱼之前，我们将进一步观察它的肠道。你可能还记得蚯蚓肠子的内褶叫盲道，功能尚不明确。肺鱼中的对应物是"螺旋瓣"，顾名思义，它不是直的，而是沿着肠道完成九个完整的转弯，有点像螺旋滑梯。它的主要作用是减缓食物的流动速度，有效地拉长肠道以便吸收营养成分。八目鳗保留了一个简单的纵褶，但在七鳃鳗中，相应位置变成了螺旋瓣。软骨鱼纲，如鲨鱼也拥有螺旋瓣，以弥补相对较短的肠道。然而，螺旋瓣限制了肠道的口径，以致大的或不易消化的食物无法通过，因此，对鲨鱼胃内容物的分析往往是一部漫长而有趣的进食历史！

我们可以看到在八目鳗的纵褶、七鳃鳗和肺鱼的螺旋瓣内，形成了血细胞的组织发育，二者都是红细胞负责携带氧气，白细胞负责防御。正如胰腺在肺鱼胃壁内发育，在进一步进化过程中只能作为一个器官自行分离一样，纵褶和螺旋瓣中的造血组织后来也分离出来成为脾脏。

生活在陆地上

我们现在已经到达旅程中的一个关键点，可以考虑离开相对舒适的水环境，在陆地上生存。尽管最早的脚印化石可以追溯到约4.9亿年前，但它们很可能是水生无脊椎动物为了逃避掠食者而穿越一小块陆地留下的，就像现代的飞鱼一样，它们跃出水面，暂时逃往空中。在肺鱼能够离开水生存，但还远远不能独立在陆地生活时，无脊椎动物，例如现代昆虫的祖先已经能够在陆地上生存，尽管仍需要在水中繁殖和度过幼虫期。四足的脊椎动物则远远落后，因为它需要的不仅是抵消重力的坚实的四肢和呼吸空气的肺。虽然这些组织器官对陆地上的生命来说是必不可少的，但事实证明只有它们是不够的。

医学院的学生很幸运，他们大学最后一年可以在校外上选修课。我利用这段时间在西南太平洋瓦努阿图的岛屿上学习热带医学知识。我居住的这座岛屿有幸拥有二战时期最好的沉船之一：一艘名为"柯立芝总统号"的美国游轮被改装成运兵船，意外地穿过保护港口入口的雷区，触雷沉没。除了是一艘可供参观的特别的沉船，它还是野生动物的栖息地，这要归功于它35年来的非官方管理者，一位名叫亚伦·鲍威的澳大利亚人。他创造了一个人工珊瑚礁，曾被用作减压站，许多被驯服的海洋动物经常光顾这里。我尤其记得一条大石斑鱼（亚伦给它取名"鲍里斯"[①]），它会定期来这里进食。它侧着身子张开巨大的嘴巴吸进一整条隆头鱼，或者任何我们为了招待它而捕捉的鱼。有一次，它把一个潜水员的白色面具误认为是一条鱼，在她面前张开嘴就把面具从她脸上吸走了。谢天谢地，潜水员还记得自己受过的训练，没有惊慌失措地扑向水面，而是在它吐出来后冷静地拾起面具，重新戴上。

如果你愿意，想象一下，一个有腿的鲍里斯，适应了在陆地上生活和呼吸空气。它抓住了猎物，使其丧失了行动能力，然后张开嘴……什么也没发生！没有水的支持，它需要活动的肌肉发达的下颌、舌头和唾液润滑剂来消化食物。早期的陆地殖民者，例如3.6亿年前喜爱沼泽的、类似蝾螈的巨型棘螈[②]，必须把食物拖回水中，直到它们的前肠进化出可处理食物的机制（图3.4）。

---

① 鲍里斯是一种巨型石斑鱼，体长可达 2.5 米，体重可达 200 千克。
② 尽管过去人们认为它的外表与陆地上的第一批生物相似，但现在人们认为，棘螈实际上根本不能脱离水。第一个真正的陆生脊椎动物是在罗默空缺期出现的（见下文）。

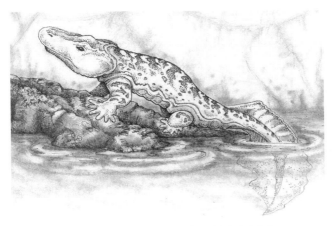

图 3.4　棘螈：一种沼泽居民，可能一生大部分时间都在水中度过，但表现出了早期对陆地生活的适应性

适应陆地生活的另一种肠道涉及水和盐的回收。当食物通过肠道时，它会被含有消化酶、酸和碱的分泌物稀释。每天有多达9升的液体被分泌到人类的肠道，而一头牛一天内能产生150升的唾液！这些液体如果不能伴随着钠和其他盐分一起被重新吸收，就会被浪费掉。到目前为止，我们关注的是陆地生活所需的前肠适应能力，以及在此之前中肠的专门化，但对后肠——肠道的大肠（或结肠）、直肠和肛门部分的关注却少之又少。或许这并不令人惊讶，因为在鱼类中它很小，仅包括肛门或短直肠。水和盐在海洋中是很丰富的，在陆地上却相当有限，它们不能被浪费[1]，事实上正如我们了解的那样，它们需要被积极回收。正是后肠的延伸及其作为液体和盐分吸收器官的进化——结肠，

[1]　盐（氯化钠）在历史上一直是人类社会的重要组成部分。最早的人口中心是在盐场附近发展起来的。埃及的纳特隆山谷给钠起了拉丁名字和化学符号；第一个欧洲城市，保加利亚的索尔尼塔是围绕着一个盐矿发展起来的。公元6世纪，北非商人认为盐的价值相当于黄金，在阿比西尼亚，盐片被用作硬币。盐的供应导致了战争，并改变了历史的进程——1482年威尼斯与热那亚为争夺盐厂的控制权而战（费拉拉战争），教皇征收盐税导致1540年佩鲁贾的"盐战"。反对盐税的人口动荡也促成了法国和美国的革命，以及1930年的印度独立运动。

最终使生命从海洋中解放出来。例如，人类的结肠具有显著的吸收能力，回收进入其中的90%以上的盐和水。

我建议停下来思考一下，因为我们刚刚无意中发现了一些至关重要的东西。我们已经知道，生命起源于海底热泉环境，需要通过细胞膜（或上皮）将水和盐隔开。当面临在干旱的环境下生存的极端挑战时，生命的本质并没有改变。为了保存在海洋中进化而来的细胞和身体组成，许多非同寻常的适应性变化是必要的。虽然沼泽和浅水湖泊可以提供一个"中转站"，但最终过渡到完全在陆地上生活实际上是一个"全有或全无"的阶段性转变。因此，它需要一种完全不同于海洋生物的有机体。

进化，一个逐渐变化的过程，在面对突变的艰巨要求时似乎受到了阻碍，而这种突变实际上需要几代才能发生。我们现在看到的解决方案是在同一代中产生两种完全不同的动物。

生命的蜕变

从水到陆地的相位转变需要调节盐和水流的能力，这与生活在淡水和海水之间没有太大不同。我们之前已经看到鱼类是如何通过鳃、肠和肾使用盐泵和水泵来适应这两种环境的。我承诺过会回到鱼类如何在这两种环境中生存的问题。例如，大西洋鲑（三文鱼）从淡水溪流中产下的卵中孵化出来，游到海洋中，然后在大自然一个非凡的航行壮举中，设法回到完全相同的淡水产卵地，在那里完成交配，然后死亡。这种生活方式被称为"溯河产卵"，意思是"向上奔跑"。鳗鱼则是相反的方向（下海产卵的），在海洋中产卵，成年后生活在淡水中。

这些鱼类在不同环境中对水和盐的差异处理能力是由甲状腺激素控制的，这种激素调节需要钠钾交换泵（参见第二章憩室2.3）。

溯河产卵的鱼类血液中甲状腺激素的含量随着水中盐分的含量而发生变化。

甲状腺激素是一种不同寻常但相对简单的分子，它包含碘元素，与之相关的化学物质在自然界随处可见，从单细胞藻类到海绵动物和脊椎动物。和其他古老的化学信使一样，甲状腺激素的功能随着时间的推移而改变。它可能首先作为一种抗氧化剂出现，以减少活性氧的损害，这与它在调节产生活性氧的线粒体代谢中的作用有关。作为新陈代谢基因的主要控制者，甲状腺激素对我们来说最为熟知的是：个体甲状腺激素过多会出现体重减轻、心率加快、汗多。值得注意的是，它在生长和分化中也起着关键作用，缺乏甲状腺激素的儿童大脑发育将受损，青春期会延迟。

现在，我们简要回溯脚步，去拜访老朋友文昌鱼。我们在它身上发现了轮状器官和咽部裂缝。对它的咽部进行更仔细的检查，可以发现另一个我们感兴趣的特点。这是位于口腔底部一个叫作"内柱"的纵沟，它产生黏液并向后送到咽部裂缝以诱捕过滤后的猎物。细胞也在内柱内专门摄取碘并产生甲状腺激素。而甲状腺激素是以一种非同寻常的方式合成的。内柱细胞分泌一种叫作甲状腺球蛋白的糖蛋白，碘附着在糖蛋白链的关键氨基酸上。然后这个巨大的分子（由超过2500个氨基酸组成）被内吞回细胞，在那里被消化，碘化的片段合成为甲状腺激素。正如我们看到的其他肠源性器官，如胰腺，在随后的进化过程中，内分泌细胞从前肠分出，形成一个单独的腺体，这就是甲状腺。人类的甲状腺位于脖子前部。人类甲状腺内的滤泡上皮细胞摄碘后，活化碘与甲状腺球蛋白分子结合，被吸收进入细胞，通过化学分解产生甲状腺激素。

在回去的路上我们顺便拜访一下七鳃鳗，它的表亲是八目鳗。七鳃鳗是没有下颌的鱼类（无颌类），像大西洋鲑一样是溯河产卵的。与许多生物一样，它们幼虫阶段的外观和行为与成年后完全不同。这是动物王国中普遍存在的一种策略，我们很容易联想到昆虫中若虫变成蜻蜓，或者毛虫变成蝴蝶。对于幼年和成年动物来说，拥有不同的身体形态有一个好处，那就是允许幼崽进入一个单独的生态位，并与成年动物具有不同的进食习惯。因此，较大的成年动物不会与自己的后代竞争！七鳃鳗幼体是生活在淡水中的滤食性动物，外形与文昌鱼相似，但成年后它们会迁徙到海洋中生活，作为寄生虫用锋利的尖牙齿以其他鱼类为食。从生活在一种环境中的幼体到生活在另一种环境中的成体的蜕变，也使生物体有机会在一生的时间内产生突变。七鳃鳗的例子，是从淡水转变为海水。在七鳃鳗中，这种完全而独特的变化是通过内柱产生的甲状腺激素的作用产生的。有趣的是，七鳃鳗幼体的内柱在成体中已经不存在了，它已经发育成一个与肠道分离的甲状腺。甲状腺激素显然不仅改变盐泵的作用方式，允许鱼类在淡水或海水中生存，它还能有效地驱动动物的身体完全转换。

生命的巨大飞跃

从蝌蚪到青蛙的转变是许多人在童年时期就见证过的，因此有可能被认为是理所当然的。尽管如此，它仍然是自然界令人震惊的奇迹之一。在极短的时间内，蝌蚪完全"重组"了自己。外部变化最为明显：鳃没有了，四肢发育，尾巴慢慢萎缩。那些发生在内部的变化更令人吃惊。大脑和脊髓发生了明显变化，眼睛适应了能看见水以外的东西，一个新的感觉器官——中耳发育了。皮肤完全重建，骨骼也发生了变化。肺部发育，肝脏、胰腺和原始的肾脏重组。肠道经历了一个非同寻常的转变。食草的蝌蚪有一个相对未发育的长螺旋形肠道（有纵褶！），这是它进食所必需的。5天左右肠道会收缩75%，并形成绒毛，增加吸收的表面积。胃和它的分泌腺一起发育，青蛙现在已经准备好以昆虫为主要食物。正如在七鳃鳗身上看到的，所有这些变化都是由甲状腺激素控制的一个分子开关引起的。

考虑到在本章开头所了解的同源基因，通过一种转换机制引起如此大量的基因变化的能力应该不会让我们感到惊讶，尽管如此，我们仍然会觉得它棒极了！然而，还有一个突出的问题需要解决。我提到过自然选择不能适应代与代之间从水到土的阶段性变化，但这种突变却在同一代之间做到了。怎么会有一个现成的模板，使一个动物等待着被甲状腺激素触发而发生翻天覆地的转变？如果没有逐渐过渡的机会，自然选择是如何在这个蓝图上微调出所有生活在陆地必须要适应的构造的呢？

为了回答这个问题，转换视角是有帮助的。我们通常把成年动物想象成最终形式，把幼体作为达到这个目的的手段。从繁殖的重要角度来看，情况显然如此，因为繁殖通常在成年动物中发生，而且我们最熟悉的往往也是动物成年的形式。但随之而来的是，成年动物只需要存活足够长的时间来交配就可以完成自己的使命，因此寿命可能极其短暂。例如，南卡罗来纳蜉蝣的成虫只存活约15分钟仅用于交配，随后死亡，但它此前一年都作为幼虫若虫生活在水下。成虫只是短暂地栖息在一个新环境中，并不需要完备的生存设施。由于寿命短，成年蜉蝣不需要进化出觅食的方式，不需要在极端温度下生存，也不需要逃离捕食者。因此，成虫的基因蓝图在一开始就不需要是"完整的"。

还需要考虑环境的季节性变化，这在不同时期导致不同栖息地的选择性优势。与蜉蝣不同的是，肺鱼没有进化出在陆地上为了交配而生存的能力。它没有这样做，并不是因为它在数千代的基因改造中看到了在陆地生活的机会！肺鱼适应的主要目的仅仅是在季节性干涸的河流和湖泊中生存下来，直到雨季来临。这种动物在干旱期间的休眠被称为"夏蛰",相比之下，我们可能对一些动物在寒冷时期进行的冬眠更为熟悉。同样，在转化成虫时最初可能只需要有限的适应能力，使其能够在陌生的环境中存活一段时间。在跳跃到一个不同的阶段之后（即使只是为了在困难中生存很短的一段时间），可以想象，对新环境的适应性会逐渐增加。因此，动物可能会进化到越来越多地生活在那里，特别是考虑到在那里获取食物（植物和昆虫）几乎没有竞争压力。

对甲状腺激素释放引起的变形时间的深入研究支持了这种观点。在鱼类和两栖动物中，甲状腺激素的激增导致的阶段性转变是由另一种叫作"促皮质素释放因子"的化学信使控制的，这是大脑对压力的反应。因此，当动物原始形态的生存受到周围环境变化的威胁时，例如氧气水平的降低、温度或盐度的变化，就会发生变形。

与昆虫适应离开水生活纯粹为了繁殖不同，陆地四足动物最有可能是为了在极端环境中生存。在脆弱的生存状态下交配将是不利的，陆地脊椎动物被迫返回水中繁殖，即便它们在岸上度过生命的大部分时间。因此，两栖动物保留了陆栖和水栖的形态。只有随着羊膜（一种包含发育中的胚胎的流体隔室的膜）的发育，脊椎动物才能够从水域中解放出来。羊膜被不透水的壳包围，像鸟类或爬行动物的卵一样防止干燥，或者通过将其保留在体内并产下活的幼体——胎生。进化出这种能力的动物包括永久居住在陆地上的所有爬行动物、鸟类和哺乳动物。在这些动物中，为了实现阶段变化而进行的变形在很大程度上是多余的。

小路的尽头

与最早的两栖动物相对应的陆地四足动物进化阶段，目前化石记录断层，这一时期被称为"罗默空缺"①，大约在3.6亿年前至3.4亿年前。地质记录跳过了棘螈和完全适应陆地生活的生物的记录。在此期间发生了一次不明原因的大灭绝事件，导致95%以上的脊椎动物物种灭绝，其意义远远大于3亿年后导致恐龙灭绝的事件。最近在苏格兰和纽芬兰发现的化石终于开始填补这个空缺，并揭示了一些有趣的特征。例如，初步认为，承重肢体伸长之前，可能有一个加固的肋骨来支撑生物的重量。

遗憾的是，我们的第一段旅程将在这里结束，探索的小路变得越来越冷，但即将到来的事情仍令人期待。这绝不是故事的结局，我很乐意告诉你们无数形式的肠道奇妙之处，从吸血蝙蝠的胃到旅鼠的螺旋结肠，但我们将不得不把它留到另一个时间，因为有其他的发现有待揭示。我们的旅程从生命的黎明开始，在大约35亿年的时间里，从最初的细胞一直到陆地上生命的出现。我们已经观察到，遏制是如何在一个确定的空间内创造生命的，但也因此将其排除在所需的基本元素之外；这一点是如何通过将外部世界的一部分内化到单个细胞内来解决的，以及这如何导致捕食和大体型优势。我们观察到单个细胞作为群体聚集在一起，然后发展出独立的功能，作为多细胞生物一起工作。我们再次看到了上皮细胞形成过程中的遏制悖论以及如何通过肠道形成的必要性来克服这个悖论；这种肠道不在动物体内，但是可以摄取和消化食物。我们也看到了最早的肠道是如何驱动生命的第一次爆发，以及肛门和"贯穿肠道"的产生是如何引起寒武纪的生命繁荣。我们还了解到维持动物生命的一些主要器官是如何从肠道中衍生出来的，它们甚至推动了动物的变形过程，从而使动物迈出了在陆地上生活的重要一步。

---

① 阿尔弗雷德·罗默（1894—1973）研究了古生物学、胚胎学和脊椎动物类别的比较解剖学，并在他的经典教科书《脊椎动物古生物学》中定义了它们之间的关系。他首次确定了化石记录中缺失的时代（大约在3.6亿年前至3.4亿年前），1995年，为了纪念他，这个时代首次被称为"罗默空缺"。

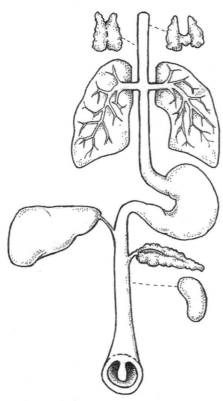

图 3.5　胃肠道和它所产生的器官。从上往下：
甲状腺，分泌甲状腺激素；胸腺，产生免疫细胞
（从咽部发育而来）；肺，用于气体交换（从前
肠发育而来）；肝脏，用于储存和代谢；胰腺，
用于消化（从中肠发育而来）。而脾脏被认为是
部分从纵褶进化而来

最重要的是，这段旅程
展示了肠道是如何成为最古老
的器官以及它的历史如何成为
生命本身的故事（图3.5）。然
而，在肠道进化的漫长时期，
还有一个紧密交织在一起的平
行叙述——创造人类免疫系统
的史诗故事。

第二部分
肠道重写本

重写本

"进化是照亮所有事实的光，是所有线条都必须遵循的曲线"
——皮埃尔·泰亚尔·德·夏尔丹，《人的现象》，1955年[1]

"生物学中没有什么是有意义的，除非从进化的角度来看"
——狄奥多西·杜布赞斯基，1973年[2]

---

[1] 皮埃尔·泰亚尔·德·夏尔丹 (1881—1955)，牧师，古生物学家和哲学家。《人的现象》是在他去世后出版的，基于他 20 世纪 30 年代的思想和文章。他与天主教会的关系因他的哲学著作而变得紧张，神学家们难以接受这些著作。同样，科学家们对他的人类进化理论也很难接受。他把人类进化的终极目的叫作单一集体意识的"欧米伽点"，这个点在他对上帝的想象中调和了他生活中的科学和宗教线索。在"主流"哲学之外，他的思想被科幻小说作家们所接受和引用。

[2] 狄奥多西·杜布赞斯基 (1900—1975)，乌克兰生物学家，在苏联和美国从事果蝇遗传学研究之前，曾研究过甲虫。他的开创性著作《遗传学与物种起源》将对遗传学的初步理解与达尔文理论结合起来，支撑了现代进化综论。

引言

传说大约2000年前，一位罗马大祭司要挑选一位医生来治疗他受伤的角斗士。申请者被要求对一只开膛破肚的类人猿进行手术，以保住它的生命。唯一接受挑战的是一位名叫埃利乌斯·加伦的年轻人，他得到了这份工作。在他任期的4年内，只有5名角斗士死亡（在他被任命之前的同一时期，死亡人数超过60人）。加伦后来成为了御医，也是那个时代最优秀的医生。他的哲学和著作影响了西方医学一千多年。无论历史还是传说，都没有记录下那只类人猿的命运。

加伦在古希腊城市帕加马出生并长大。当时这是一个繁华的大都市，一个著名的哲学和学术中心。帕加马图书馆是仅次于亚历山大图书馆的瑰宝。人们认为它有超过20万卷内容是写在纸莎草纸上的。纸莎草纸是一种早期的纸张，它所用的材料是生长在尼罗河三角洲的一种植物（纸莎草）的碎茎。然而，在公元前2世纪，由于对纸莎草纸的巨大需求，纸莎草成为了一种昂贵的商品，被推向了灭绝的边缘。干燥的动物皮取而代之，被广泛用作一种更耐用的书写媒介，它们很快在帕加马盛行。拉丁语的"帕加马"和法语的"羊皮纸"成为这种产品的同义词，并最终成为英文单词"羊皮纸"。直到15世纪现代纸张出现之前，所有的文本都写在羊皮纸上（或者用羔羊或小牛的皮制成的更精致的"羊皮纸"）。因此，帕加马的两大遗产：加伦的医学理论和写这些理论的羊皮纸，持续了一千多年。

在美国马里兰州巴尔的摩市的一个私人收藏中有一张特别的羊皮纸，可以追溯到1200年前的9世纪。在某个时期，它被收藏在世界上现存最古老的图书馆——埃及圣凯瑟琳修道院的图书馆里。仔细观察就会发现，在这11世纪的文字下面，还有可以追溯到200年前的更古老的文字。使用专业的摄影技术，可以阅读"潜文本"，这似乎是一本叫作《简单药物的混合物和力量》的医学书籍的11卷中的1卷叙利亚语译本。这本书的作者不是别人，正是埃利乌斯·加伦。这张羊皮纸是已知的最古老的副本，这一重要文本是在作者去世600年后从希腊原文翻译过来的。羊皮纸的制造并不低廉，因此，刮掉文本并重新使用，在当时是司空见惯的做法。有时在这样的文档中可以看到许多不同的文本层，这些文档被称为"重写本"。"叙利亚的加伦重写本"只是这一时期许多文献的一个例子。

同样的，我把肠道想象成一个重写本。表面是动物与环境之间的界面——单层肠上皮细胞，厚度为百分之一毫米。由于需要有良好的渗透性和大的吸收表面积，其包容性必然会受到影响。在漫长的进化过程中，它一直是有机体之间自然选择的交汇点。由于大自然在修补之前重复这些过程，免疫的历史在不同的时间层被书写在肠道中，就像重写本的不同文本一样。

当我们追溯进化足迹时，首先拜访一些老朋友，比如单细胞变形虫、海绵、珊瑚、水母以及文昌鱼。我们会看到在此基础上七鳃鳗和肺鱼的免疫系统是如何发展的，最终还会看到像人类这样的陆生四足动物的免疫系统是如何生长的。在人类的肠道中，会看到单独的肠道重写本，它们共同讲述了人类免疫系统的故事。

4

第四章

社交活动的规则

—— 摘要 ——

　　本章将揭示变形虫免疫的基础。我们意识到免疫系统不仅是抵御感染的一种手段，还是多细胞生物体中的"管家"，为了避免不同细胞类型之间的"欺骗"行为而进化的。正如多细胞动物需要消化系统一样，它也需要免疫的进化——细胞间的行为规则。细胞之间所有相互作用的基本原理是识别身份，无论是否属于同一物种、群体还是个体。只有两种蛋白质组：免疫球蛋白和富含亮氨酸的重复序列，允许从海绵到人类的整个动物进化过程中识别出不引人注意的分子模式。对微生物的防御需求主要是沿着两条途径进化的：增强吞噬作用的机制；以及分泌成孔蛋白刺穿细胞膜，并通过破坏包容性来杀死细胞。二者都依赖于一种可靠的方法来识别微生物。为此，动物进化出针对独特微生物蛋白质的多种模式识别蛋白。然而，细菌的繁殖速度比多细胞动物快多了，并且通过自然选择，在可能的情况下，将迅速改变或停止生产被动物防御系统识别的蛋白质。因此，动物的防御系统常常针对不可或缺的微生物成分，它们被一组富含亮氨酸的重复序列（称为"Toll样受体"）所识别。最终，需要创造越来越多的固定模式识别分子根植到生物体的DNA，导致动物免疫的僵局和"死胡同"。

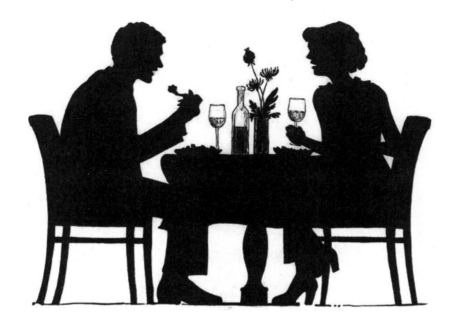

社交活动的规则

"生活不是通过战斗而是通过网络接管全球"

——林恩·马古利斯

我们以前在哪儿见过吗?

许多年前,我在西班牙北部的欧罗巴岛徒步旅行时,遇到了一种不认识的蛇。这很明显是一条毒蛇,它身上的标记与我以前见过的都不符。十年后,在一本旅游指南里我看到了它的照片。在这期间,它已经被确认为是一个新的物种,叫作黄斑蝰蛇[1]。当我最近听到欧洲有另一个蛇的新物种的消息时,我想起了这个故事。我们之前认为的"青草蛇"(英国仅发现的三种蛇类之一)实际上是两种:东部青草蛇和条纹青草蛇。报纸错误地报道了"发现一个新物种",事实并非如此。

确定一个物种的定义实际上是非常困难的[2]。传统上它包括一群个体,交配产生后代。然而也存在例外,一些出名的物种可以通过杂交繁殖产生"杂种动物"[3]。来自两个不同物种的个体也许能够在它们地理范围重叠的地方进行杂交,但是如果从它们各自领地的范围内捕获,则不能杂交。最近的DNA测序技术使得物种之间的界线更加清晰,并导致了"新发现的"物种"爆发"。然而,不管物种的定义有多严格,这种杂交生物群落有效地共享了一个基因库。

令人惊讶的是,即使小的单细胞动物也能够识别出另一种动物是相同物种还是不同物种。感知其他细胞的身份("相似性")是免疫的基

---

① 《英国和欧洲爬行动物和两栖动物的柯林斯野外指南》,作者阿诺德,伯顿和奥文登。1978 年第一版,2002 年第二版(2004 年再版)。第一版描述了125 个物种,第二版描述了 201 个。

② 正如达尔文 1859 年在《物种起源》中所言:"没有一个定义能让所有的自然学家都满意;但每个自然学家在谈到一个物种时,都模糊地知道自己的意思。一般来说,这个术语包括一个独特的创造行为中的未知元素。"

③ 冠小嘴乌鸦和小嘴乌鸦是两个独立物种的例子,它们可以交配产生杂交后代。一个更有趣的例子是食用蛙是莱桑池蛙和沼泽蛙交配的结果。食用蛙可以与沼泽蛙、池蛙或其他食用蛙交配,由于复杂的遗传原因,它们产生的后代可以是池蛙、沼泽蛙或食用蛙。与正常交配不同,食用蛙的每个亲本的遗传物质是分开的,而不是混合在一起。这样的物种被称为"偷窃狂"(源自希腊语,意思是"偷窃"),它们实际上"窃取"了父母中一方的遗传身份。

础。我们倾向于使用这个术语来表示身体抵御细菌和病毒所引起的感染的方式。然而愈加明显的是，这种关于"免疫系统"的观点过于狭隘，可能不是它最初的或者主要的目的。很可能免疫最初的出现完全出于相反的原因——作为一个"社会系统"，它允许细胞在一起适当地互动。几乎可以肯定，它是在多细胞动物首次接受团队工作的时候出现的。

当追溯人类最早的祖先时，我们不能依靠化石记录，而只能依靠与人类进化道路的不同阶段相似的现存生物。尽管这些生物体外表"原始"，但它们有足够的时间继续进化，而且时间并没有静止，所以我们可以把它们作为了解人类过去的窗口。我们这次的出发点将是黏液菌——一种渴望更大的单细胞变形虫。

按规则行事

前文中，在谈到细胞间的化学信号时，我们遇到了变形虫（盘基网柄菌）。盘基网柄菌通过吞噬作用以细菌等为食。当食物耗尽时，真正的危险是变形虫会互相为食。在饥荒时期，它采用了一种不同的策略：充满希望地"移民"到一个新的地方。它通过分泌化学信号使细胞聚集成一个由多达10万个单独的细胞组成的蛞蝓形群体，然后集体行动。这时，一件不同寻常的事情发生了。细胞开始分化，专门负责不同的功能。有些变硬后会长出一根细茎，从表面生长出来，带着一个椭圆形的子实体，里面充满了孢子（图4.1）。这样的结构也给霉菌带来了"毛茸茸"的外观——不要和类似的真菌混淆。它们可以广泛传播，在适当的位置落下时释放单细胞变形虫。

虽然这种复杂的社会行为显然有利于物种生存和进化，却是以单个细胞为代价的，这些细胞似乎为了更大的利益而牺牲自己。大约20%的群细胞在形成茎的过程中死亡，使其他细胞有机会生存。虽然用人类的

"拟人化"来描述生物过程总是很有吸引力的，但黏液菌的利他细胞别无选择——它们的个体行为是由化学开关决定的。开关可能在形成群时被扳动，这意味着每个细胞在那个时候有80%的存活机会。如果变形虫在没有食物的时候互相吃掉对方，事情当然会更容易。事实上，似乎很可能是单个基因调节了这种识别亲属和防止同类相食行为的能力，因为在实验室里有可能产生缺乏这种控制的突变体，它们疯狂地吃掉同类变形虫！

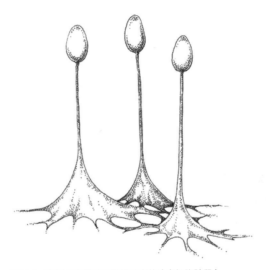

图 4.1 变形虫盘基网柄菌的子实体（多细胞阶段）

变形虫可以通过许多其他方式来骗过社会参与的规则，而不仅仅是吃掉对方。大多数形成群的细胞被发现在基因上是相同的，最有可能是由于单个细胞的增殖导致其后代留在了附近。然而，来自附近细胞的不相关的变形虫完全有可能参与形成群，这可能会造成麻烦。例如，来自一个"家族"或克隆组的细胞可以搭载另一个"家族"或克隆群体的细胞，但在构建茎的过程中不牺牲。然后，优先劫持子实体"逃生舱"中的优质空间，从而获得选择优势。

事实上，任何为了整体优势而使生物体付出代价的行为都有被"骗子"破坏的风险。这些细胞可能是其他物种的成员，也可能是同一物种的异常成员，甚至可能是同一动物体内发生变异导致癌症的细胞。出于这个原因，需要一本关于细胞之间和生物之间相互作用的规则手册。

讲同一种语言

通过嵌入细胞膜表面的蛋白质的相互作用，变形虫知道它们是否属于同一个"团队"。所有的细胞都大量表达出这样的分子（有点像布满不同无线电天线的秘密情报掩体），这使得它们能够感知、识别并与其他细胞互动。细胞表面的蛋白质可以被认为是细胞用来交流的一种"语言"。任何缺乏必需分子的细胞都不能与其他分子相互作用，就像两个讲不同语言的人一样。

正如人们所知，蛋白质是由氨基酸分子组成的长链，它们聚集在一起形成一条长线，经过折叠和扭曲构成一个三维结构，从而实现特定的功能。许多蛋白质的功能可能不止一个，因为它们是由不同的片段组成的，每个片段都有自己的功能。这些不同的部分被称为"结构域"。例如，一个片段可以从细胞表面凸起，与外界的其他蛋白质相互作用；而另一个结构域将蛋白质固定在细胞膜上，第三个结构域延伸到细胞内，向细胞核传递信号。这些结构域可以改组，在不同的蛋白质之间"剪切和粘贴"。

在变形虫盘基网柄菌中，一种特殊的叫作"老虎（Tiger）"的蛋白质从细胞表面延伸出来。如果你认为盘基网柄菌的"老虎"蛋白质与条纹有关，那就大错特错了！生物学家喜欢为他们的发现编造有趣甚至神秘的名字，在这种情况下，名字中的"ig"是"免疫球蛋白"的缩写，这是"老虎（Tiger）"蛋白质中一个可识别的独立结构域。含有免疫球蛋白结构域的蛋白质在自然界中很丰富，并且包含一个类似分子的超家族，我们人类有超过750种不同类型的蛋白质。

免疫球蛋白超家族蛋白质几乎总是存在于细胞表面，构成了细胞间表面相互作用的"语言词汇"的一部分。这些特殊的蛋白质之所以如此有用，是因为它们的形状，其中最重要的部分是像三明治一样的两片平板。巧妙之处在于蛋白质的某些区域可以被改变，而不会改变蛋白质的整体结构或功能，却仍然使其明显不同。因此，这种分子可以在同一物种的成员之间表现出巨大的变异性，这种性质被称为多态性，是同一物种的个体表达独特身份的基础。后面我们将再次遇到免疫球蛋白超家族蛋白质，实际上许多人对这个名字已经很熟悉了，因为它经常被用来描述人体自身免疫系统中被称为"抗体"的分子。

通过多态性，"老虎（Tiger）"蛋白质可以让变形虫识别不属于它们物种的细胞（如缺乏该蛋白质）或者属于不同的群体（如"Tiger"蛋白质不同）。因此，当你将来自两个不同的盘基网柄菌家族的细胞混合在一起时，如果它们有足够不同的"Tiger"蛋白质，它们就会再次分离，而不是形成混合的群。细胞之间这种简单的表面相互作用防止了不同菌株之间的"欺骗"行为。这也是"免疫"的基础。

—————————— 憩室4.1　多样性和繁殖 ——————————

利用多态性分子来识别同一物种，而在其中又有明显的可识别的个体。这在社会互动中是至关重要的，正如我们所看到的变形虫盘基网柄菌。有性生殖的存在是为了在物种内传播基因和防止有害突变的积累。

因此，自然选择配偶需要识别（有限的）个体之间的差异，而不是相似性，以尽量减少近亲繁殖的机会。例如，真菌灰盖鬼伞编码可溶性激素信使的两个基因簇（在影响个体行为时称为"信息素"）和它们的多态性受体时有成千上万个不同的排列，以利于选择一个完全不同的配偶。

事实证明，我们认为免疫系统（用来识别不属于这个系统的细胞）一部分的细胞上的多态性识别标记，往往也服务于伴侣偏好的社会目的。哺乳动物利用多态性的"肌球蛋白重链"基因（也是免疫球蛋白超家族蛋白的编码，就像"Tiger"蛋白质一样）进行免疫识别，它们也存在于嗅觉受体中，使一些动物能够"嗅出"与潜在配偶的基因不同之处。一项引人注目的研究证明了这一点，该研究要求女大学生对男大学生连续穿了两个晚上的T恤上的体味"愉悦程度"进行评价。那些肌球蛋白重链分子差异最大的人得分最高（或者最低）!

好管家

第一个可以被认为具有特定防御性免疫作用的特化细胞也是在变形虫中发现的。然而，它们更像是"管家"而不是"警察"。当蛞蝓形群体细胞开始变成不同的类型，大约100个中有1个变成了"哨兵"细胞。这些细胞可以在群体内移动，并通过吞噬作用像真空吸尘器一样收集碎片、毒素或潜在有害细菌。在哨兵细胞内，许多这样的污染物被分解、消化或以其他方式处理掉。然而，一些生物体抗拒被哨兵细胞杀死，例如一种叫作军团菌①的细菌，它已经学会了在细胞内欺骗并杀死细胞。通过向邻近的细胞扩散，这种"感染"可能导致整个菌落的死亡。哨兵细胞为了避免这种情况所采取的策略是将自己和它们所携带的毒素或有害细菌一起牺牲掉，从而拯救其他细胞。

变形虫消化食物的能力很大程度取决于一种叫作"Tir A"的蛋白

---

① 一种特殊的嗜肺军团菌是引起人类军团病的病原体，该病引起非典型肺炎，并伴有胃肠道副作用。 1976 年 7 月，在费城的一次美国退伍军人会议上首次发现这种病毒。该协会被称为"美国军团"，这种疾病的名称由此而来。在这次疫情的 221 名感染者中，有 34 人死亡。军团病与供水和潮湿地区有关，部分原因是黏液菌变形虫体内的细菌。

质。为了保持它们吞噬碎片和细菌的作用，哨兵细胞有丰富的Tir A。Tir A属于另一个非常重要的蛋白质超家族。就像"Tiger"蛋白质一样，"Tir A"这个名字来源于一个关键的蛋白质结构域"Tir"（转位紧密黏附素受体）。与通常在细胞表面发现的免疫球蛋白超家族蛋白相反，Tir蛋白是在细胞物质中发现的。它们通常充当"中间人"，将细胞表面受体的信号传递给细胞核。

诱捕

哨兵细胞还有一个额外的管家技巧，就是为了让群体摆脱有害生物，它们把有害生物困在一张含有强大消化化学物质的网里。这张网本身是由DNA分子组成的，这些分子极长且极具黏性，被细菌附近的细胞挤压出来。这相当于浸泡在防腐剂中的家用拖把，用来清洁地板、收集灰尘和垃圾。令人惊讶的是，盘基网柄菌细胞外陷阱中的DNA并不是变形虫本身的DNA。Tir A分子再次成为这一非凡壮举的必需品，细胞内产生活性氧类（自由基）的机制也是如此，以破坏被困的细菌。

这种细胞外DNA陷阱的运用在自然界中一直存在，甚至在植物细胞中也是如此。我们人类的中性粒细胞是循环的白细胞，与变形虫的哨兵细胞非常相似，通过血流迁移到感染部位，并通过吞噬作用吞噬细菌，它们还产生细胞外陷阱。然而，与哨兵细胞不同的是，中性粒细胞无法在撒网的过程中存活，因为它们牺牲了自己的以及线粒体的细胞核DNA。我们在疖和脓疮中看到的黄色脓很大程度上是由它们组成的[①]。在后面的旅程中还会遇到其他作为防御策略陷阱的例子。

---

① 一些细菌，比如金黄色葡萄球菌，已经进化出了绕过DNA陷阱的方法。它们产生一种名为"DNA酶"的酶，分解DNA并释放自己。这种DNA酶在临床上也有应用，特别是在减少囊性纤维化患者呼吸道中产生的黏液方面。囊性纤维化是细菌性肺部感染的常见病，DNA使得分泌物更加难以清除。

❧

食物……还是朋友

正如我们所看到的，最早的防御形式是吞噬（吃）。这种克服"遏制"和摄取营养物质的基本机制，从单细胞的营养手段发展到多细胞动物的管家角色，循环利用死亡或垂死细胞的成分。吞噬作用只有在摄取其他生物时才成为一种防御形式。最初，这仍然是在协作的基础上起作用。然而，细菌作为共生体生活在细胞内（无论是通过吞噬作用还是其他形式的摄取过程），它们的共存似乎主要是和平的，并衍生出线粒体和叶绿体。这正是自然选择的过程，致力于优化捕食者和猎物的生存。

吞噬作用（吃）仍然是整个动物王国（包括人类）免疫保护的基本支柱。那些看起来和行为非常像变形虫的细胞就是为了这个目的而保留下来的，甚至在人类自身的免疫系统中，一些人仍然把它们描述为"哨兵细胞"。吞噬作用仍然是解决方案的一部分。但人类不同于变形虫，我们上一次共享一个共同的祖先是在十亿多年前。然而，人类自身免疫系统的一些基本组成，包括免疫球蛋白和Tir超家族蛋白，在那时已经存在，而且可识别的变形虫样细胞也是人类免疫防御的基础。

———————— 憩室4.2　当吞噬作用失败 ————————

人体内有两种主要的免疫细胞能够吞噬细胞：血液循环中的中性粒细胞和组织中的巨噬细胞（在血液中以单核细胞的形式循环）。这些吞噬细胞利用强大的化学物质杀死吞噬作用产生的囊泡内的细菌。这些化学物质包括次氯酸钠，一种漂白剂成分。它在细胞中通过氯和能量代谢产生的活性氧类反应生成。这个过程需要一种特殊的酶，有些人生来就存在基因缺陷，从而导致吞噬功能的缺陷。这种疾病称为慢性肉芽肿病，会导致致命的细菌和真菌感染，引起皮肤脓疱，肺部、骨骼和关节感染。最常见的形式是与性有关，主要发生在男性身上，感染率约为二十万分之一。

在我们把变形虫黏液霉菌抛在身后之前，应该思考一下它们表现出来的另一种社会行为。一些变形虫被描述为"养殖"，它们似乎在所有可用的细菌被消耗殆尽、落入困境之前就开始形成群体并传播孢子。这些群体允许细菌在子实体内生长，并与孢子一起传播，从而在抵达新目的地时为它们提供食物。和所有事情一样，这也是有代价的。养殖户往往比非养殖户产生更少的孢子，而且只有当孢子落在没有细菌可供食用的地方时，才具有竞争优势。然而，养殖户也可以在群体内繁殖非食用细菌，这带来了额外的好处。一些这样的细菌产生的毒素会降低附近群体的竞争力，而另一些则能够处理环境中的毒素。因此，养殖有益细菌的养殖户只需要更少的哨兵细胞，能够将更多资源投资到养殖上！

变形虫和细菌的这种共生现象表明，变形虫能够区分不同种类的细菌，同时也能识别同类。因此，它们可以区分那些没有威胁（甚至可能有益）的细菌和那些有害的细菌。对于免疫系统来说，只要外来物不造成伤害，忽视或者容忍似乎是一个可行的策略。事实上，观察得越多，就越有可能发现所有的生命形式都与其他生物体存在某种和平共处的关系。共生并不总是像人们经常描述的那样，在宿主和寄生者之间达到同样程度的互惠互利。尽管我们会遇到许多互惠互利的例子，但是有的对其中一方可能没有好处（同样也没有坏处），甚至也可能对其中一方造成伤害。这种生活方式是如此成功，以致高达40%的动物物种都是其他物种的寄生者。然而，仔细观察就会发现，某些对宿主的益处被忽视了。

共生提供了清楚的证据，证明免疫系统最初的目的是协调和平的生命共同体，而不是冲突的一种手段。看起来，由免疫系统调节的关系既关乎敌人，也关乎朋友。因此，在继续揭示其秘密的过程中，把免疫系统比作"联合国"似乎更合理。

海绵蛋糕上的糖霜

在探索的旅程中，我们还没有走到比单细胞变形虫更远的地方，就已经遇到了免疫的基本规则和机制，并且遇到了在整个进化过程中支撑免疫反应的四个主要蛋白质家族中的两个。其中一个（"Tiger"免疫球蛋白结构域）在细胞表面起作用，另一个（Tir A）在细胞内起作用。当我们进入海绵动物的多细胞世界时，将遇到另外两个，它们分别作用于细胞表面和细胞内部。在介绍它们之前，需要了解海绵动物是如何利用糖来改善细胞表面相互作用的"语言"的。

糖以多种形式存在，如食物中的葡萄糖、蔗糖和果糖，以及面粉中的淀粉，后者是由连接在一起的长链葡萄糖构成的。蛋白质可以通过糖化反应，形成糖蛋白，这极大地提高了它们的可变性和移动性。

糖分子带有负电荷，吸引水分子，因此细胞表面这层糖蛋白的好处之一是在细胞周围产生一层水合层，以抵抗干燥。此外，由于这层糖蛋白是多孔的，也起到边界或"缓冲区"的作用，在这里与其他细胞的相互作用可能发生在远离细胞表面的地方。当然，也可以从细胞分泌大分子糖蛋白以提供单独的保护层。这些分子被称为"黏蛋白"，有吸水性，可产生黏液。这种类似水母的物质提供了海绵和刺胞动物（如水母）的中间层。哺乳动物肠道中的细胞已经专门用于分泌黏液，鉴于它们的形状像杯子，因此被称为"杯状细胞"。它们也扮演着防御卫士的角色，因为当受到细菌攻击时可分泌黏液，将细菌冲出系统。

因此在一定程度上，肠道黏液可以比作昆虫和八目鳗的围食膜。

目前我们最感兴趣的是，各种不同类型的糖以及它们所形成的特殊形状可以为细胞提供一个特定的身份，有点像指纹。例如，海绵细胞通过糖蛋白的特殊"味道"相互识别，糖分子的相互吸引有助于细胞粘在一起。如果这些来自不同海绵的细胞被随机混合在一起，它们就会根据不同的细胞表面糖蛋白自我分离和排序，就像变形虫由于Tiger蛋白质的存在所做的那样。

准备食物

糖蛋白产生的不同形状使它们能够被其他蛋白质识别。有些人认为，糖和蛋白质之间的这种关系实际上可以追溯到最早进化的生命形式。甚至有人认为，这种相互作用构成了一种化学密码，早于RNA（核糖核酸）编码的蛋白质。识别糖的蛋白质被赋予了一个特殊的名字：凝集素。这个名字来源于拉丁语，意思是"选择"。凝集素在细胞内被发现，嵌入细胞膜中，也可以分泌到细胞外。它们显然是存在于所有细胞生命形式中的古老蛋白质。

在海绵中发现了超过30种不同类型的凝集素，这些凝集素可以通过表面的糖分子模式识别不同类型的细菌和真菌细胞。凝集素可能有几个糖结合结构域，或者有可以将几个凝集素分子粘在一起的尾巴。通过这种方式，分泌到细胞周围介质中的凝集素可以结合不同细菌，从而将它们粘在一起并聚集成块。这样可以有效地固定细菌并阻止它们侵入细胞。它还使细菌更容易被海绵中的特化细胞吞噬，这些细胞与变形虫的哨兵细胞类似，在胶质层内自由游荡，因此被称为变形虫细胞。

变形虫细胞表面有特定的受体，识别与细菌结合的凝集素分子的尾巴，一旦结合就能触发吞噬作用。通过这种方式，凝集素在细胞和细菌之间有效地形成一座桥梁，使细胞能够吃掉细菌。这被称为"调理素作用"，来源于希腊动词，意思是"为进食做准备"！如果你还记得第一章，这与细胞通过内吞作用摄取营养物质进入细胞的方式非常相似（图4.2）。

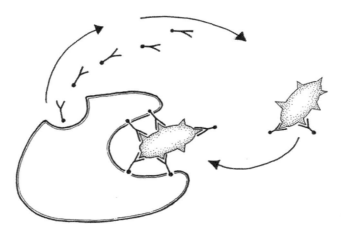

图 4.2　调理素作用——准备进食。细胞分泌的分子，如凝集素（无脊椎动物）或抗体（脊椎动物，见下一章），识别并结合其猎物表面的蛋白质分子。吞噬细胞携带的受体与调理分子结合，然后充当桥梁帮助摄取。这两种功能可以分开，吞噬细胞专注于摄取，只需要产生一种受体（用于结合调理分子），而其他细胞分泌特别的调理蛋白，通过表面分子来识别不同形式的猎物

　　这个场景为生命形式之间的各种比赛提供了可能。例如，一些细菌产生自己的凝集素，附着在真核细胞表面的糖分子上，使它们能够侵入细胞并引起感染。另一些则从真核细胞中"窃取"糖分子序列，以便伪装自己，避免被识别。一种特殊的复杂形式的糖称为唾液酸，只在后期进化的两侧对称动物如海星和脊椎动物中才能发现。这种糖被认为是细胞发出的"不要吃我"的信号，将其与细菌区分。然而，有害细菌，例如导致人类脑膜炎的脑膜炎双球菌，可以在自己身上涂上唾液酸分子，以欺骗宿主的免疫反应，使其不被吃掉。一些细菌甚至可能一开始就偷走了制造唾液酸的基因。其实这也反映出免疫是关于相互作用的（无论是正面的还是负面的），一些海绵凝集素不仅识别特定的细菌，而且起

到刺激它们增殖的作用。实际上，这些细菌被海绵"选择"成为共生伙伴，这是一个需要谨慎选择朋友的例子。

―――――――――― 憩室4.3　缺乏凝集素 ――――――――――

人类产生一种特殊的凝集素，称为"甘露聚糖结合凝集素"。它是以能被它识别的甘露糖命名的，通过这种方式，它能够识别病毒、细菌和寄生虫等各种潜在病原体。然而，每20个人中至少有1个人有基因缺陷，导致产生有缺陷的蛋白质或蛋白质缺损，造成甘露聚糖结合凝集素不足。长期以来，人们一直在争论这个问题对人体的重要性。对住院感染患者的研究表明，他们患甘露聚糖结合凝集素缺乏的比例略高于一般人群。然而，对9000多个甘露聚糖结合凝集素缺乏个体的长期随访研究发现，感染和死亡率并没有增加。因此，这种凝集素在人类的免疫系统中可能并没有发挥重要作用。

这真是太神奇了

与糖残基结合的凝集素只是细胞检测其他生物分子特征的一个例子。这种"模式识别受体"特定地与某些物种产生的分子结合，因此可能会把它们当作食物、共生的潜在伙伴或是威胁。然而，被认可的模式选择至关重要。例如，如果细菌具有威胁性的表面分子且对宿主的生存或功能不是必不可少的，那么缺乏该标记的突变体将被迅速选择，而其后代将逃避检测。通过迅速改变表面分子的方式，传染性病原体如人类免疫缺陷病毒（HIV）和疟疾寄生虫能够逃脱我们的免疫系统。这也是迄今为止很难研制出针对这两种疾病的有效疫苗的原因。

因此，还需要其他模式识别分子来识别一系列不同的分子，不仅仅是识别糖蛋白的凝集素，因为病菌可以通过改变它来伪装自己。Toll样受体就是模式识别蛋白质家族的一员。它们存在于细胞表面，以果蝇体内的一种蛋白质命名。据推测，这个名字出自其发现者，诺贝尔奖得主克里斯汀·纽斯林–沃尔哈德在1985年发出的一声惊叹："真是太神奇了！"不同Toll样受体识别的特定模式包括细菌的糖分子、与细菌膜相关的特定脂质分子、病毒和细菌的DNA，以及细菌鞭毛的蛋白质成分。虽然所有这些在化学上非常不同，但它们代表着微生物至关重要和不可或缺的组成部分，这些组成部分已被明确选定为微生物的识别部分，它们不易被改变以逃避检测。

蛋白质的形状再一次决定了它的功能。Toll样受体形成一种独特的马蹄形，从细胞表面突出，是由一种叫作亮氨酸的氨基酸多段排列形成的。这些片段序列因此被称为"富含亮氨酸的重复序列"。这种结构的好处在于，间插序列的微妙变化可以改变受体结合位点的形状，而不改变其基本功能。因此，通过复制基本的Toll样受体基因并进行小的改变，就可以使不同的受体识别不同的分子。第一个Toll样受体出现在海绵体内，识别一种只存在于细菌中的膜脂质（称为"脂多糖"）。我们人类有11种不同的Toll样受体，而紫海胆（紫色球海胆）最多，它拥有200多种受体，每种受体识别不同的分子标记。

让我们回到海绵和它的识别细菌膜成分的单一Toll样受体。接收到细菌入侵信号后，受体从细胞表面向细胞核发送信息。细胞核通过将DNA序列转换成可以用来对付潜在威胁的蛋白质，来做出适当的反应。通过细胞向细胞核传递信息的"媒介"分子是一种Tir（转位紧密黏附素受体）蛋白，与引起变形虫吞噬作用的蛋白质（Tir A）非常相似。更令人惊讶的是，这种在海绵中发现的转位紧密黏附素受体蛋白遍布整个动物界，甚至在人类的细胞中传递免疫信息[1]。

---

① 它被称为"髓样分化因子"，原因我们不在此讨论。

因此，转位紧密黏附素受体结构域是基本的和古老的。它的名字源自与之相互作用的各种表面分子。在这种情况下，转位紧密黏附素受体"Tir"的字母T来自Toll样受体，它传递的信息。然而，早在第一个Toll样受体出现在海绵之前，转位紧密黏附素受体结构域就以Tir A形状存在于变形虫体内了。这表明它们的存在是为了在与Toll样受体发生相互作用之前向细胞核提供来自不同细胞表面受体的信息通道。事实上，转位紧密黏附素受体蛋白是如此古老，在所有的真核细胞中都能找到。植物也有自己的免疫系统，有些分子与人类的有相似之处，转位紧密黏附素受体"Tir"的字母R源自"抗性基因"（Resistance genes）中的R，这种基因编码的防御分子只在植物中发现（图4.3）。

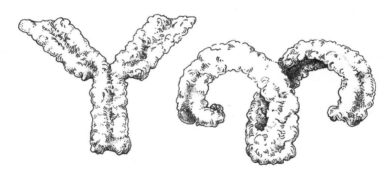

图4.3　生命的形态。左图：免疫球蛋白超家族（一种抗体分子）的成员。高度可变的序列位于Y形的两端。右图：富含亮氨酸的受体家族（Toll样受体）成员。高度可变的序列位于马蹄形曲线的顶部。这两个蛋白质家族通过识别细胞作为同一生物体的一部分和不属于该生物体的分子，产生了免疫系统的可变蛋白质序列，是免疫系统的基础

因此，海绵细胞通过细胞表面Toll样受体识别特定分子来检测细菌。同时激活细胞内的转位紧密黏附素受体蛋白质，结合细胞核中的DNA，使细胞分泌防御性蛋白质以杀死细菌！这三个步骤（检测、信号和反应）有点像雷达站检测到入侵飞机，向总部发出信号，然后发动报复性空袭。

这个过程第三步中分泌的防御性蛋白质，又是一种在自然界所有动物免疫系统中都存在的类型。它与我们人体细胞产生的蛋白质非常相似，根据功能被定义为"成孔蛋白"。它把我们带回到旅程开始时遇到的生命的基本原则。

破除遏制

没有人知道第一个成孔蛋白是什么时候出现的，但毫无疑问，这是很久以前的事了，因为它们是由包括细菌在内的所有活细胞制造的。成孔蛋白是一种分子，可以嵌入细胞膜中，然后结合在一起形成一个环，在中间打开一个洞允许物质进出细胞。通过破坏细胞的保护壳，成孔蛋白可以制造强大的武器。失去了重要的保护壳几乎不可避免地导致细胞死亡。

细菌会产生成孔毒素，可能被用来破坏细胞，以获取细胞的营养。这种毒素的存在可能与细菌种类引起疾病的能力有关，尽管这通常只是一种自卫。一个例子是李斯特菌，这种来自未经巴氏消毒的牛奶和奶酪的细菌可以导致新生儿严重感染。这种细菌分泌一种成孔毒素，在被防御性细胞吞噬后，从吞噬泡中挖出一条路。然而，在拯救自己的过程中，它也会破坏宿主细胞并导致疾病。

参与海绵对细菌的免疫反应的所有分子：Toll样受体"探测器"、转位紧密黏附素受体"媒介"和成孔蛋白"鱼雷"，实际上非常类似于随后在所有生命形式中发现的分子，甚至在我们人类的细胞中也能清楚地识别出来。因此，免疫系统的设备可能经历了漫长的进化过程，但是人类自身免疫系统的基础与海绵动物的并没有太大不同。海绵动物是现代地球上一些最早的多细胞动物的代表（图4.4）。

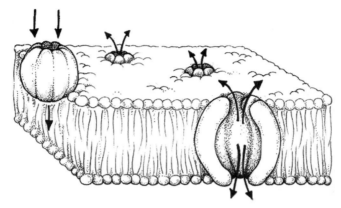

图4.4　通过形成孔隙破坏保护壳。成孔蛋白聚集产生孔隙，穿透细胞膜，导致细胞内部和外部环境不受监管的平衡。通过膜与外界隔开，细胞内得以维持不同的化学成分，也因此才会被成孔机制消灭。成孔（细胞穿刺）和吞噬作用（细胞进食）代表免疫系统使用的两种主要防御过程

内幕消息

　　免疫学，被许多医学生认为是最复杂的必学领域。然而，在我们的旅程中，已经遇到了免疫系统几乎所有的关键组成部分，现在还有一个主要的"参与者"分子想介绍给大家。

　　对海绵基因蓝图的详细分析表明，除了表面模式识别受体之外，它们在细胞内也含有大量这样的分子，能够识别已经进入细胞的入侵者，构成最后一道防线。大多数这样的蛋白质属于四类免疫蛋白中的一类：NOD样受体超家族。这些蛋白质由三个具有不同功能的结构域组成，就像三个独立的蛋白质连接在一起。最重要的模式识别结构域是一个富含亮氨酸的重复序列，类似于在细胞表面Toll样受体中发现的片段序列。一旦模式被分子这一端识别，中间部分称为NOD[1]就粘在细胞内其他相同的

---

① NOD 即"核苷酸寡聚化结构域"。核苷酸是指以磷酸键形式提供能量的三磷酸腺苷，由几种蛋白质的核苷酸结合寡聚化结构域连接在一起。

蛋白质上形成簇状。只有这样，蛋白质的第三部分——效应器末端，才能通过激活细胞内的途径和过程发挥作用。这第三个区域被称为死亡结构域，原因我们很快就会知道。

人类大约有23种不同的NOD样受体蛋白。它们所识别的模式在许多情况下尚未被发现，然而其中一些模式对与表面Toll样受体相同的分子特征做出反应。重要的是要认识到，蛋白质识别的形状在DNA中是基本固定的，每个都只能识别一种特定的模式。因此，生物体反应的全部技能仅限于其所产生的不同模式识别蛋白质的数量。简单的海绵已经使用超过130种不同类型的NOD样受体，给了它一个令人羡慕的潜在目标范围，使人类的组群相比之下显得微不足道。

高尚的死亡

在任何生物体中，随着细胞老化或因失效而被替换，存在一个生与死的不断循环。蓄意的细胞自杀是抵御感染最早的形式之一，我们已经遇到变形虫中哨兵细胞看似利他的死亡，这是避免感染扩散到整个群体的一种方式。在一种类似的崇高的自我牺牲中，多细胞动物体内的受感染细胞触发了一种自我毁灭机制，以防止病毒或细菌在体内繁殖从而威胁整个生物群。这些细胞的死亡以一种高度可控的方式发生，被称为"细胞凋亡"。它们分解内部结构，同时保持外部细胞膜的完整性。这些凋亡细胞的最终命运是被吞噬细胞吞噬，从而"遏制"了感染威胁。"凋亡"来源于希腊语，意思是秋天树叶落下，这是一个恰当甚至富有诗意的比喻。

细胞凋亡也可以由其他形式的压力引起，比如基因突变和有缺陷的蛋白质。清除这些受损细胞显然是维持宿主完整性的一种方式，也是免疫反应扮演"管家"角色的另一个例子。此外，在动物生长过程中，细胞可以通过编程自发死亡。例如，蝌蚪的尾巴在两栖动物的变形过程中消失，是通过细胞凋亡完成的。就像人类的手和脚，它们最初在指间形成"蹼"，经历细胞凋亡，在临出生前消失。

因此，细胞内NOD样受体分子的死亡结构域与这种自我毁灭机制有关也就不足为奇了。当一个外来入侵者分子在细胞内被识别时，死亡结构域被激活以触发消化酶，专门分解细胞的内部结构。细胞死亡（连同它的入侵者）被管家吞噬细胞吞噬（清理）。因此，一旦感染性生物体侵入细胞内，自杀就成了唯一的选择，NOD样受体就是最后一道防线。

自毁按钮

细胞启动自杀序列的方式是非同寻常的，通过观察它们的进化背景可以更好地理解其机制。正如我们所看到的，感染并不是触发细胞凋亡的必要条件，它也可能发生在饥饿、毒素或身体应激反应中，在正常的发育阶段，甚至在它们与邻近细胞失去细胞表面接触的情况下。自毁开关位于线粒体内，线粒体是能量转换器官，存在于所有真核细胞中。在线粒体膜间发现了一种蛋白质，被细胞内特定的类NOD样受体识别为"入侵者"，线粒体毕竟来源于遥远的进化过程中所摄取的细菌。然而，触发自我毁灭序列的类NOD样受体不能与这种线粒体蛋白相互作用，因为它们被线粒体的外膜分离。当线粒体受损时，这种蛋白质就会被释放到细胞中，启动上述凋亡序列，就好像它是由入侵的生物引起的。

更加不同寻常的是，细胞拥有自己的毁灭手段。细胞并不依赖于外界因素对线粒体造成的损伤，而是通过自身的成孔毒素在线粒体膜上打孔，释放蛋白质，启动自杀序列！这些成孔毒素平常在细胞中处于钝化状态，但在应激状态，或在发育性细胞死亡的情况下，在基因预先确定的时间，可以被蛋白质激活。

我们现在可以初步拼凑出免疫的雏形。细胞通过其独特的表面分子检测到外来微生物，触发抗菌蛋白的分泌，如成孔蛋白，可以在细胞外部破坏入侵者。或者，外来微生物通过吞噬作用被摄入并包含在吞噬泡中，细胞可以在微生物不进入细胞质的情况下处理它们。任何逃逸到细胞中的微生物都会触发自杀序列，NOD样受体蛋白质识别特定的分子标记是最后一道防线。然而，在遥远的过去，某些细菌躲过了细胞内部的剿杀，被确立为共生伙伴，如线粒体。细胞内长期存在入侵者，使细胞有机会启动自毁程序，其机制不是通过感染，而是通过控制释放可识别的内部入侵者模式。这才是真正的惊人之举！

有很多种死法

面对感染，退缩和自杀并不是免疫系统击退病毒的形象。动物的免疫细胞迅速进化出了将细胞死亡与使身体对感染性生物体产生抵抗力联系起来的方式。其中一种方式是让分子识别受损或死亡的细胞本身释放的化学物质，而不是识别外来微生物的"威胁"特征。这些损伤相关模式分子可以触发免疫反应，这与病毒等生物分子特征完全相同。这种标示细胞死亡的模式可能来自细胞核甚至蛋白质，它们可以被表面Toll样受体识别。正是由于这个原因，细胞凋亡的"自我毁灭"序列导致了细胞安静地死亡，细胞膜保持完整，细胞内部慢慢溶解。当细胞意外或迅速死亡时，它们破坏细胞膜，导致损伤相关模式分子的释放，并引发显著的免疫应答。这种类型的细胞死亡称为"坏死"，可能发生在极端的温度、创伤、中毒或感染类型中。

细胞凋亡的机制也可以通过激活或启动作为免疫信号的分子来向生物体的其他部分发出求救信号，从而使免疫信号在细胞意外死亡时被释放出来。以这种方式激活的一种关键蛋白质被称为白细胞介素-1（IL-1）。白细胞介素①是免疫系统的化学信使，是人体内不同细胞和器官之间的信号。它们的名字来源于"介于"和"白色"，表示它们在免疫细胞之间的信使功能只作用于血液中的白细胞（而不是携带氧气的红细胞）。IL-1是一种非常有效的警报信号，用于协调战术性免疫应答。它与表达特定细胞表面受体的细胞结合，利用细胞内的转位紧密黏附素受体"媒介"分子将信号传递给细胞核。我们现在知道转位紧密黏附素受体Tir中的字母"I"代表的是什么了——白细胞介素-1受体。IL-1的作用是显著的，用一个简单的比喻来说，它就像一个受伤的无线电操作员发出的无线电信号，要求对他的位置进行空袭。这个过程包括打开血管，增加附近的血液流动，吸引更多的免疫细胞到受损部位，引起疼痛（提醒大脑意识到这个问题），并通过对大脑的作用增加体温和新陈代谢。其结果就是我们称之为"炎症"的红、肿、热、痛，这些都是由人体自身的免疫系统而不是病菌引起的。

释放IL-1的细胞凋亡被称为"细胞焦亡"，意思是"火热的"死亡！其名称的原因很简单，这种形式的细胞死亡与一种可以导致个体发热的炎症反应有关。

———————— 憩室4.4　不让狼进来 ————————

系统性红斑狼疮是一种导致广泛炎症，影响关节、肾脏和皮肤的疾病。它的名字（"狼疮"）来源于一种特殊的面部皮疹，看起来很像狼咬过的伤痕。血液检测显示针对细胞内正常成分的广泛免疫反应，例如，靶向细胞核的抗体是一个标志性特征。最近研究表明，系统性红斑狼疮的产生是由于系统无法处理因凋亡而死亡的细胞，或者无法清除嗜中性

——————————————

① 迄今为止，最新列入名单的白细胞介素-40，是在2017年5月的一份出版物中描述的。由于许多作为免疫信使的化学物质不属于白细胞介素名目，因此这个名单实际上要多得多。

粒细胞碎片。换句话说，免疫系统缺乏"管家"功能。结果，通常被隐藏起来的细胞内部会暴露在免疫系统面前，被错误地识别为入侵者，从而导致免疫反应。这是一种恶性循环，因为这会导致更多的细胞碎片。

谨慎选择朋友

由于对免疫有先入为主的想法，我们必须不断提醒自己，免疫的存在是为了调节生物体之间的关系，而不仅仅是让自己在无休止的冲突中相互对立。当我们从海绵动物回到5.4亿年前寒武纪大爆发时期出现的刺胞动物（如水母、海葵、珊瑚和水螅）的旅程中，可以看到许多这样由免疫分子介导的关系。例如，在鬼手海葵的基因组中，发现了13种新型的凝集素分子。这些凝集素的产生量取决于某些细菌的存在，然而，这些并不是有害细菌，而是海葵选择作为合作伙伴的细菌，这表明这些分子在促进积极共生关系方面发挥着重要作用。

宿主和它的共生伙伴的结合被描述为"共生功能体"[1]，意味着"整个生物体"。同样，我们不仅应该把自己看作人类，而且应该把自己看作被人类外壳包裹的微生物群落。免疫系统似乎在调节宾客名单，约束它们，确保把"坏蛋"排除在外。不出所料，免疫系统的缺陷会导致免疫缺陷，使生物体容易受到感染。然而，这通常是通过共生功能体其他部分的影响来调节的：共生微生物本身产生化学物质来排斥或主动攻击不想要的客人，宿主免疫系统的缺陷导致其组成发生变化，使整个共生功能体面临攻击。例如，在实验室中，有可能产生缺乏防御性成孔分子的水螅。它们实际上携带相同数量的细菌，但是改变了共生生物种群的

---

① 这个概念还要感谢林恩·马古里斯的远见卓识！

构成。因此，这种水螅很快就会受到真菌感染，而这些真菌通常会被共生伙伴挡在门外。

从免疫系统的这个全新角度来看，很明显，不同的多细胞动物宿主会产生自己特定的免疫分子来选择共生伙伴。我们不久将更详细地了解到，早期的多细胞动物由于繁殖速度缓慢和无法迅速适应变化的环境而从根本上受到阻碍，它们只能通过连续几代选择性发生基因突变，逐渐积累新基因优势以满足生存需要。结果是形成了一个非常繁琐和反应迟钝的防御系统。另一方面，像细菌这样的微生物会分裂，因此进化得非常快，能够迅速"开发"出绕过宿主防御的途径。因此，保留一批能够同样快速反应以应对任何类似潜在威胁的共生微生物是有意义的。因此，宿主免疫系统的关键作用是维持和控制其共生伙伴，从而抵御潜在的威胁，有效地利用它们"以牙还牙"。尽管共生伙伴也能够发生突变，并有可能对宿主造成伤害，但这可能是一种"你知道的魔鬼要比你不知道的魔鬼好得多"的情况，因为宿主和它的共生伙伴一起长大，通常一起度过它们的整个生命周期。我们将在第三部分看看，当这种关系破裂时会发生什么。

—————————— 憩室4.5　人类共生功能体 ——————————

虽然我们已经部分地揭穿了人类细胞数量被生活在大肠内的细菌数量以十倍的比例压倒的神话，但是每个人都有大约150种不同种类的细菌，因此人类基因被认为只占"全基因组"的不到1%。肠道中的细菌在人类出生时就存在，因此最初来源于母系。就像指纹一样，肠道菌群也是很"个性化"的，但也会受到年龄和饮食等因素的影响。抗生素可能会暂时改变肠道菌群的组成，但之后通常会恢复到原来的状态。维持菌群现状的重要性在于，抗生素打破平衡后，可能导致细菌性腹泻。这种情况有时很严重，甚至会危及生命。虽然可以使用更多的抗生素，但最好的治疗方法是将健康者的粪便细菌引入患者肠道——"粪便移植"。

结肠中的细菌发酵未消化的食物（如植物纤维），产生有益物质，这些物质可以降低患糖尿病和心脏病的风险。过度热衷于"健康"的高纤饮食有时会导致腹胀和腹泻，出现肠易激综合征的情况。这个情况通常可以通过简单的饮食调整来治疗。

人们越来越多地关注肠道细菌对健康和疾病的影响。例如，人们逐渐发现，结肠中的细菌可以影响体重、罹患糖尿病的风险、情绪和疼痛体验，甚至可能影响过敏反应。

在超市和药店里已经有了一个庞大的益生菌品类。这些制剂含有活细菌，目的是改变人体共生的肠道菌群。然而，这些制剂中的细菌可能难以被结肠接纳，许多声称的益处在很大程度上是未经证实的。在英国，它们被许可为"食品"而不是药品，因为药品需要更严格的科学证明。

通用适配器

无脊椎动物免疫系统面临的主要问题是，由于受体是基本固定的，它们能够识别的模式有限。"天然免疫"被用来描述这个系统，是内在的和固有的。我们将在下一章中了解其替代方案"适应性免疫"（即"获得性免疫"）。在天然免疫中，细胞必须产生不同的分子来识别每一种潜在的病原体或共生伙伴。在一定程度上，基因可以复制，然后被改变以弥补这一点（如海绵中NOD样受体家族的大规模扩张所显示的那样），但这种策略是有限的。这个问题在凝集素用于黏附细菌并准备食用的情况下变得更加复杂，除了拥有不同模式识别分子的军械库，细胞还需要创建一个互补的细胞表面受体矩阵来结合它们。在进化的下一个阶段，我们初次看到像水螅和水母这样的刺胞动物的免疫系统开始通过创造一个"通用适配器"来规避这个问题，这有点像适配器，这样人们就不需要一个装满不同充电电缆的抽屉了！

自然界凝集素的通用适配器是一种叫作"C3"的蛋白质（C代表"补体"[①]）。一旦凝集素识别并黏附在细菌表面，它就会发挥作用。凝集素吸引细菌附近的酶，将C3蛋白一分为二。形成的两个片段中的一个会黏附在细菌表面，起到调理素的作用，将细菌与吞噬细胞连接起来，而不是通过凝集素分子。因此，吞噬细胞只需要产生C3蛋白受体，而不是在其细胞表面产生一系列不同的分子来识别多种不同的凝集素。

互补应用

像C3这样的"通用适配器"不仅简化了吞噬作用所需的硬件，它还可以用来"插入"不同的应用程序。因此，以 C3为核心的补体系统在过去的 5.5亿年中进化成为不同免疫过程的基本枢纽。

C3的一个关键应用是膜攻击复合物，这种复合物只存在于有颌的脊椎动物中。随着时间推移，C3基因重复复制，但在每次迭代中略有变化，产生整个相关蛋白质家族。一旦C3与细菌表面附着的凝集素结合，它就会吸引它的亲属C5、C6、C7和C8。这个家族聚合会有效地在细胞表面为最后一个亲属C9搭建一个支架。这个迟来的蛋白质是一种典型的成孔蛋白，它会在外来生物体的细胞膜上打出一个洞来杀死生物体。通

---

① 保罗·埃利希（1854—1915）因其对免疫学的贡献而获得1908年诺贝尔奖（同时获奖的还有埃利·梅奇尼科夫，此前他一直直言不讳地批评保罗的理论）。他为这种特定的免疫途径创造了术语"补体"，因为它"补充"了细胞的免疫行为。他还创建了"魔术子弹"的表达来描述使用特定药剂杀死微生物而不伤害人类宿主。他发明了第一种这样的靶向药物砷凡纳明，这是一种以砷为基础的化学物质，是1910年至1940年期间治疗梅毒的主要药物。

过这种方式，补体可以执行吞噬作用和分解靶向微生物的双重功能[1]。

补体系统当然比我上面描述的要复杂得多。值得注意的是，每个组件都起到酶的作用，将下一个组件的一个片段切碎。这有助于激活级联反应，而较小的碎片作为化学信使，其刺激炎症的过程就像IL-1。

血块增厚凝血

从日常生活中可知，当我们割伤自己时伤口会形成血凝块，以防止失血。粘在一起形成血块的网状结构的蛋白质总是以灭活的形式在血液中循环。它们通过识别和附着在分子上而被激活，这些分子通常不会出现在血管内部，但当血管受损，血液开始渗入组织时就会曝露出来。这些参与凝血的蛋白质的工作方式与补体级联非常相似：一个蛋白质通过分裂被激活，然后依次分裂。它们很可能是由于补体蛋白的复制而进化出来的，并且经历了随后的功能变化。

虽然乍一看，这两个系统似乎承担完全不同的功能，但凝血和补体在人体内仍然密切相关。凝血过程中释放的蛋白质片段可以吸引免疫细胞到出血处，并启动炎性化学物质的释放。这两个系统可以交叉作用，凝血因子可以启动补体级联，反过来，补体也可以激活凝血。这让人不得不想到，这种损害控制系统是为了弥补循环中的漏洞，既能防止污染物进入而引发感染，也能防止血液流出！这样，在多细胞动物中，血凝块被认为等同于变形虫用来捕捉和杀死细菌的哨兵细胞。

不同于血液在血管中流动的人体封闭式循环系统，昆虫和甲壳类动物的体腔内有一个"开放式"循环系统。因此，可以认为凝血因子是一

---

[1] 你可能会问，补充成分C1、C2和C4发生了什么？这些蛋白质遵循经典途径，而不是上面描述的凝集素途径。最终结果是一样的，但是经典途径是由抗体而不是凝集素触发的。

种基本的免疫应答。昆虫的凝血过程也与黑色素的合成有关，人体皮肤中产生的黑色素可以保护人体免受阳光的侵害。在黑色素形成过程中产生的化学物质可以杀死血块中的微生物，然后凝块变硬以关闭受损组织。

──────────── 憩室4.6　凝血和感染 ────────────

由于与凝血密切相关，免疫反应对于重度感染，例如引起败血症的感染，可导致严重的凝血障碍。

败血症中广泛形成的血凝块引起一种叫作"弥散性血管内凝血"的病症。血块最初在小血管中形成，阻止含氧血液流向组织。这反过来又会导致并发症，如肾衰竭或肢体末端坏疽。血液凝固的程度很猛，以至所有的凝血因子都在这个过程中被消耗掉了，结果剩余的血液不能凝固。这种冲突有可能导致其他地方出现大量或自发性出血。在脑膜炎双球菌菌群引起的脑膜炎球菌败血症中表现为极端形式。在这种情况下，弥散性血管内凝血的最初症状之一是暗红色的皮疹，按压时不会发白，它是由皮肤中的毛细血管出血引起的。严重者可能需要截去手指或脚趾甚至整个肢体，因为血块阻断了血液循环。

────────────────────────────────

僵局

探索的旅程现在已经把我们从单细胞生物带回到多细胞生物的出现，并展示了免疫系统是如何作为同一物种和不同物种的细胞之间社会互动的规则手册而出现的。在变形虫中我们看到，以吞噬作用的形式进食不仅导致感染问题，而且成为防御反应的基础。吞噬性变形虫样细胞仍然是后续所有动物免疫系统的一个组成部分。细胞表面分子的多样性使得细胞能够相互识别并确定彼此之间的关系，并且通过多态性（同一种蛋白质的高度可变形式）生成不同形式的能力显著增强。这也使得它们能够识别潜在危险的入侵者，并启动反应，通过刺穿入侵者或通过标记入侵者进行反攻。在这个过程中，我们遇到了作为防御形式出现的诱捕和凝血。我们也看到了特化的免疫细胞最初是如何通过携同感染性病菌一起自杀来保护多细胞动物，以及这个过程是如何适应并产生报复性反应的。

除了水螅和水母，我们还遇到了免疫系统的大多数成员（尽管只是初级形式），包括专门用于模式识别的分子，细胞内的中间介质，将信息从细胞表面运送到细胞核，分泌的"武器"或毒素，或者作为细胞间的化学信使。纵观整个旅程，我们先前对免疫系统的理解可能相当幼稚。

天然免疫的本质存在一个根本性问题。所有的模式识别分子在生物体的DNA中都是基本固定的，除了代际突变之外，不会发生变化。鉴于多细胞生物体的预期寿命很长，这种变化发生得非常缓慢。另一方面，细菌繁殖迅速，可以快速突变以规避免疫应答。每当生物体想出一个新点子来击退它们时，这个新点子几乎立刻就被淘汰了。虽然只识别基本的细菌成分（无法在不伤害细菌的情况下进行修改）是解决这一问题的一种方法，但需要检测的模式范围却在不断扩大。缓慢复杂的免疫系统想要保持领先的唯一方法就是不断添加越来越多的模式识别分子，这实际上也只是一种缓兵之策。令人不禁又想到了刘易斯·卡罗尔的《爱丽丝梦游仙境》中的红皇后，她必须跑得越来越快才能确保待在同一个地方。

在这个特定方向的最后一步，我们再次回顾老朋友文昌鱼，它的祖先最早出现在大约5.2亿年前，预示了有脊骨鱼类的进化发展。虽然其免疫系统可以胜任这项工作（因为这些生物分布广泛且已经存在了很长时间），但它们是免疫僵局的完美例子。文昌鱼的基因组已被测序并分析，包括大量编码免疫蛋白的基因。有71个Toll样受体，118个NOD

样受体，1215个凝集素和超过1500种富含亮氨酸重复序列的蛋白质参与模式识别。总而言之，可怜的文昌鱼不得不将超过10%的基因用于免疫。显然，这种重复基因复制的过程不可能无止境地继续下去，生命需要找到一种更好的方式，特别是如果它要探索和开拓新环境，在那里它将遇到新微生物的挑战。免疫僵局的打破现在被认为是历史上最幸运的事件之一——它带来了适应性免疫的进化。让我们来看看这是如何发生的！

5

第五章

生命的乐队

—— 摘要 ——

　　脊椎动物基因组利用偶然的病毒感染，通过改变编码它们的DNA，产生了创造无数模式识别分子的能力。这一发展打破了无脊椎动物免疫系统的僵局。携带这些高度可变受体的细胞，称为淋巴细胞，以多种不同的形式出现。我们遇到了两个主要类型：B淋巴细胞（简称B细胞）和T淋巴细胞（简称T细胞）。B细胞分泌抗体，执行与免疫的原始吞噬途径有关的功能；而T细胞直接使用成孔毒素杀死病菌。这个强有力的系统需要微调和管控，以防止它攻击自身。本章我们可了解适应性免疫系统的不同细胞如何协同工作。通过仔细观察肠道的进化和发展，我们可以看到消化道和免疫系统在整个进化历史中是如何密切作用的。

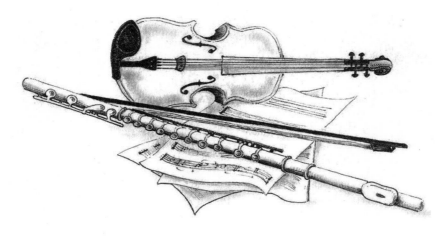

生命的乐队

"交响乐必须像世界一样，它必须包容一切。"

——古斯塔夫·马勒，1907年[1]

---

[1] 据称，作曲家古斯塔夫·马勒（1860—1911）是在与让·西贝柳斯比较他们不同的交响乐创作风格和方法时说的这句话。这句话恰如其分地总结了他的作品，其中包括各种各样的声音和音乐形式。

老兄，这就是生活，但不是我们所知道的那样

19世纪的法国科学家路易斯·巴斯德因其开创性的研究而被人们铭记，他的研究证明了感染的细菌理论，他还研发了第一批炭疽和狂犬病疫苗 [①]。然而，正是他（几乎）被遗忘的助手查理斯·尚柏朗发明了一种设备，导致一种全新生命形式被发现，尽管用"生命"这个词来描述它未必准确。

尚柏朗的发明是一种起到过滤器作用的陶瓷管，它的孔径非常小，细菌无法通过。就是使用这样的装置，15年后，马丁努斯·拜耶林克 [②] 证明了一种导致植物叶片萎缩和花叶病的植物病害是由一种小到可以穿过陶瓷管的传播物引起的。假设病因不是细菌引起的，拜耶林克称这种传染性物质为"病毒"，认为它一定是液态的。这个名字是恰当的，因为"病毒"是"毒药"的拉丁语单词。直到 20 世纪 30年代电子显微镜发明之后，才确定了烟草花叶病毒的颗粒性质。大多数病毒的直径只有五万分之一毫米，在标准显微镜下根本看不到。据估计，全世界的病毒颗粒总数超过10^{31}，换句话说，超过10万亿亿个，这比宇宙中的恒星数量还要多。可能有数百万种不同类型的病毒，因为所有细胞都容易感染特定的病毒，但是到目前为止，只有200多种不同的病毒被发现感染人类。

---

① "疫苗接种"一词源于牛痘病毒的名称——牛痘天花，这种病毒与毒力更强的天花病毒有相似之处。在 18 世纪，欧洲 10%~20% 的死亡是由于天花，每年导致 40 万人死亡，其中包括 5 位在位的欧洲君主。天花感染者的死亡率高达 80%。1798 年，英国格洛斯特郡的医生爱德华·詹纳将牛痘囊疱中的脓液注射到一个名叫詹姆斯·菲普斯的年轻农场工人体内。两个月后，菲普斯勇敢地接种了天花病毒，但没有死于这种疾病。对牛痘产生的免疫显然足以抵御类似的天花病毒。因此，"疫苗接种"变得广泛，在 3 年内，超过 10 万人接种了牛痘疫苗。牛痘活病毒疫苗接种一直使用到 1986 年。天花是全球第一个根除的感染性疾病，1977 年 10 月 26 日，索马里一家医院的厨师被诊断出最后一例病例。

② 马丁努斯·拜耶林克(1851—1931)现在被认为是病毒研究的创始人之一。他性格古怪，以对学生严厉著称，他全身心地投入到科学研究中，认为工作与婚姻和家庭生活是不相容的。他还以发现植物利用与细菌的共生关系固定氮的方式而闻名。

病毒实际上就是DNA或RNA核酸序列，它们不能自我复制，因此作为生命的一个基本定义，它们是不够格的。然而，它们通过感染细胞并劫持细胞的蛋白质制造机器来"作弊"，完成自我复制。在此过程中，它们经常破坏宿主细胞并导致疾病。病毒的小段核酸编码蛋白质，从最小的病毒基因组中的2个到最大的2500个，是感染和破坏宿主细胞机制所需要的。

虽然我们可能永远不会知道病毒确切的起源，但目前关于病毒起源的一个观点是，它们实际上起源于细胞生命形式逐渐将其基因蓝图缩小为盗版所需的基本要素。病毒所需要的只是必要设备，以克服细胞的遏制，并将其基因导入细胞。细菌在早期阶段就已经开发出这样的工具，以便通过"水平传播"来分享信息。

跳跃基因[①]

病毒可能在细胞内保持休眠状态，直到适当的时机出现才会复制。引起唇疱疹的单纯疱疹病毒就有这种特征，在细胞损伤时被激活，例如在阳光照射后。其他病毒，如乙型肝炎，可能仅仅作为乘客而存在。尽管病毒携带者自己并没有表现出症状，他们仍然能够将疾病传染给其他人。正如我们已经看到的，防御模式识别分子（如NOD样受体蛋白）能够识别病毒等，以便产生免疫应答并清除感染。为了逃避检测，一些病毒，例如人类免疫缺陷病毒HIV，更进化了一步，将自己嵌入宿主的DNA中隐藏在细胞内。

令人惊讶的是，相当数量的遗传物质（高达人类DNA的44%），实

---

① 芭芭拉·麦克林托克（1902—1992）在1983年被授予诺贝尔医学奖，这是第一位独立获此殊荣的女性，因为她在玉米植株中发现了"跳跃基因"（即转座子）。人类基因组中最常见的跳跃基因是一个名为"Alu"的300个核苷酸序列，它在我们的DNA中复制了一百万次。

际上是由病毒的小片段组成的，它们将自己嵌入宿主编码，随机进出基因组。它们被简称为"转座子"，通俗说法就是"跳跃基因"。

通过在遗传密码中从一个地方跳到另一个地方，它们可以制造混乱。例如，如果它们随机插入一个蛋白质的代码，这个蛋白质就会被破坏和变形，或者转化被"关闭"，使其不可再用于转化。通过这种方式，转座子与包括癌症在内的许多人类疾病相关。

大约6亿年前，有一种病毒基因感染了人类的DNA，这种基因被称为"重组激活基因"（简称RAG）[①]。这种基因编码的蛋白质具有极大的潜在危险性，因为它可以破坏DNA并重新排列编码序列，有效地成为"剪切和粘贴"的工具。在人类的基因蓝图中，如果任其自行发展，可能是致命的。但是我们的祖先不知怎么地学会了驯服重组激活基因，并控制它以达到自己的目的。其中一种方法是限制重组激活基因蛋白的表达，这样它就只出现在有限数量的特化细胞中，而且只出现在它们发育的关键时期。没有人知道重组激活基因转座子最初来自哪里，但这显然是大自然的非凡偶然性导致了免疫系统的彻底革命，而我们才刚开始了解它们。

免疫"大爆炸"

大约5亿年前，我们的免疫历史之旅陷入僵局，当时需要越来越多的模式识别分子以跟上微生物进化的步伐。鉴于这些分子在DNA中是基本固定的，只能通过代际间的突变来改变，这是一个极其繁琐和缓慢的过程。需要一种可以产生几乎无穷无尽的方法的模式探测器阵

[①] 在有颌和无颌鱼类分化之前的一些生物体中已经发现了重组激活基因，其中包括佛罗里达文昌鱼和海胆。然而，在颌骨脊椎动物中，它已经复制成两个基因，重组激活基因1和重组激活基因2，这两个基因协同作用，其标志性功能在无颌纲动物或原脊索动物中并不明显。

列，才能够根据即将到来的威胁在短时间内适应生物体的需要。令人惊讶的是，脊椎动物利用"跳跃基因"技术不止一次完成了这项惊人的壮举。

多样性的产生原理非常简单。编码模式识别分子的基因不是"一个基因——一种蛋白质"，而是多个不同的"基因盒"，它们可以被打乱来创建不同的组合。这就是重组激活基因编码的重组蛋白发挥作用的地方，它在免疫细胞发育阶段重新排列不同的基因盒，从而产生各种不同的模式受体。事实上，基因盒的范围非常广泛，从 10^{11}~10^{18} 不等，不同的形状取决于基因盒重组的数量和它们连接在一起的方式。突然之间，在一次"大爆炸"中，我们从文昌鱼固定模式识别分子所需的 5000 个单个基因，变成了一个产生无限可能性的基因（在重组激活基因和一些相关朋友的帮助下）。这场革命释放出的非凡潜力是惊人的。这意味着一个生物体可以对其自身环境中任何可能的威胁产生免疫应答，而且如果突然来到新环境中，也能对全新的微生物威胁做出反应。这种情况下产生的各种不同形式的分子被称为抗体，是我们在变形虫中首次遇到的免疫球蛋白超家族的成员。

然而，如此巨大的财富是有代价的。虽然这看起来似乎是解决问题的完美方案，但也有许多明显的缺点。数十亿重新排列的受体中的大部分是无关紧要的，被浪费掉了。更糟糕的是，一些受体可能识别到生物体本身独有的模式，并开始攻击它，这是一种自体免疫反应，有点像军事术语中的"误杀"。鉴于这种革命性免疫系统的巨大潜力和风险，进化必须大量投入适当的基础设施，以便安全地管理和控制其能量。这个系统的复杂性仍待揭示，了解它们不但是预防和克服传染病的关键，还是器官移植和治疗癌症的关键。此外，由于免疫系统的平衡错综复杂，免疫系统本身的故障也可能导致疾病。

————— 憩室5.1　侧链和魔术子弹 —————

　　19世纪80年代末，埃米尔·贝林[1]和他的同事在柏林研究对白喉的免疫。白喉是一种严重的细菌感染，感染者中有一半（通常是儿童）死于上呼吸道感染。人们已经知道，这种细菌产生了一种致命毒素。贝林将亚致死剂量的白喉毒素注射到豚鼠体内，然后将它们的血清注射到其他受到白喉病菌攻击的动物体内，发现能够提供对白喉的防卫。然而，对另一种毒素（由破伤风杆菌制成）却没有任何保护作用，这表明这种血清的保护性是白喉特有的。1891年，来自同一研究所的保罗·埃利希创造了"抗体"这个词，他随后的工作带来了用于"被动免疫"的血清的大规模生产。我们今天仍然使用同样的技术来生产人类使用的抗体，例如，在马身上注射少量毒素就能产生抗蛇毒素。在撰写本文时，类似的技术也被考虑来治疗新型冠状病毒感染。

　　埃利希推测，这种免疫来自细胞表面的分子，他称之为"侧链"，可以阻止毒素发挥作用。他设想每个细胞都会产生各种不同形状的侧链，这些侧链已经准备就绪，等待着任何潜在的威胁。细胞通过其侧链与毒素接触后产生更多侧链，并作为"魔术子弹"从细胞表面释放出来，因此可以在血清中被动转移免疫力。

　　他的理论遭到嘲笑，因为细胞携带这么多不同的受体，它们可以匹配和阻止任何潜在的或以前未遇见的分子的概率很低。取而代之的是一个"有指导意义的"理论，外来分子将其形状"印刻"在宿主身上，有点像橡皮泥模具。直到20世纪50年代，人们才清楚地认识到埃利希的理论基本上是正确的，除了不是每个细胞都携带无数不同的受体，而是每

———————

[1]　埃米尔·贝林（1854—1917）是1900年首个诺贝尔医学或生理学奖的获得者。围绕这个奖项的争议很大，因为保罗·埃利希没能分享奖项，也没有分享到研发白喉疫苗所带来的经济回报。

个细胞产生自己独特的抗体类型。这种抗体与其识别的特定分子的结合将导致细胞增殖。这是弗兰克·麦克法兰·伯内特的克隆选择学说的基础[1]。

生命的乐队

我选择这个作为本章的标题，是因为音乐和乐器的隐喻与我们遇到的两种类型的免疫系统非常吻合，在免疫革命之前和之后，DNA重组的能力产生了无穷无尽的模式识别分子。

在无脊椎动物的免疫系统中发现的基因"基本固定的"模式受体分子有其局限性，就像使用单个音符的乐器，如手铃或鼓，如果想演奏不同的音符，就需要另一种乐器。想识别不同的形状（模式），就需要另一种基因编码一种独立的蛋白质。虽然用单一音调的乐器演奏旋律是可能的，但它需要多个不同的单元，每个单元都要调整到不同的音符。例如，敲手铃的人必须拿起摆在他们面前的一套手铃中的单个。一首非常简单的曲子可能需要几个演奏者并且需要很好的协调技巧。举一个极端的例子，17世纪佛兰芒人发明的大钟琴是一组大钟（至少23个），它们被调整到不同的音高，安置在教堂的塔楼里，用键盘演奏。这让我想起了文昌鱼，它将个体模式受体分子的增殖发挥到了极致。

现在想象一下小提琴，一种乐器可以演奏音阶上的每一个音符，以及音符之间的所有片段。一首简单的曲子不再需要多种不同的乐器，

---

① 弗兰克·麦克法兰·伯内特（1899—1985）是一位才华横溢但经常引起争议的澳大利亚科学家，他是墨尔本的沃尔特和伊丽莎·霍尔医学研究所免疫学研究的先驱。他于1957年发表开创性论文《利用克隆选择的概念修正热尔纳的抗体生成理论》。尽管通常认为这一理论是伯内特独有的，但是包括美国免疫学家大卫·塔尔梅奇在内的许多人也为这一理论做出了贡献。

它可以用一种乐器演奏。这相当于脊椎动物免疫系统中的抗体和相关分子。这项发明现在开启了巨大的新的可能性。首先是乐句、音乐标点、音色和动态的细微差别，这些都是用手铃很难做到的！然后，对小提琴做小小的"进化"改变，就会引出其他涵盖不同音域的类似乐器：中提琴、大提琴和低音提琴。现在我们可以创建一个弦乐四重奏或管弦乐队，和谐地演奏音乐。不同路径的演变产生了木管乐器——长笛、双簧管、单簧管和低音管等，创造出不同类型的声音。每种乐器都有不同的类型，例如短笛、中音长笛、英国管乐器、降E大调和低音单簧管等，涵盖不同的音域。有了这些丰富的乐器和它们所创造的声音，我们现在可以铸造一个音乐色彩的调色盘，通过整个交响乐团创作出最神奇的声音图片。然而，如果仔细观察排列在舞台上的演奏者，你会发现在合奏的最后，仍然保留着单音符乐器（比如管钟和定音鼓），它们仍然是有价值的。事实上，正如打击乐器"保持节奏"并将乐队凝聚在一起一样，保留下来的古代无脊椎动物免疫系统也在协调着我们的免疫系统管弦乐队。

现在让我们来看看免疫系统是如何像管弦乐队一样，在一起协同工作，开展敏锐而富有活力的表演的。从变形虫的初期免疫系统到最早的脊椎动物的免疫系统，经历了5亿多年的进化。我们还将看到免疫系统的主要部分是如何在非常短的时间内进化发展起来的，以及它所演奏的曲调是如何在复杂的管弦乐编曲中仍然清晰可辨的。

同样的故事

1977年，当乔治·卢卡斯的电影《星球大战》上映并重新定义了电影特技效果时，人们被带到了一个非常遥远的银河系。2015年，当我坐在剑桥大学的电影院里观看这个系列的最新一部《星际大战7：原力觉醒》时，我再次感受到了类似的敬畏。这些特效（这次是3D的）精巧而逼真，超出我的想象，相比之下，原版《星球大战》显得笨拙而过时。然而，故事情节几乎一模一样！

抗体也是如此。对原版的更新、美化、重新加工，这些不同寻常的分子只是简单地重述了一个熟悉的故事。你会记得第四章中的凝集素，蛋白质可以识别糖分子。在这个过程中，它们凝集和固定特定的细菌，并通过补体或启动膜攻击复合物在细菌膜上打孔来加速破坏。抗体也是如此，它们以完全相同的方式完成上述所有工作，但除了识别糖分子外，抗体还可识别其他蛋白质。而且，"特效部门"一直在忙于添加一些额外的东西……

关于抗体（就像任何蛋白质一样），首先要注意的是它们的形状。抗体典型的形状是Y形。顶部突出的两条腿是相同的，每个都能与抗体识别的特定蛋白质形状结合。作为免疫球蛋白超家族的成员，其末端是高度可变的，就像变形虫的Tiger分子中三明治的边缘一样，用于亲属识别。正是重组激活基因转座子的活动，专门针对蛋白质的这些区域切割和改变DNA代码，因此提供了可以识别的潜在形状的巨大范围。作为DNA偶然重排的结果，每个细胞产生自己独特的抗体，识别特定的蛋白质，包括那些生物体及其祖先可能从未遇到过的蛋白质。

Y的另一端（如果你愿意可以称之为尾巴），被设计用来与其他功能或"插件"配合，很像结合凝集素的补体 C3成分。正如我们所看到的，C3 的好处之一就是它作为一个通用适配器发挥作用，细胞只需要为C3制造一个受体，而不是为每种凝集素制造一个不同的受体。然而，只有单一受体的缺点是反应有限，即要么触发吞噬作用，要么通过补体激活成孔蛋白破坏有机体。抗体的乐趣在于它们可以改变分子的尾部。由于细胞的每一端都有特定的受体，它们可以对同一种外来蛋白质或生物体产生不同反应。例如，它们可以被不同类型的免疫细胞识别，或者在触发补体级联反应的能力上有所不同。Y形抗体分子的末端决定了免疫球蛋白的种类。我们人类有五种不同的类别：IgA、IgG、IgD、IgM和IgE。虽然每个产生抗体的细胞总是产生相同的特定蛋白质识别末端，但是它可以改变尾巴的类别来改变反应的性质，例如从IgM到IgG。大约在 3.5亿年前，这种细胞通过切换特定识别分子的连接器来改变特定识别分子功能的能力首先在两栖动物身上进化出来。

这五种不同类别的抗体类似于免疫管弦乐队中的弦乐部分：第一和第二小提琴、中提琴、大提琴和低音提琴，不同的乐器，但基于相同的结构，以相同的方式演奏（图 5.1）。

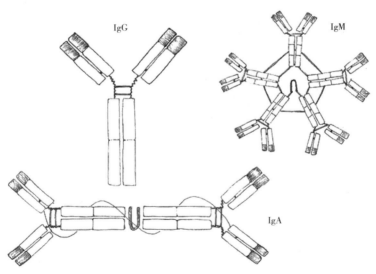

图 5.1　不同抗体类别的形状。顶部左侧是 IgG，顶部右侧是 IgM，底部是 IgA。阴影部分是识别和结合特定蛋白质形状的末端

管家之星

到目前为止，在我们所遇到的免疫系统的各个方面，针对微生物的

防御作用似乎已经成为次要目的。同样，抗体也极有可能开始进化，以维持多细胞生物体及其共生伙伴（共生体）的完整性和现状。

最古老的抗体类型，在脊椎动物中可以找到的IgM，可以追溯到鲨鱼等软骨鱼纲，大约4.2亿年前第一次出现。IgM实际上不只是一个Y形分子，而是5个独立的分子通过尾巴连接在一起形成星形，这意味着它可以结合多达10个相同的外来蛋白质。它的名字恰当地取自前缀字母"宏"（macro），意思是"大的"①。

在完全没有任何可识别的外来蛋白（无论是在食物中还是在微生物中）的环境中长大的动物仍然会产生一系列抗体。这些被称为"天然抗体"，主要是IgM型抗体。这些天然抗体识别各种不同的结构，其中一些与感染性细菌相关。而另一些细胞则明显在检测宿主的识别标志，例如改变的膜分子，这些分子在经历细胞死亡形式的细胞中被发现，即细胞凋亡。当这些天然的IgM自身抗体附着在垂死的细胞上时，可以触发附近的吞噬细胞处理它们，而不会释放隐藏在它们内部的分子，否则这些分子可能会引起不必要的炎症反应。尽管自身抗体的存在可能会导致毁灭性的"免疫风暴"，使生物体的免疫系统自我毁灭，但事实上天然IgM抗体的情况正好相反。这些管家分子会清除或隐藏宿主本身的任何可识别模式。实际上，只有通过实验剥夺动物的这些天然自身抗体，才会出现压倒性的自身免疫反应。

---

① 你可能对其他免疫球蛋白是如何被赋予字母的感兴趣。蛋白质的混合物可以通过它们的不同电荷来分离。当电流应用于血清时，蛋白质向一个或另一个电极移动。以这种方式分离的不同组蛋白质（称为球蛋白）最初由希腊字母α（阿尔法）、β（贝塔）、γ（伽马）等标记。在贝塔球蛋白和伽马球蛋白片段中发现了抗体，这些被称为免疫球蛋白。为了避免混淆，它们得到了相当于希腊字母的罗马字母表。因此，在伽马区发现的免疫球蛋白被称为IgG。人们认为小鼠抗体会被称为免疫球蛋白B（这从未发生），但这意味着字母β当时是不可用的。在贝塔球蛋白部分中发现的抗体亚型为β-2A，因此被标记为IgA。没有相当于字母C的希腊字母，下一个称为IgD。只有IgE的字母来自它所展示的一种特性——以IgE参与过敏反应而引起的红斑（erythema）命名。

自我相似的肠道内容物

肠道产生的抗体有自己的特定尾巴，这些抗体就是IgA。它们大量产生，人类每天大约有5克免疫球蛋白被泵入肠腔。这种分泌形式的IgA由两个连接的分子组成，通过包裹它的蛋白质结合在一起，并且（相当重要的）防止它被肠道中的酶消化。IgA不善于吸引补体（或作为调理素）来吞噬细菌，这也许并不奇怪，因为它在没有免疫细胞支持的情况下，有效地作用于肠道空间。

正如IgM一样，天然IgA抗体可以结合（微弱地）周围的不同目标。同样，这些抗体不是由感染产生的，因为它们是在完全无菌的环境中饲养的动物身上发现的。实际上，它们的功能相当于无脊椎动物（如文昌鱼和海胆）基因固有的"固定基序"模式识别分子。

IgA在肠道中起作用的方式之一是"排除"微生物。被包裹在抗体中的细菌不能识别和黏附在肠道内壁的细胞上，这是侵入和感染的前奏。然而，由于免疫系统的目的不仅仅是立即消灭所有外来生命形式，而是支持它们之间的共生关系，结合力较弱的天然IgA抗体可能会保护和滋养肠道中的友好细菌。例如，它们促进细菌结合，为细菌提供营养，并保护其免受免疫攻击。这与天然IgM自身抗体排除"自我"目标非常相似，可以防止炎症免疫反应的激活。共生细菌在某种意义上被认为是生物体的一部分，即使它们由不同的物种组成，并且处于肠腔内，实际上还是在动物体外。免疫系统正在协调共生体——宿主及其所有共生的朋友。因此，肠道的内容物不是严格意义上的"自我"，而是"自我相似"。正如我们稍后将看到的，这不仅与肠道中的友好细菌有关，也与我们吃的食物有关。

————————————— 憩室5.2　IgA缺乏症 —————————————

　　无法产生IgA是人类常见的先天性免疫缺陷，大约每600个人中就有一个。这是一种良性疾病，大多数人一辈子都不会表现出任何症状。这有点难以解释，因为IgA似乎很重要，我们每天都要通过肠道排出几克。然而，在IgA缺乏的个体中，胸部、窦道和胃肠道感染的发生率和严重程度似乎有小幅度的增加。有趣的是，从天然抗体和免疫系统的管家角度来看，IgA缺乏也会导致自身免疫性疾病和过敏风险的增加。此外，正如我们对免疫系统调节共生乘客的理解所预期的那样，在IgA缺乏的情况下，肠道中的细菌会发生巨大变化，不仅是细菌种类，还包括它们的基因表达。这反过来导致这些个体的脂肪吸收减少和身体脂肪减少。

演奏者

　　管弦乐队演奏者通常都相信，他们的气质和个性会影响他们所演奏的乐器类型。

　　免疫管弦乐队的演奏者——每个细胞也是非常个性化的。到目前为止，我们遇到的主要演奏者是吞噬细胞，从变形虫到海绵和水母的变形细胞，再到人类仍在执行这一功能的白细胞，即中性粒细胞和巨噬细胞。脊椎动物免疫管弦乐队主要由一种全新的细胞组成——淋巴细胞。淋巴细胞的名字来源于从血管中渗出并渗透到组织中的淋巴液。

　　第一个类似于脊椎动物淋巴细胞的细胞发现于文昌鱼，文昌鱼不是脊椎动物，但与大约5亿年前的共同祖先类似。毫无疑问，在文昌鱼中，这些细胞被发现于前肠的上皮细胞中，存在于鳃中。这完全符合我们对"遏制"的理解，即生物体通过肠道向外界暴露自己，因此前肠上皮是最早接触外来分子的部位[①]，不管它们是食物、朋友还是敌人……

抗体

正如管弦乐队一样，淋巴细胞管弦乐队中的组成成员数量有限，尽管其中可能有一系列不同的演奏者。淋巴细胞管弦乐队是由B细胞、T细胞和NK细胞（自然杀伤细胞）组成。

B细胞专门用于产生抗体。仔细观察，这些细胞至少有两种不同的类型。最不常见的是那些在胎儿发育早期出现的，被称为B-1细胞。它们是不寻常的淋巴细胞，可能代表了在最早的脊椎动物免疫系统中发现的一个非常古老的谱系。B-1细胞只存在于某些特定的部位：肠道外围的体腔和肠道深层。它们很少在血液循环中出现。由B-1细胞产生的抗体是原始的天然抗体，既包括IgM抗体也包括IgA抗体，它们经历了有限的基因重排，因此更像是固定的模式识别分子，缺乏多种抗体库。它们与预先确定的结构（通常与内部管理或调节共生细菌相关的结构）结合较弱且特异性较低。

B-1细胞也能够吞噬——这表明它们在进化上确实是古老的，因为吞噬作用是无脊椎动物防御的标志。它们所有的特征，从在肠道内部和周围的位置到吞噬能力，以及它们产生的相对简单的抗体，都表明B-1细胞是免疫管弦乐队中古老的抗体成员。

B-2细胞在血液循环中很常见，并产生一系列令人眼花缭乱的不同抗体特异性，可以根据任何潜在的新模式进行微调。

[①] 皮肤科医生会大声抱怨我忽视了它，因为动物也是通过皮肤接触环境的。皮肤包含一层密封、厚实、防水的屏障，而肠黏膜则是渗漏的、单细胞的、透水的和表面积最大化的，因此更容易暴露在环境中。

自然杀伤细胞

自然杀伤细胞是免疫系统的杀手。我们不知道这些特殊类型的细胞有多古老，尽管它们的存在至少可以追溯到最早的硬骨鱼，也许4亿年前就有了。自然杀伤细胞就像它们的名字所暗示的那样，悄悄靠近靶细胞，然后悄悄地在背后捅刀子，注射毒药。杀死细胞的方法分为两个阶段：第一阶段，被称为"穿孔素"的一种分泌性成孔分子打开细胞膜通道；第二阶段，一种叫作"颗粒酶"的毒素进入靶细胞。在其不同的功能中，颗粒酶破坏细胞内的线粒体膜，引发释放"外来"分子使该分子被识别并触发细胞凋亡（见第四章）。通过这种方式，病毒感染的细胞可以在不脱落其危险病毒颗粒的情况下被清除（它们被包裹在一个吞噬泡中，凋亡碎片被管家系统清除后被消化）。

自然杀伤细胞可以通过多种方式进行杀伤。它们的表面有受体，能够识别抗体的"尾巴"，这些抗体已经被它们的可变识别受体末端结合到目标上。抗体尾巴与自然杀伤细胞的结合使后者被激活，用穿孔素和颗粒酶杀死结合的靶细胞，其方式与附着在吞噬细胞上的抗体启动它们吃掉靶细胞的方式非常类似。自然杀伤细胞也可以通过识别表达在细胞表面的，或是由应激或受损细胞分泌的分子来激活。因此，它们就像管家一样清理杂物，同时向吞噬细胞发送化学信号，借助吞噬细胞收拾残局。

然而，正是自然杀伤细胞的这种"自然"，使它成为最有用也是最危险的刺客。事实上，它们几乎可以杀死任何东西。谢天谢地，自然杀伤细胞有一个很大的"停止"按钮，可以防止它们破坏视野中的每一个细胞。这个停止按钮是一种叫作"MHC"（主要组织相容性复合体）的蛋白质，存在于人体的每个细胞中，并且可以被自然杀伤细胞识别。

MHC是免疫球蛋白超家族的成员，因此它能以多种不同的形式表达，并在帮助细胞识别彼此为同一物种或生物体的成员方面发挥关键作用。然而，自然杀伤细胞并不关心MHC分子的特异性，它们只关心MHC分子的存在。这一点很重要，因为肿瘤细胞和病毒感染的细胞通常停止在其表面产生MHC分子。没有必要的"关闭开关"，它们就会暴露在自然杀伤细胞暗杀的风险之下。

变形虫的Tiger蛋白也是免疫球蛋白超家族的成员，因此与MHC蛋白密切相关。在Tiger蛋白与MHC蛋白相隔的漫长岁月中，这个类型的蛋白质在识别细胞中的主要功能显然没有改变。然而，MHC随后进化出了一个更为重要的作用：它已经成为指挥家使用的指挥棒，用来指导整个免疫管弦乐队。所以，在介绍最后一个管弦乐部分——T细胞之前，让我们先了解一下我们的指挥家！

指挥家

MHC代表"主要组织相容性复合体"。换句话说，它是一组基因聚集在一起形成一个基因复合体，并编码蛋白质，这些蛋白质是组织匹配（相容性）的关键因素。事实上，对器官移植来说，MHC是很重要的，因为MHC在个体之间是不同的，当我们移植实体器官（如肾脏）或骨髓时需要"配型"。如果MHC不相似，那么移植的器官将被身体的免疫系统排斥。MHC蛋白质有两种主要类型，MHC I 和 MHC II。作为免疫球蛋白超家族成员，它们以极其多变的形式出现，每个MHC分子有几百种构型。因此，理论上，地球上的所有人都有超过10亿次的足够的组合来完全个性化。然而，值得庆幸的是（至少为了器官移植的目的）基因往往是一起传递的，而且某些种类的MHC比其他种类的更常见，因此这种巨大的潜在变异性从未出现。

这些MHC蛋白质不仅仅允许细胞相互识别。除了红细胞之外，MHCⅠ蛋白质存在于人体的每个细胞表面。尤其重要的是它被自然杀伤细胞识别为它们的"关闭开关"。MHC分子（属于同一免疫球蛋白超家族）与抗体非常相似，它们以完全相同的方式，与蛋白质的特定部分结合。对MHCⅠ分子，与它们结合的分子是从细胞内产生的，并在MCHⅠ出现在细胞膜之前"加载"到MHC上。这意味着组成细胞的不同蛋白质片段的"资料室"在细胞表面MHCⅠ的帮助下显示出来。MHCⅠ有效地打开细胞，使其内在暴露在免疫系统中，并说"是我！——不要攻击"。就像自然杀伤细胞在看到MHCⅠ时关闭一样，免疫系统被训练出来忽略MHCⅠ所显示的自身蛋白片段的集合。然而，如果病毒之类的东西进入细胞内部，那么它的特征也会被细胞表面的MHC显示出来，被识别为异物，将针对它产生免疫应答。

　　MHCⅡ的工作原理与MHCⅠ非常相似，但仅存在于某些细胞上。这些细胞不断地对周围环境"采样"，通过吞噬作用将其部分内化。它们不是简单地通过表面的MHCⅠ揭示自身内部蛋白质，而是不断地呈现外部世界的一部分，包括病毒和细菌，甚至是来自不同生物体的细胞。各种免疫细胞都能够以这种方式向免疫系统呈递肽，包括吞噬细胞。有一种细胞专门用于这个目的，它们是树突状细胞，它们发出类似树根的长而散乱的触突，以便尽可能广泛地采样。

　　正是这些特殊的吞噬细胞——专业的呈递细胞，是免疫管弦乐队的指挥家，它们有效地利用MHC作为指挥棒。MHC分子向淋巴细胞提供或呈递蛋白质形状的片段以供识别（图5.2）。

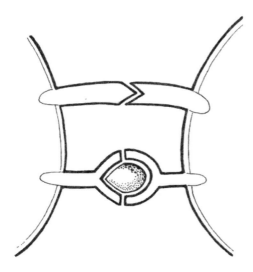

图 5.2　MHC–T 细胞受体。右侧的呈递细胞（如树突状细胞）在其 MHC Ⅱ 分子内部加载蛋白质片段（底部）左侧的 T 细胞通过 T 细胞受体识别特定片段，但只有在 MHC Ⅱ 分子内呈现时才能识别。这本身并不足以导致 T 细胞的激活，因为它需要额外的信号，通过"共同受体"激活 T 细胞，这些"共同受体"能识别呈递细胞表面的对应物（顶部）。免疫细胞受体和 MHC 分子之间的这种"蛋白质三明治"构成了脊椎动物适应性免疫系统的基础

T细胞

我们终于见到了免疫管弦乐队中最后也是最响亮的部分——T细胞。这些细胞能够识别与MHC分子相关的蛋白质片段。它们使用另一种免疫球蛋白超家族蛋白（T细胞受体），与B细胞产生的抗体非常相似。就像抗体和MHC分子一样，T细胞受体有一个高度可变的末端，可以识别不同的形状。就像B细胞会产生自己特定的抗体一样，每个T细胞也会产生自己独特的T细胞受体，这种受体嵌入细胞膜中，通过与特定目标结合，将信息传递给细胞核。T细胞受体识别与MHC分子结合的蛋白质片段，有效地形成"蛋白质三明治"（图5.2）。

就T细胞部分，我将给大家介绍许多不同的成员。免疫管弦乐队中除了指挥之外最重要的成员（如果你愿意可以称之为"领导者"），被称为辅助性T细胞。这种类型的细胞通过识别与树突状细胞的MHC Ⅱ结

合的特定靶蛋白片段而激活，从而帮助免疫管弦乐队的其他成员发挥作用。

另一种主要类型的T细胞被称为细胞毒性T细胞。这些细胞使用多种武器杀死目标，包括穿孔素和颗粒酶，这是自然杀伤细胞最喜欢的武器。然而，在被MHCⅠ分子关闭之前，它们不是不加选择地杀死目标，而是通过识别装载在完全相同的MHCⅠ分子上的外来蛋白片段来定向杀死目标[①]。换句话说，它们代表了一种更复杂或升级的杀伤细胞。

在这个阶段，我们已经认识了免疫管弦乐队的所有成员，现在是时候聆听它们的演奏，了解它们是如何一起演奏的。就座之后，乐队还在热身、调整乐器，我想指出一些在T细胞后面的老成员，它们已经存在很长时间了。

T细胞兄弟会

T细胞受体有两种不同的形式，被称为"γδ"和"αβ"。γδT细胞仅存在于人体外周血中，数量很少（可能占T细胞的1%~5%），大部分是αβT细胞。由于某些尚不清楚的原因，γδT细胞更常见于反刍动物，如牛和羊，它们可占血液T细胞的30%左右。

γδT细胞相当于B细胞中的B-1细胞。γδT细胞受体表达有限的多样性，就像由B-1细胞产生的天然IgM抗体。它以与抗体相

---

① 这两种类型的T细胞可以通过它们在细胞表面表达的特定分子来识别。辅助性T细胞有一种叫作CD4的分子，细胞毒性T细胞有一种叫作CD8的分子。字母CD代表"分化群"，实际上只是细胞表面分子的一种分类方法，这种分类方法是1982年在巴黎召开的一次国际命名法会议上确立的。CD4和CD8是与免疫球蛋白超家族分子密切相关的分子，辅助性T细胞仅与MHCⅡ结合，而细胞毒性T细胞与MHCⅠ结合。

引起艾滋病的人类免疫缺陷病毒通过攻击辅助性T细胞对免疫系统造成严重破坏，并通过附着在CD4分子上进入细胞。

似的方式识别靶分子，并且不需要由MHC呈递靶标。相比αβT细胞，γδT细胞可能出现在进化的早期阶段，主要起到细胞毒素的作用，而不是辅助作用，辅助作用随αβT细胞的进化而出现。γδT细胞识别的分子通常不是蛋白质，而是在细菌代谢过程中形成的微生物细胞膜或分子中发现的脂质。正如B-1细胞一样，γδT细胞有时自身能够吞噬并向αβT细胞呈递靶分子。而且，就像B-1细胞一样，它们似乎在预防癌症和修复损伤方面起着主要的"管家"作用。γδT细胞也与肠道有关，主要集中在肠上皮内层，在那里它们进出肠上皮细胞的缝隙间，这种行为被称为"清洁"。它们在皮肤上也很突出，产生生长因子来维持上皮细胞的完整性，这是对损伤的恰当反应。

除了上述特征外，B-1细胞和γδT细胞都出现在动物发育的早期。所有证据表明，它们是各自的原始成员，尽管已被更新的模型取代，但仍然保留了下来。事实上，仔细观察编码γδT细胞受体的基因，可以发现一个B细胞抗体基因的直接拷贝，这进一步表明γδT细胞可能是介于B细胞和αβT细胞之间的一个进化站。

-------- 憩室5.3　全基因组复制 --------

很明显，免疫系统中存在大量的复制，产生了明显相关的不同部分。在动物进化过程中，人们认为整个基因组自我复制了3次。第一次发生在脊索动物（如文昌鱼）中，在无颌脊椎动物（无颌纲动物牙形石、八目鳗和七鳃鳗）与其他所有（有颌的）脊椎动物分化之前；第三次发生在硬骨鱼进化的晚期，与人类谱系无关。关于第二次大复制是发生在第一次大复制之后不久，还是紧接着软骨鱼（鲨鱼）和硬骨鱼类分化之前，仍存在争论。尽管如此，在免疫系统中很容易看到复制的证据。例如，人类有3组MHC I 和MHC II 基因（加起来一共6组，我们从父母那里各继承1套），与

文昌鱼随后被复制了两次的原始MHC不同。也有可能T细胞是在B细胞复制的过程中出现的。

免疫之曲

我们现在有机会听到免疫管弦乐队的演奏了。音乐从指挥开始：一个树突状细胞在上皮表面的细胞之间扩张。它通过吞噬作用吞噬入侵的微生物（举例说），并将其带入细胞体内，在那里微生物被部分消化，碎片被加载到树突状细胞MHCⅡ上。管弦乐队中最古老的部分——固定模式识别受体，在这个阶段敲响定音鼓！如果树突状细胞表面的Toll样受体能够识别某种细菌的成分，那么它就会激活或启动这种细胞。一旦受到刺激，树突状细胞就会在其表面产生更多的MHCⅡ分子，并分泌化学信使（白细胞介素）来吸引和刺激其他免疫细胞。然后随着组织液流入淋巴管。

位于淋巴管交界处的特殊结构即是淋巴结，是豌豆大小的免疫细胞集合体。当我们咽部感染时，会感到脖子上的腺体变大了。树突状细胞居住在其中一个淋巴结中，在那里它可以与经过的T细胞相互作用。大多数时候，它们会忽略彼此。然而，如果一个辅助性T细胞（偶然地）制造出正确形状的受体识别出呈现在树突状细胞的MHC表面分子上的微生物蛋白质片段，那么它们会相互吸引，T细胞就会黏附在树突状细胞上。它们通过MHC外来蛋白片段T细胞受体有效地结合在一起。这就像是T细胞的开关，但是它本身太弱还不能完全激活T细胞，从而防止无意中刺激T细胞。然而，将T细胞与呈递信息细胞紧密接近，就可以在两个细胞表面接合许多其他的分子开关，从而向T细胞提供"验证"信号以完成激活。一旦受到刺激，辅助性T细胞就会分泌大量的活性化学物质白细胞介素，它们会向其他免疫细胞发出信号，让免疫细胞依次启动并产生免疫应答。其中一种白细胞介素作用于辅助性T细胞，使其复制和增殖，从而启动某种连锁反应。从辅助性T细胞独奏开始，随着越来越多的辅助性T细胞被克隆，免疫管弦乐队的其他部分也被请进来。

两个主题

传统的交响乐有两个主旋律或"主题"，它们被轮流演奏或一起演奏。同样，免疫之曲也有两个主题：抗体（B细胞）和细胞介导的（T细胞）免疫。这两个主题与两种古老的单细胞克服遏制的形式具有惊人的相似性，即吞噬作用和成孔机制。

一旦被激活，辅助性T细胞就会脱离树突状细胞，帮助B细胞产生抗体。每个B细胞都会产生自己独特的抗体，能够识别特定的分子模式。这些B细胞通常处于静止状态，只产生少量特定的IgM抗体分子，这些抗体分子嵌入细胞膜表面，有效地起到B细胞受体的作用，与T细胞受体的作用类似。就像辅助性T细胞一样，B细胞需要两个信号来激活它，仅仅检测黏附在表面抗体上的特定蛋白质的存在是不够的。然而，一旦B细胞在其表面抗体上"捕获"了一个分子，它就会将其内化，加载到一个MHC Ⅱ分子上，并呈递回细胞表面。激活的辅助性T细胞与B细胞结合，其方式与专业呈递细胞完全相同，即在MHC与其T细胞受体之间形成一个"蛋白质三明治"。这种连接现在起到激活B细胞进而增殖的作用，并开始分泌大量相同的抗体分子，而不仅仅是嵌入其细胞膜中。在这种"传话游戏"中，由于T细胞的帮助，B细胞现在可以产生和分泌针对MHC的抗体，就像专业呈递细胞向T细胞展示的那样。

辅助性T细胞还帮助细胞毒性T细胞演奏另一曲调：细胞介导的

主题。与辅助性T细胞一样，细胞毒性T细胞需要由专业的呈递细胞激活，并将靶蛋白片段夹在MHC和T细胞受体之间。为了被激活，细胞毒性T细胞也需要辅助性T细胞传递第二个信号。不过，这不是由辅助细胞和细胞毒性T细胞之间的直接细胞接触提供的，而是通过树突状细胞。在被激活的过程中，辅助性T细胞向呈递细胞提供相互的"许可"信号，允许它打开停靠在其表面其他位置的细胞毒性T细胞。再一次，尽管具有不同功能的不同细胞之间相互干扰，但免疫系统靶向的特定分子标记仍然保留下来[①]。

这两个主题中哪个占主导地位取决于免疫管弦乐队的指挥——树突状细胞被激活时产生的特殊化学物质。如果感知到的威胁是在细胞内（病毒），则需要细胞毒性T细胞反应；如果在细胞外（细菌），则需要B细胞反应。然而，正是老式的固定的分子模式识别受体，如凝集素和Toll样受体，识别威胁的本质，并告诉树突状细胞产生哪种白细胞介素。因此，整个免疫管弦乐队是在其最古老的打击乐手的鼓点下演奏的。

熟能生巧

未受刺激的B细胞在其表面产生IgM，这就是外源蛋白质在被回收并呈递给辅助性T细胞之前被吸收的原因。在与辅助性T细胞相互作用后，B细胞在淋巴结内增殖，它们产生的抗体都是IgM。这样做有几个

---

① 如果你密切关注，你就会注意到这里有一个小细节可能会破坏整个计划。正如我前面提到的，来自细胞内的"自我"或内部蛋白质，它们被呈递到MHCⅠ上，而外部外来蛋白质则被加工并呈递到MHCⅡ上。然而，树突状细胞必须将外源蛋白质呈递给仅在MHCⅡ背景下识别它们的细胞毒性T细胞。这里出现了一个自然的小"含糊"，事实证明，专业的呈递细胞实际上能够在MHCⅠ上"交叉呈递"或"交叉修饰"蛋白质，并且是唯一能够在MHCⅠ上呈递外部蛋白质的细胞。尽管胸腺上皮细胞能够在MHCⅡ上交叉呈递内部细胞蛋白质片段。

不利之处。最值得注意的是，IgM抗体只能与其目标很弱地结合。然而，IgM是感染早期产生的唯一抗体。免疫系统巧妙地纠正了这两个问题，这个过程简直就是奇迹。在感染开始后的3~4天，淋巴结内会出现明显的结构改变，看起来有点像切成两半的煮鸡蛋，这被称为"生发中心"。外部区域（鸡蛋白）是B细胞快速繁殖的地方。然而，辅助性T细胞激活的结果之一是使B细胞产生一种酶，这种酶以类似重组激活基因的方式故意将错误插入自己的DNA中。这又是一个风险非常高的策略，因为某些基因的突变可能导致不受控制的增殖和癌症的发展。

基因"剪切和粘贴"的一个初始效应是改变编码抗体蛋白的DNA，并将IgM不变的插件末端切换为IgG。这类抗体较小，因为它是单独存在的，而不是像IgA和IgM那样由几个分子结合在一起的，与轰炸机相比，有点像战斗机！这使得它具有很强的通用性，IgG占到血液循环中抗体的75%以上。然而，在分子的另一端（业务端），DNA重排正在调整抗体基因的识别部位。

正如我们所看到的，进化只是代际之间微妙的基因变化逐渐积累的结果，这些变化影响了生物体的生存。同样的过程也发生在B细胞的生发中心，但速度极快。在编码抗体分子可变末端的DNA中产生突变的速度比正常细胞快100万倍，而且B细胞分裂得也很快，所以代际时间很短。因此，产生了大量的B细胞，每个细胞都制造出与原始抗体略有不同的版本。一些会比原始版本更强地与入侵者结合，一些更弱，一些则完全不会。然后B细胞移动到生发中心的中间（鸡蛋黄），第二次接触已经在这里定居的辅助性T细胞。它们在这里接受面试，看看谁能够胜任管弦乐队的演奏。具有与外源蛋白质结合最强的抗体的B细胞比具有弱结合抗体的B细胞能从周围捕获更多的外源蛋白质，因此在它们的表面显示出最大量的外源蛋白质。辅助性 T 细胞传递的信号强度取决于B

细胞提供的分子数量。那些分子数量最多的将发展成真正的抗体工厂，制造大量的高亲和力IgG抗体，而那些分子数量最少的将无法生存，死于细胞凋亡。亚军能够返回到生发中心的外部区域，并进行进一步的分裂，看看它们是否能得到更好的结果。实际上，如果没有更多的练习，它们难以表现出色。

这个进化的微观世界说明了达尔文自然选择的一种形式，并导致了极其有效的抗体的产生。免疫系统有效地克服了生命的主要限制因素，体型更大、更复杂的生物需要比简单的细菌活得更长，但因此进化出防御机制的速度要慢得多。在生发中心发生的"微进化"与在B细胞同样快速分裂的细菌代际时间相匹配，但随后通过随机改变抗体的DNA密码而产生的"超突变"超过"微进化"的100万倍。我不确定文字是否足以表达这是多么令人惊奇！

T细胞音乐学院

T细胞不会像 B细胞对其受体那样，通过超突变来进化T细胞受体[1]。然而，它们确实会产生大量的随机形式，并需要以与B细胞类似的方式进行培养：一些细胞完全有缺陷，不能结合任何有用的形状；而另一些细胞则可能危险地识别宿主蛋白并引发免疫反应，即自身免疫性疾病。T细胞学校是一个被称为胸腺的腺体，在人体，它位于胸部上部，在肺的前面、心脏的上面。这就是 T细胞得名的原因，T代表胸腺。

胸腺最早是由罗马医生埃利乌斯·加伦发现的，他认为胸腺是"灵魂、热情和坚韧的所在地"，或者可以作为保护胸内部器官的垫子。在

---

[1] 实际上，这并不完全正确，因为鲨鱼 T 细胞受体确实经历了与 B 细胞完全相同的超突变。这可能表明这是一种古老的机制，仅限于 B 细胞。

更靠近现代的时代，胸腺被认为是一个退化的器官，就像阑尾（过去是）。20世纪初，人们认为胸腺是一种分泌激素的腺体。直到20世纪50年代后期，当小鼠的胸腺被切除后产生毁灭性的免疫效应，人们才意识到胸腺在免疫中起着重要的作用。胸腺的作用在生命早期最为突出，当时胸腺最大，它会随着年龄的增长而萎缩。

　　胸腺是一个非常不寻常的腺体，它含有上皮细胞，其中许多来源于内胚层，与肠壁相同。它也含有树突状细胞，但主要是小淋巴细胞——正在发育的未成熟T细胞。类似于生发中心的煮鸡蛋外观，但在更大的范围内，胸腺有一个密集的外部区域和一个聚居较少的中心区域。

　　T细胞前身从骨髓进入胸腺，在外部区域增殖，同时重新排列T细胞受体DNA（由于重组激活基因）。这产生了大量的早期T细胞（在小鼠胸腺中每天高达5000万个），每个T细胞都能够通过受体识别不同的形状。然而，只有大约10%的存活下来，这些细胞都能产生一个"有用的"受体，即能够识别MHC提供的蛋白质片段的受体。胸腺上皮细胞具有特异性，能够以不同于正常细胞的方式切割其内部蛋白质，并分离出与MHC仅弱结合的片段。如果T细胞能够以这种方式与MHC Ⅰ结合，那么它就会接收到一个"存活"信号，从而转化为细胞毒性T细胞；如果它与MHC Ⅱ结合，它就能够存活并转化为辅助性T细胞。这种"正向选择"只有通过那些能够将MHC与其绑定槽结合的T细胞才能发生。上皮细胞的蛋白质在加工过程中发生改变，不像其他细胞呈现自身的内部蛋白质，从而避免自身免疫。

　　这些T细胞通过正向选择过程，能够识别附着在MHC上的"东西"，然后迁移到胸腺中心，并经历一个负向选择过程，由此删除任何实际上与宿主蛋白结合的T细胞受体。胸腺这部分的上皮细胞也做了一些相当聪明的事情。在多细胞动物中，不同类型的细胞专门产生特定的蛋白质模式来定义它们及其作用。胸腺上皮细胞关闭了使它们只表达基因组中编码的一小部分蛋白质的控制，它们表达了整个基因组。通过这种方式，它们可以提供T细胞在身体任何地方可能遇到的所有"自我"蛋白质，无论是肠道、皮肤还是心脏特有的蛋白质，并且清除可能对其产生反应的任何细胞。

经过正向和负向的选择过程，未来只有1%的T细胞能够从胸腺音乐学院毕业，并在免疫管弦乐队中找到一份工作。

―――――――― 憩室5.4　自身免疫调节因子和自身免疫 ――――――――

一种称为自身免疫调节因子（AIRE）的单一蛋白质在胸腺上皮细胞中独特表达，导致所有细胞类型蛋白质的大量表达，并导致自身反应性T细胞的负选择。这些蛋白质包括胰岛素，以及通常存在于人体其他细胞中的，如甲状腺中的蛋白质。自身免疫调节因子基因的一种罕见突变会导致多种自身免疫性疾病，最终使得针对内部器官的抗体产生，如胰岛（导致1型糖尿病）、甲状腺、胃黏膜（导致恶性贫血，即巨幼细胞性贫血）和肾上腺（导致原发性慢性肾上腺皮质功能减退症）。为什么这些疾病大多数是针对产生激素的（内分泌）腺体，目前尚不清楚。为什么这些患者会出现皮肤和黏膜的慢性真菌感染，参见第九章。

音乐教师

脊椎动物的免疫应答涉及许多危险，DNA蓝图的切割和改变（例如重组激活基因）名列前茅。B细胞和T细胞的大量增殖需要加以控制，以免它们失控，诱发癌变。免疫系统可以通过多种方式实现自我控制。最简单的方式是在激活时启动缓慢的自我破坏（细胞凋亡）信号。因此，每个细胞的寿命非常有限，当它们不再被需要时就会死亡。然而，一小部分B细胞和T细胞会留在体内并长期存活。

这些剩余的细胞专门针对先前识别的蛋白质片段，特别是B细胞能够产生已经经历过"超突变"的强结合IgG抗体。这些记忆细胞能够对同一微生物的再次感染做出迅速反应，产生精确的免疫应答。这种免疫应答通常需要生发中心的全部机制和抗体应答进化数天，才能发展起来。有证据表明，免疫管弦乐队的所有成员，甚至包括自然杀伤细胞，都拥有一种记忆形式，这就是疫苗接种的原理。注射小剂量的灭活病菌或其表面的化学成分，以激发初始免疫应答，使记忆细胞能够迅速有效地做出反应，以防止在接触到活的生物体时感染。

免疫管弦乐队的成员也需要严格的纪律，以避免做出不恰当的反应。每个成员作为调节细胞，其中有许多不同的类型，它们通常作用于特定白细胞介素的分泌以抑制免疫反应。当更详细地研究肠道免疫系统时，将重新讨论"耐受"外来物质的概念，因为我们不能对食物产生免疫反应，这是相当重要的。

管弦乐队失落的声音

现代交响乐团起源于16世纪，当时的音乐是为"一组乐器"而创作的，根据当时的乐器种类，任何乐器都可以一起演奏。然而，一起演奏音乐的历史可以追溯到更久远的时代，最近一个名为"管弦乐队失落的声音"的项目试图重建古希腊乐器，如欧氏管（一种长直的小号）或四十弦基萨拉琴（一种拨弦乐器），这些乐器现在只能从保存下来的艺术作品中看到。

我们还可以通过所有的脊椎动物追溯免疫管弦乐器的起源，并绘制出它的演变图谱。但是，免疫管弦乐队的发展并不是简单地从类似文昌鱼的前辈到现代的单一方向。人们发现了一种不同类型的免疫系统，它是由自身发展起来的，与早期的发展完全不同，并且与古代进化的主流背道而驰。就好像我们在阿尔巴尼亚的高山上遇到了一个孤立的、未被发现的村庄，村民在那里演奏着欧氏管和其他失传的乐器。这种免疫的"失传乐器的交响曲"在无颌鱼类中被发现，如牙形石动物的后代八目鳗和七鳃鳗。

　　七鳃鳗缺乏MHC分子，没有免疫球蛋白超家族等价分子，如抗体或T细胞受体。然而，它们确实有在外观和行为等许多方面都相似的淋巴细胞，也有高度可变的模式受体分子。但是，它们没有进化出免疫球蛋白超家族的作用，而是选择另一种模式识别结构，我们在第四章遇到过的马蹄状富含亮氨酸的重复序列。就像抗体和T细胞受体基因一样，多重复制但不同的富含亮氨酸的重复序列基因盒通过剪切和粘贴DNA来重组，从而产生不同的表面受体。通过这种方式，一个基因可以产生多达10^{14}个不同形状的识别分子。这些分子被称为"可变淋巴细胞受体（VLR）"。

　　令人惊讶的是，在七鳃鳗体内发现了三种不同类型的淋巴细胞，每种淋巴细胞产生自己独立的VLR-A、VLR-B和VLR-C，这些细胞以它们携带的可变淋巴细胞受体命名。近年来的研究表明，VLR-A的行为与T细胞非常相似；VLR-B细胞则与B细胞类似，表面呈现受体，并像抗体一样分泌受体；而最近发现的VLR-C与γδT细胞非常相似。关于这些细胞是如何工作的（包括它们如何识别外来分子以及它们识别哪些分子），还有许多有待了解的东西。特别值得注意的是，VLR-A和VLR-C存在于鳃和纵褶，而VLR-B则往往存在于七鳃鳗的血流中。

重访自然杀伤细胞，并更名

七鳃鳗中VLR-A、VLR-B和VLR-C之间的差异似乎模仿了 B细胞、αβ T细胞和γδ T细胞之间的差异。这表明，这两种不同的淋巴细胞样细胞系统及其高度可变的模式受体（基于富含亮氨酸的重复序列或免疫球蛋白超家族蛋白）在无颌鱼类和其他脊椎动物中是平行进化的。这也使我们推测，这些细胞类型的功能分离一定发生在它们的特定模式受体分子进化之前。

最近在哺乳动物身上的发现进一步证实了这种推测。新的淋巴细胞在胃肠道中广泛存在，由于它们不表达抗体或T细胞受体，因此可能是B细胞和T细胞进化的先驱。然而，它们再次模仿了B细胞和T细胞的不同功能，被称为"先天淋巴细胞（ILC）"。由于它们缺乏识别蛋白质模式的特定受体，只能被附近细胞分泌的化学白细胞介素信息激活。我们已经注意到细胞毒性T细胞和自然杀伤细胞之间的相似性：自然杀伤细胞也具有细胞毒性，但没有T细胞受体，并且识别没有结合肽的MHC分子。我们现在确定自然杀伤细胞属于一类叫作1型的先天淋巴细胞（ILL-1），它们被认为早于T细胞。还有另外两种类型的先天淋巴细胞，其中ILL-2似乎支持抗体产生（B细胞）免疫途径的功能，而ILL-3则发挥包括免疫调节在内的多种作用。

免疫系统中两种免疫之间的分裂似乎是古老的，我们将在以后研究肠道免疫疾病时追溯其根源（图5.3）。

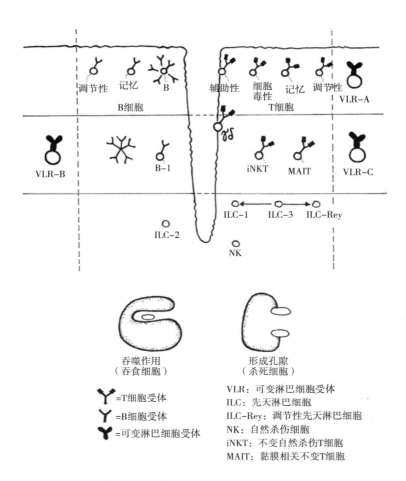

图 5.3 在肠道考古壕沟的地层中发现的淋巴细胞类型，显示了
"大分裂"。从进化的角度来看，壕沟的下层是最古老的。基
于两种克服遏制的方法：吞噬作用或形成孔隙。从广义上讲，B
细胞在分裂的一侧，T 细胞在另一侧。然而，辅助性 T 细胞和
γδT 细胞可以说是位于分裂的内部，因为它们保留了吞噬能力，
并且连接了抗体和细胞杀伤免疫机制。严格地说，ILC-3 也应该
位于更靠近分裂的位置，因为它们也保留了吞噬的能力。七鳃鳗
的可变淋巴细胞受体（VLR）细胞大约放置在所有其他脊椎动
物的对应物附近

尾声：法布里修斯和费希特勒斯的故事

我们已经看到T细胞是如何从胸腺中得名，它们在胸腺中发育和磨炼自己的全部功能。B细胞的名字也同样来源于它们发育的器官，但奇怪的是，B细胞是在鸟类身上发现的，而不是在我们人类身上。它被称为法氏囊①，是一种腺体，由下层肠道出口处的内壁发育而来，在鸟类叫作泄殖腔，是排泄肠内容物和尿液的常见开口。如果幼鸟的这个器官被切除，那么它就不能产生抗体，正如哺乳动物在幼年时切除胸腺后缺乏T细胞而不能产生抗体一样。

严格来说，这不完全真实！在科学领域，事情往往比我们最初想象的要复杂得多，这也是它有趣的原因。对出生后胸腺被摘除或者由于基因突变先天缺乏胸腺的小鼠进行仔细检查，发现它们实际上有一些T细胞，在它们的肠道中。

在没有胸腺的小鼠中发现的T细胞主要是γδT细胞，与肠道内的上皮肠细胞交织在一起。然而，在上皮细胞的下方也发现了未成熟淋巴细胞群，分布在沿着肠道散布的称为"隐窝"的小结构中。这些似乎是来自骨髓的前体到达的地方，并在表层"播种"之前进行发育。尽管人们对肠道的研究已经有数百年的历史，但直到20世纪末才发现这些隐窝，在它们的重要性未被认识到之前，它们显然一直隐藏在众目睽睽之下，也因此而得名！人类没有类似于隐窝的结构，但是仍然显示出一些T细胞独立于胸腺在肠道内发育的证据。就它们的"训练"而言，这一点的潜在意义还有待确定，可能与免疫系统需要识

---

① 希罗尼姆斯·法布里修斯(1537—1619)是帕多瓦大学的解剖学家，也是威廉·哈维(后来描述了血液循环)的导师。法布里修斯被称为"胚胎学之父"。他去世后，在关于鸡胚胎学的论文中发现了他对以他名字命名的法氏囊的描述，这篇论文于1621年发表在《鸡蛋与鸡的发展》一书中。他的发现对免疫学的意义直到1956年才被布鲁斯·格里克和提莫西·张了解，他们在新孵出的小鸡身上做了去除法氏囊的研究。这项突破性的研究将彻底改变我们对免疫的理解，最初曾被拒绝发表，最终发表在《家禽科学》杂志上！

别包括肠道细菌在内的共生功能体以及宿主身体的决定因素有关。

在包括两栖动物和鱼类在内的其他动物身上也发现了类似的隐窝。有趣的是，在无颌鱼类和文昌鱼中，在鳃内发现淋巴细胞样细胞和类似隐窝的结构，它们被认为是胸腺的前体，称为"胸腺样体"。正如内柱从肠黏膜内进化成为甲状腺一样，在哺乳动物的发育过程中，胸腺样体从前肠分离并成为胸腺。然而，小鼠肠道中持续存在的隐窝和动物在肠黏膜内发育淋巴细胞的能力表明，这可能曾经是淋巴细胞发育的原始部位。这个想法最早是由一位有远见的瑞典病理学家在20世纪 60年代提出的，他的名字叫费希特勒斯[①]。

再奏一曲

从本质上讲，免疫系统处于自然选择的前沿，并受到快速进化的影响。一方面，这导致它的起源被深深埋藏在时间里；另一方面，它导致了界限清楚的重复层，我们也许能够在进化结构中将其确定为独立层。

我们的旅程起源于吞噬作用，这种作用的产生是为了克服细胞膜对生命的必要遏制，我们已经看到这种作用一直是无脊椎动物免疫的支柱。进化修补导致了改进，例如凝集素，然后是补体，最后抗体也出现在连续的地层中，促进摄取。吞噬作用最终产生了免疫系统的抗体或体液免疫。

成孔分子在细胞膜上打孔，从根本上克服了遏制。这种成孔毒素最

[①] 　卡尔－埃里克·费希特勒斯（1924—2016）是瑞典乌普萨拉的一名病理学家，但他放弃了这一职业，成为了一名地区医生，并热衷于划独木舟。在他 1968 年出版的《肠道上皮——一级淋巴器官》中，他写道："这个理论意味着整个肠上皮……是一级淋巴组织。这种上皮对淋巴细胞和淋巴组织的影响与法氏囊对鸟类的影响相同。"然而，证明他的理论（在乳糜泻中）具有临床意义的重要研究在他去世的那一年才发表。他肯定还有兴趣知道，人类扁桃体最近也被证明具有 T 细胞祖细胞的作用，就像胸腺一样，这充分证明了前肠和免疫系统之间的联系。

初是以非选择性方式分泌的，但后来通过凝集素和补体家族以特定靶点为目标，然后由自然杀伤细胞（先天淋巴细胞）通过穿孔素和颗粒酶高选择性地进行，最后由细胞毒性T细胞分泌。因此，这种古老的机制建立了免疫系统的另一个主要部分：细胞介导。

这两个免疫系统主题的分离是一道深刻的裂痕，可以追溯到很久以前，并在其所有进化阶层中得到证明，甚至在缺乏先进的T细胞和B细胞受体（先天淋巴细胞）的淋巴细胞中，以及在七鳃鳗可变受体的交替平行发育中也是如此。

引导免疫反应的能力来自识别自然模式的蛋白质形状的可变性。最初，这有助于为同一个群体或团队的成员创建身份。随着多细胞的出现（免疫系统可以说是一个必要的发展），免疫系统进化到通过其调节和管家作用来维持生物体及其组成细胞类型的平衡。这种避免"欺骗"的方法通过免疫系统的防御作用限制微生物和其他入侵物种造成的损伤，也控制了癌症的发展。

由于微生物的代际时间短、突变速度快，因此需要一个比"一基因一蛋白"模式识别分子所能产生的反应更快的免疫系统。这种要求大概也是针对具有未知威胁的新环境而产生的。利用重组激活基因转座子重新排列编码模式受体的基因，可立即产生对自然界中几乎任何分子形状做出反应的能力。然而，这场革命带来的自我伤害的可能性需要适当制衡，如使用MHC来呈递外来或自我分子，需要一个以上的信号来激活，以及"训练"生发中心和胸腺的B细胞和T细胞。这就需要一种新的细胞类型——淋巴细胞。尽管如此，淋巴细胞还是因为需要以吞噬的方式来呈递外来蛋白质而曝露了其古老的起源。

在这段时间里，我们从未远离肠道。多细胞遏制意味着肠道与环境形成了一个界面。在这个界面中，最重要的是识别是食物、朋友还是敌人。不出所料，肠道中有超过75%的细胞组成了人体的免疫系统。最早进化的免疫机制存在于无脊椎动物的肠道或相关组织中，如水螅肠黏膜细胞中的补体蛋白。在七鳃鳗的纵褶和鳃中发现的早期淋巴细胞，以及胸腺和法氏囊在肠道中的发育起源，强烈表明脊椎动物的免疫也是从这里开始的。正是在肠道中，我们发现了最复杂的免疫系统层次，并且（考虑到这一切都是从那里开始的），肠道免疫功能在最古老、最深的层次中也适当地得到了丰富。

因此，肠道疾病（克罗恩病、溃疡性结肠炎和乳糜泻）一直困扰着胃肠病学家和免疫学家。以前，对这些疾病的理解主要集中在免疫系统进化层的最浅层。只有了解古老的肠道免疫，并设想其在培养"共生功能体"方面的作用，我们才能了解这些疾病的本质。

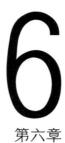

第六章

肠道免疫：时间层

———— 摘要 ————

　　我们发现了肠道内不同的进化层，看到了肠道免疫系统的功能。最古老和最现代的免疫层有明确的界定，并且可以根据其相关的结构轻易区分。最古老的肠道免疫（史前肠道免疫）以富集于上皮层的先天免疫机制为代表；而最近的肠道免疫（新肠道免疫）以B细胞和T细胞以及叫作淋巴结和派尔集合淋巴结的相关结构的形式，表现出适应性免疫。在古代和现代之间架起桥梁的古老的多个中间层（原始肠道免疫）由早期形式的淋巴细胞群组成，包括先天淋巴细胞、B-1淋巴细胞和有助于上皮内淋巴细胞群形成的γδT细胞。

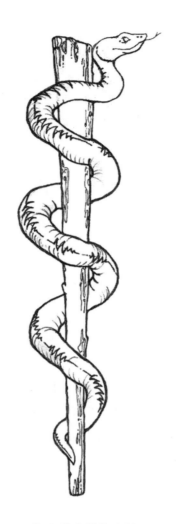

阿斯克勒庇俄斯之杖

"洋葱有层。食人魔有层。你明白吗？我们都有层。"

——怪物史莱克，2001[①]

---

① 《怪物史莱克》（2001）是一部幻想动画片，根据威廉·史泰格在1990年创造的角色改编。驴子（艾迪·墨菲出色地配音）非常诚实，因为从来没有完全"明白"过，所以它进行了关键性的观察，并提出了所有起初听起来很简单的正确的问题。我认为科学也有点像这样。

虫、蛇和龙

医学史学家们一致认为，《圣经》中提到的在以色列人摧毁迦南人之后被差遣下来的火蛇，是一种叫作"麦地那龙线虫"的寄生虫。人类饮用被污染的水咽下其幼虫，它们穿过胃壁和肠道进入人体。雌虫（可以长到近一米长）可移动到小腿，造成剧烈疼痛和灼烧感。因此，这种蠕虫的拉丁语意思是"小龙"，《圣经》中叫"火蛇"。它们使患者皮肤溃烂，受害者将双腿浸入水中以减轻疼痛，这恰好为蠕虫行了方便，它们将幼虫释放到水中以完成其生命周期。

麦地那龙线虫的感染一直很普遍，直到20世纪下半叶，还影响着数百万人，但现在几乎已根除，每年只有20例左右的病例。在埃及的木乃伊中发现了这种蠕虫，3500多年前写在纸莎草纸上的医学论文中清晰地描述了这种疾病。有趣的是，其治疗方法从那时起就没有变过：找到虫子的末端，然后将其慢慢地缠绕在一根棍子上以移除。需要非常温柔地进行，以免弄断虫子，因此可能需要几周才能拔出来。缠绕在棍子上的虫子所形成的意象产生了深远的预言性的影响[1]，但最特别的是，它立刻被认为是阿斯克勒庇俄斯之杖，自古希腊时代以来一直是医疗行业的象征[2]。

与病毒和细菌一样，寄生虫也在肠道内生活。在肠道进化过程中，我们的肠道免疫系统已经学会了与它们打交道。因此，这是我们开始研究肠道免疫层级的好地方，因为应对蠕虫感染的策略涉及最深和最古老的层级——上皮层。

---

[1] 摩西被告知要制作一条"铜蛇"，并用棍子把它举起来，只要看着它，人们就会对"火蛇"免疫。

[2] 阿波罗的儿子阿斯克勒庇俄斯是希腊的医治之神。他的女儿们分别是卫生女神、疗养女神、康复女神、健康女神和万能药女神。阿斯克勒庇俄斯之杖的象征常常与赫尔墨斯的象征"墨丘利的节杖"相混淆。墨丘利节杖是有翅膀的两条蛇缠绕着它。长期以来，人们一直把它与商业而不是与医药联系在一起。最初把它用作医学符号的错误是在美国出现的。不过，考虑到美国的医药已经成为一种商业形式，这也许是恰当的。

憩室6.1 "卫生假说"

20世纪末，人们逐渐意识到，免疫介导的疾病（过敏和自身免疫系统疾病）在富裕社会比贫困社会更为普遍。包括饮食、天气、纬度（和日照时长）、污染和医疗资源等在内的不同因素都牵涉其中。其间出现的一个理论是"卫生假说"，即生活过于卫生，因此缺乏某些可能通过改变免疫反应而对人体有益的生物体。斯特罗恩在1989年首次提出这个理论，他观察到第一个出生的孩子比后来的孩子更容易出现过敏反应，也更容易受到感染的影响。为了支持这一观点，一项研究显示，芬兰的1型糖尿病的发病率高于邻近俄罗斯的卡累利阿。这些人口的基因组成、文化、气候和环境实际上是相同的，只是在社会经济条件上有所不同。现在还有很好的证据表明，动物实验中，肠道细菌可以帮助其调节自身免疫反应。例如，遗传易患自身免疫性糖尿病的小鼠（NOD小鼠），在无菌环境下饲养的比正常实验室条件下饲养的更容易患上这种疾病。NOD小鼠也有基因缺陷，阻止其表面Toll样受体与细胞核交流（它们缺乏称为MyD88的TIR结构域蛋白），在正常实验室条件下它们极易患糖尿病。有趣的是，这两种小鼠的肠道菌群不同。将正常NOD小鼠细菌转移到突变NOD小鼠的肠道中可防止糖尿病的发展。这也表明，小鼠的肠道细菌组成（微生物组）是通过其Toll样受体与肠道免疫系统相互作用而形成的。有趣的是，人类肠道细菌也可以被引入到这些不同的NOD小鼠中——那些来自卡累利阿小鼠的肠道细菌似乎可以防止糖尿病的发生，而来自芬兰的小鼠肠道细菌却不能。

关于蠕虫，毫无疑问，在世界上某些疾病如哮喘和炎症性肠病罕见的地区，这类"乘客"的存在极为普遍。我们的免疫系统也会因为它们的存在而倾向于"扭曲"，因为它们可以分泌某些化学物质来抑制免疫反应并逃避被杀灭。然而，几乎没有证据表明目前的生活水平能够阻止我们感染寄生虫，多达30%的欧洲人在不知情的情况下携带一种肠道寄生虫。也没有任何证据表明这些人患慢性炎症性疾病的风险较低。此外，在临床实验中，患有哮喘或炎症性肠病的个体勇敢地摄入猪鞭虫卵，但尚未显示明确的益处。

前线：肠上皮

肠道的上皮表面具有其最古老的特征。从最早的无脊椎动物海绵和水母开始，肠道不断进化，同时保持熟悉的形式，在漫长的岁月中它失去也获得一些功能。作为最初消化化学物质的分泌部位和营养物质的吸收和新陈代谢部位，其消化和新陈代谢功能部分地授权给分支——胰腺和肝脏。衬里细胞（肠上皮细胞）保留了其专业的吸收作用，但作为肠腔环境和动物内部之间的界面，它们在免疫调节中也起着关键作用。我们也才刚刚开始意识到：肠上皮通过选择共生伴侣，一方面从根本上影响人类"共生功能体"的构成，另一方面保护我们免受侵入性致病微生物的侵害。

人类小肠内壁的特征是肠绒毛，长1~1.5毫米的指状表面突起，我们最早是在蚯蚓肠道中发现的（图6.1）。它们的作用是增加吸收表面积[①]。人类的肠道含有大约1000万根绒毛，这些绒毛使肠道表面积大大增加。因此，如果摊开来，人体肠道将覆盖大约32平方米的面积，有半个羽毛球场那么大（最近才从400平方米，即1个

---

① 大多数动物的肠道内都有绒毛。然而，来自澳大利亚的鸭嘴兽是个例外，它们只有肠褶而没有绒毛。绒毛是如何形成的，已在小鸡和小鼠身上进行了研究。令人惊讶的是，研究结果显示出两种完全不同的机制，而这两种不同的进化过程提出了相同的最佳解决方案。这是一个"趋同进化"的例子，其最终结果是相同的，但是经由不同的进化路径。

网球场的大小修正过来)。在绒毛的底部(隐窝),我们发现上皮干细胞反复分裂,其后代沿着绒毛缓慢前进,就像被放在传送带上一样,直到它们从顶端脱落,进入肠腔。这个过程需要4~5天,因此肠内膜的整个内壁每隔几天更新一次。人类的肠道每天脱落10^{11}个肠上皮细胞,重量约为500克!肠上皮细胞在绒毛的转运过程中分化成五种不同的特殊细胞类型,我们已经见过其中三种(吸收性肠上皮细胞、产生激素的肠内分泌细胞和分泌黏液的杯状细胞)。大多数细胞(约75%)成为吸收性肠上皮细胞。10%~15%的小肠衬里细胞(大肠内高达50%)变成了产生黏液的杯状细胞,大约1%的细胞变成了产生激素的肠内分泌细胞,这些激素充当化学信使,向肠道或身体发出信号。

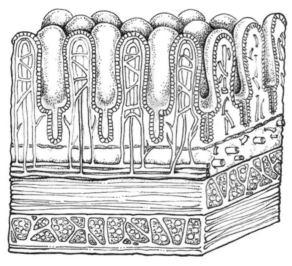

图6.1 肠壁。内部的特征是约1毫米长的指状突起绒毛。整个衬里被肠上皮覆盖。在上皮表面下是固有层,外面是两个肌肉层——环形肌肉和纵向肌肉。肠壁的这种基本结构在整个动物界都存在,从蚯蚓到人类

第四种细胞类型（占肠上皮细胞的3%~5%）是一种特化的免疫细胞，称为"帕内特"细胞即"潘氏细胞"[1]。它们只存在于小肠，朝向完全相反的方向，直到隐窝的底部，在那里它们可以存活大约一个月。直到20世纪70年代，我们一直认为这是肠道中仅有的四种上皮细胞类型，但后来发现了一些非常不寻常和不常见的细胞，每250个上皮细胞中仅包含1个。它们最初被称为"特殊"细胞是有充分理由的，它们有许多不同的名字，直到2005年才被称为"簇状细胞"[2]。在缺乏簇状细胞的小鼠身上进行的实验表明，它们在肠道对蠕虫的免疫反应中起着非常重要的作用。

簇状细胞

簇状细胞确实很特别。它们又细又长，有一簇突出的微绒毛延伸到肠腔。这些突起的底部有开口，通过微小的管子连接到细胞的蛋白质制造机器，有效地允许大分子通过一条高速公路进出细胞。

簇状细胞与神经细胞直接交流。事实上，对它们产生的分子的分析表明，许多分子与神经细胞产生的分子相似。此外，类似于神经通信的突触结构在神经末梢与簇状细胞相邻的地方很明显。神经细胞之间的这种突触是极其狭窄的间隙，微量的化学信号通过后触发新的电脉冲，使其沿着第二根神经纤维传播。簇状细胞的激活可以导致相关的神经细胞产生神经冲动。簇状细胞与鼻腔里那些感知气味的细胞和舌头上那些感知不同味道的细胞非常相似，其信号的本质很明显。令

---

[1]　以约瑟夫·帕内特（1857—1890）命名，他是一位在维也纳工作的奥地利生理学家，是西格蒙德·弗洛伊德和弗里德里希·尼采的朋友。

[2]　2017年的一项研究分析了人类肠道中单个细胞的产物。结果表明，人类肠道中的细胞种类比之前认为的要多得多。至少有8种不同类型的分泌不同激素的肠内分泌细胞和2种不同类型的簇状细胞，其中1种与神经细胞有明显的相似性。

人惊讶的是，簇状细胞本身产生的味觉感受器与舌头上的味觉感受器相同，特别是识别苦味、甜味和鲜味（咸味）时。这种味觉感受器在簇状细胞中的突变会阻止小鼠排出蠕虫，就像它们完全缺乏簇状细胞一样。

因此，簇状细胞就像肠道"味觉"细胞，能够检测蠕虫的存在，进而引发反应将其排出体外。这种反应被称为"渗出和清扫"，因为它实际上是将蠕虫从系统中清除出去。这种"清扫"是由刺激局部神经活动的簇状细胞产生的，这些神经活动协调肌肉的蠕动收缩。肠道的这些内在神经通过刺激上皮细胞分泌液体而产生"渗出"，并触发杯状细胞排出其储存的黏液。为了增加支撑肠道免疫系统的网络的复杂性，位于上皮下的神经也表达Toll样受体，因此能够感知不同的细菌产物。

黏液工厂

我们已经在早期肠道中遇到了杯状细胞，它们因类似酒杯而得名，它们的中央球状部分紧密堆积着充满黏液的囊泡。杯状细胞分泌的黏液产生了一个层，将肠道内壁与其内容物分开，同时允许必需营养物质通过。这与昆虫和八目鳗的围食膜类似，尽管围食膜包裹的是食物而不是内脏。肠道中没有一种消化酶能够化学分解黏液层的糖蛋白，从而保护肠道不被自身消化。由于邻近细胞分泌碳酸氢盐，黏液通常也是碱性的，并且在胃中类似地保护胃黏膜免受酸攻击。除了保护肠道内壁免受化学物质侵害外，黏液（部分）还将其与管腔内的细菌分隔。也许正是因为这个原因，结肠（大多数肠道细菌生活的地方）有一层厚厚的涂层，由两个可识别层组成，而小肠中只有一层。

黏液是由大量复杂的糖蛋白分子组成的，与水形成凝胶。它们在水合作用下会急剧膨胀，包裹在杯状细胞中的黏液在簇状细胞中释放出来时会有效地"爆炸"，使体积增加1000倍以上。这有点像在上皮表面打开一把伞，或者卫星在轨道上展开太阳能电池板。

这种杯状细胞可以被设想为在被触发时撒下一张黏稠的网来捕捉细菌和蠕虫。就像簇状细胞一样，杯状细胞的基底部与神经细胞有着密切的联系，神经细胞为它们提供强烈的电信号。然而，它们也可以通过固定模式识别分子检测细菌产物，以触发自身的黏液分泌。

有趣的是，在蠕虫感染期间，上皮细胞中的杯状细胞和簇状细胞的数量也会增加。这是由簇状细胞通过中间细胞（先天淋巴细胞家族的成员ILC2）发出信号，在绒毛基部分裂的肠上皮细胞转变成杯状细胞和簇状细胞，而不是吸收细胞。鉴于整个肠上皮细胞每4~5天更新一次，因此，可以在适当时间内改变其组成以提高渗出和清扫反应。值得注意的是，簇状细胞在这方面通过使用免疫细胞媒介来改变上皮细胞的命运。我们看到许多这样的例子，上皮细胞和免疫细胞的相互作用在两个方向上都起作用，这表明上皮细胞在很大程度上是免疫乐队的创始成员。沿着这些线索发现，杯状细胞不仅仅是黏液工厂，它们还分泌一种分子，阻止肠道蠕虫进食或繁殖（目前还不清楚为什么会这样）。更令人惊讶的是，它们起到双向通道的作用，使物质穿过上皮细胞进出肠腔。杯状细胞似乎还可以将血流中的环境颗粒（如柴油烟雾污染产生的颗粒）排入肠道，使之随粪便排出。另外，杯状细胞的特殊通道似乎在神经的控制下打开和关闭，将大分子递送到上皮基底膜下的免疫细胞。这有效地打破了上皮的"遏制"，允许肠道的更深层取样其内容物。

黏液基质

自最早的多细胞生物以来，肠上皮产生黏液一直是胃肠道防御的基础。黏液层不仅作为保护屏障和陷阱，而且为肠道内壁细胞分泌的分子提供有用的介质。通过这种方式，它们可以集中在肠上皮细胞旁边，而不是扩散开来丢失在粪便中。吸收性肠上皮细胞产生各种对微生物具有活性的不同的物质。

　　然而，一些肠上皮细胞已具有专门的免疫作用。这些细胞被称为潘氏细胞，它们朝着与肠上皮细胞相反的方向前进，位于绒毛之间的隐窝底部。这些特定的细胞可以通过其充盈的分泌颗粒被立即识别出来，它们感觉到肠道中的微生物，就释放特定的分子，这些分子黏附在黏液上。

───────── 憩室6.2　咸吻 ─────────

　　"如果亲吻一个孩子的额头，他发出咸咸的味道，这个孩子被诅咒了，很快就会死去"。这句古老的德国谚语预言了一种叫作囊性纤维化疾病的发现（1938年），这是一种罕见的遗传性疾病，会导致黏液变得过厚。患者无法清除胸腔内的黏液，黏液还会阻碍肝脏、胰腺和肠道的分泌物。这些患者经常胸部感染损害肺部，胰腺受损导致糖尿病和消化酶分泌不足，以及肝硬化。多达十分之一的患有这种疾病的孩子在出生后不久会出现肠梗阻。

　　这种情况是由单个基因的突变造成的。发生疾病需要两个基因拷贝的突变，大约每25个欧洲人中就有1人携带一个突变。该基因编码一个跨膜氯化物泵——囊性纤维化跨膜调节因子。囊性纤维化跨膜调节因子存在于肺部和整个肠道的上皮细胞中，有助于将氯离子泵入管腔。在返回上皮时，氯离子与碳酸氢盐交换，使黏液更具流动性。囊性纤维化跨膜调节因子中的缺陷降低了这种交换，导致黏液变稠。它还阻止了汗腺吸收盐分，从而造成"咸吻"——可通过测量汗液中的盐分含量来检测。现代治疗囊性纤维化的方法极大地提高了患者的平均预期寿命，从1960年的6个月到2010年的40岁。

潘氏细胞分泌的蛋白质带有一种独特的古老气息。其中最古老的是一种叫作溶菌酶的酶，它存在于细菌、植物以及动物体内，眼泪、唾液、母乳以及黏液中都有它的身影。它的抗菌特性早在1909年就被发现了，但是在1922年才被抗生素青霉素的发现者亚历山大·弗莱明命名。这也许并非巧合，因为溶菌酶对细菌的作用类似青霉素。青霉素可破坏细菌细胞壁的合成，而溶菌酶则可分解细菌细胞壁的多糖分子，导致细菌的毁灭。潘氏细胞分泌到黏液中的另一种酶叫作磷脂酶A2，对大多数动物来说也很常见。它可以分解细菌膜上特定的磷脂来杀死细胞，杀伤力非常强大。它也被发现集中在毒蛇的毒液中，并且导致被蛇咬后的大部分疼痛。

潘氏细胞还分泌凝集素，作为成孔毒素识别细菌表面分子，并聚集在细菌表面形成致命的孔。潘氏细胞还产生肠凝集素，这与在青蛙、鱼类和早期脊索动物（如文昌鱼）身上发现的凝集素非常相似。它们的作用是凝集细菌，防止细菌入侵上皮。有趣的是，没有一种凝集素具有补体结合能力，而补体似乎并不是肠道的主要参与者，没见在哪里起过作用。事实上，被发现唯一有意义的补体家族蛋白是抑制补体激活的蛋白，大概是那些通过溃疡等受损部位从血液中渗入肠道的成分。

潘氏细胞还与另一种分泌物——防御素有关，后者作为成孔毒素和凝集素样物质所发挥的功能各不相同。其中一种防御素甚至连接在一起形成纤维，诱捕细菌，就像变形虫的黏性网一样。防御素可能比典型的模式识别凝集素更古老，可通过携带强正电荷来识别细菌目标，将它们吸引到细菌细胞的负电荷表面。防御素的释放是由潘氏细胞表面的Toll样受体触发的，这些受体检测微生物模式。防御素的近亲在自然界广泛存在，例如雄性鸭嘴兽后腿上的刺所产生的毒液和响尾蛇的毒液。

遏制威胁：肠道屏障

吸收性肠细胞通过维持肠道与肠腔之间的连续分离层来构建对入侵微生物的最后一道防线。这些细胞都通过特殊的连接蛋白连接在一起，这些连接蛋白就像拉链，为液体、盐离子以及微生物的通过制造障碍，否则这些微生物可以利用细胞之间的间隙作为通往内部的通道。然而，细胞之间的连接处可以被打开，这是"渗出和清扫"的一部分，使液体以冲洗的形式流入肠腔（图 6.2）。

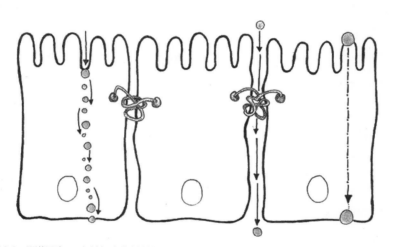

图6.2　肠道屏障。正如被细胞膜束缚的细胞存在"遏制悖论"，细胞仍然需要允许物质进出，在生物体层面，上皮也是如此。相邻的肠细胞被称为紧密连接蛋白的特殊蛋白质连接。这些蛋白质连接到细胞的内部支架，它们的渗漏可以从细胞内部调节，以允许液体和小分子进出。物质也可以通过转胞吞作用穿过细胞——细胞一侧的内吞作用，囊泡被运送到另一侧，在那里其内容物通过胞吐作用释放出来（图左）。大分子可以通过与专门的转运蛋白结合而跨越细胞（图右）

保持上皮屏障完好无损至关重要。随着潜在的危险生物体和化学物质涌入体内，任何破坏都可能导致严重的感染。然而，肠上皮细胞与其他细胞没有区别，在细菌入侵的情况下，细胞死亡的自杀程序都是最后手段。这可能会适得其反，因为在防御墙上打开了一个缺口。由于这个原因，肠上皮非常小心地控制着细胞凋亡，已经进化出来许多机制以迅速弥合这个缺口，包括使相邻细胞从基底膜上分离，并具有在这个过程中横向扩散的能力。上皮细胞之间缺乏接触也会导致它们分泌生长因子并做出快速响应。有趣的是，结肠和小肠中的肠细胞在经历细胞凋亡时的反应是不同的。小肠上皮细胞利用细胞凋亡来排出侵入性细菌，但结肠细胞实际上产生高水平的凋亡内部抑制剂，以防止细胞自杀。这可能是因为结肠中的细菌比小肠中的细菌数量更多，以及大范围细胞损失可能会造成可怕的后果。小肠和大肠在调节细胞死亡方面的差异可以很好地解释为什么癌症（细胞生长失调，凋亡水平降低的结果）经常发生在结肠而很少发生在小肠[①]。

为了防止黏膜上皮细胞产生间隙，肠上皮细胞学会了一些技巧。肠上皮细胞通常呈方形，而不是感染期间取样看到的高而薄的柱状。虽然我们过去认为这是微生物破坏的结果，但事实证明这只说对了一半。肠上皮细胞实际上已经进化出一种防御手段，挤出一些细胞物质，以便排出不想要的入侵者和它们造成的伤害。当感染被清除后，这些变薄的柱状肠上皮细胞可以在几个小时内恢复正常的形状！

肠上皮细胞携带许多酶，其中一种被称为"碱性磷酸酶"。它似乎对细菌膜中的某种特定形式的脂质有直接作用。细胞表达的量与肠道内的细菌量相关，给肠道感染的动物补充碱性磷酸酶有助于它们更快恢复。虽然这种酶被发现嵌在肠细胞膜中，但它以细胞表面出芽的微小膜泡的形式分泌到肠腔中。这些膜泡形成于细胞表面微小突起的尖端（微绒毛），像冰柱上的小水滴。这种富含碱性磷酸酶的气泡在黏液中高浓

---

① 在英国，每年报告的小肠癌病例只有300例，相比之下，每年有超过 40 000 例被诊断为结肠癌（使其成为英国第四大常见癌症）。尽管小肠占胃肠道长度的75%以上，肠黏膜表面积的90%以上。因此，就表面积而言，结肠上皮癌比小肠上皮癌常见约1000倍。

度存在，它们聚集细菌以防止细菌侵入细胞，并且直接攻击细菌细胞膜以杀死细菌。

肠上皮细胞也能感知肠道内容物，因为它们表达大量的细胞表面分子，包括Toll样受体，以识别外来的和潜在的威胁物质。它们还可以通过分泌大量的化学信号分子作为预警信号，吸引特定的免疫细胞到达肠黏膜微生物破坏的位置。它们分泌的白细胞介素的特定混合物可能与威胁的性质有关，从而使肠上皮细胞能够针对入侵做出适当的反应，就像"110"紧急呼叫警察一样。

因此，肠道最古老的部分——肠道的上皮细胞已经形成了一套广泛的机制来处理不想要的乘客。然而，我们应该再次牢记，这只是免疫系统功能的一部分，因为同样的机制为所需的共生细菌打造一个平衡的环境。肠上皮细胞、杯状细胞和潘氏细胞分泌的所有抗菌蛋白似乎都促进了肠道内特有微生物群的发展，而不是简单地对其进行消杀。

前线巡逻：神秘的上皮内淋巴细胞

IEL即"上皮内淋巴细胞"[1]，是一种免疫细胞，在肠上皮细胞所在的基底膜和肠腔之间的单层细胞（约0.02毫米厚）上巡逻。我们体内有大量的上皮内淋巴细胞，数量在500亿～1000亿，占体内所有T细胞的60%以上，它们在肠上皮细胞中的比例为1：10。大多数上皮内淋巴细胞是T细胞，而且以细胞毒性T细胞为主，具有直接杀伤的能力。然而，上皮细胞是一个名副其实的淋巴细胞大熔炉，存在大量不同类型的

---

① 19世纪的显微镜学家最早发现了上皮内细胞，韦伯于1847年对其进行了描述。科学家认为上皮内淋巴细胞在上皮细胞中起滋养作用。也有人认为，肠道是淋巴细胞的坟墓，是身体通过肠道处理淋巴细胞的方式。最近证据表明，淋巴细胞在胸腺中培养失败（通过产生识别"自我"分子的受体）被选择性地运送到肠道。因此，肠道作为处理淋巴细胞场所的理论可能并不是一个愚蠢的观点。

淋巴细胞，许多上皮内淋巴细胞是老版与最新版共存，它们包括自然杀伤细胞，其中一些也有T细胞受体，因此被称为自然杀伤T细胞。后者通常携带一种T细胞受体原型，这种受体是固定的而不是可变的，就像重组的免疫大爆炸之前的模式识别分子一样。上皮T细胞群也富集于携带老版T细胞受体（γδ受体）的细胞，而不是更现代的αβ受体。几十年来，我们几乎不知道上皮内淋巴细胞是做什么的，也不知道它们是如何做到的。但在过去的几年里，我们慢慢发现，这些细胞在肠上皮细胞的狭小空间里构成了自己独特的、独立的免疫系统。

尽管在上皮细胞内存在着令人眼花缭乱的各种不同类型的上皮内淋巴细胞，但是可以将它们分为两种主要类型——自然型和诱导型。即使在没有细菌的情况下，也可以发现自然型上皮内淋巴细胞。例如，在无菌环境中长大的小鼠肠道中，喂养的基本营养素不能被免疫系统识别（这需要大分子模式特征）。这些通常是更古老的淋巴细胞种类（自然杀伤细胞、自然杀伤T细胞和γδT细胞）。在大多数情况下，它们识别细胞内的分子，这些分子只有在损伤后才会释放出来，或者在"应激"细胞的细胞表面表达。这些信号的检测上调了上皮内淋巴细胞中的自然杀伤细胞功能，然后悄悄地发送到受影响的肠上皮细胞，同时分泌生长因子刺激附近的细胞分裂并缩小防御的差距。通过这种方式，自然型上皮内淋巴细胞可以巡视上皮细胞，清除受损的、病毒感染的或恶性细胞，同时维持肠道屏障功能。

诱导型上皮内淋巴细胞是指那些对感染有反应的细胞，如果感染再次发生，它们会以记忆细胞的形式存在于上皮细胞中，并产生快速的反应。它们的受体能够识别针对微生物朋友、食物或敌人的分子，并随着时间的推移逐渐积累。上皮内淋巴细胞携带特定的表面分子，这些分子与上皮细胞相互作用，一旦它们穿过基底膜，就会停留在上皮细胞内很长时间。因此，诱导型上皮内淋巴细胞的T细胞受体代表过去经历的特定食物和感染的记忆。

　　大多数上皮内淋巴细胞从胸腺进入肠道，在那里它们接受训练。有趣的是，大多数自然型上皮内淋巴细胞实际上是"叛徒"——它们经常识别自我分子模式，这些模式应该执行"自我毁灭"，但它们被放逐到肠道。同样，一小部分自然型上皮内淋巴细胞可能直接来自骨髓，绕过胸腺，在肠道内部完成发育，与肠黏膜的原始功能相呼应。

　　肠上皮细胞中的大量上皮内淋巴细胞共同提供了一系列的免疫作用，从管理、维持上皮细胞的完整性到识别和应对外来入侵者的威胁。现在看来，它们甚至通过调节肠内分泌细胞产生的肠道激素的表达来影响我们整个身体的新陈代谢和食欲！

在后方

　　表层下的肠黏膜是一个更加狂热的活动场所，有着来往于前线的双向流动。这个位于上皮和肌肉层之间的区域称为"固有层"，或者肠道的"固有层"①。在这里发现了小血管，它们是将氧气输送到肠道的高速公路，并在"门户"系统中将营养物质从肠道输送到肝脏。这些血管内壁有特定的"自动导引"标签，用于结合免疫细胞表面的分子，这些分子帮着将营养物质导向肠道。通过这种方式，它们有效地"在正确的站点下车"，而不是继续它们的循环之旅。

　　固有层中的其他血管状结构将淋巴液（或组织液）带离肠道。通过肠上皮吸收的大脂肪分子也通过这个途径排出，而不是通过血管，并绕过肝脏。

　　固有层是一个国际性枢纽，各种各样的免疫细胞作为免疫管弦乐队

---

① 　第一次有记录的使用术语"固有层"可以追溯到 20 世纪 30 年代。

成员，而不是上皮细胞的精选群体。体内大约四分之三产生抗体的B细胞都在这里。整个T细胞包括辅助性T细胞和细胞毒性T细胞，以及自然杀伤细胞等都在这。还有一些特化的原始T细胞表达 α β T细胞受体，这些受体是固定的，就像无脊椎动物识别分子模式一样。这些细胞识别出一定范围的分子，这些分子是细菌在加工维生素时产生的，因此可以对它们的存在提供早期预警。这种细胞称为"MAIT"细胞[1]（黏膜相关不变T细胞），占固有层细胞的近10%，在血液循环中也有发现。

在固有层中还发现了支持免疫机制的全部范围，包括巨噬细胞和树突状呈递细胞。所有这些狂热活动都与肠道内容物直接相关，尽管有上皮屏障的限制。为了"取样"管腔内容物，一些巨噬细胞实际上穿过基底膜和衬里细胞发出细小的延伸。这被比作潜艇的潜望镜，用来观察表面上发生了什么。微粒被吞噬并通过细胞返回到底层固有层，在那里它们被重新输出，有效地传递给邻近的树突状呈递细胞。同样，杯状细胞也可以提供通道将大分子偷运过上皮边界。相反方向的免疫传递包括由固有层中的B细胞产生的大量IgA抗体。这种抗体设法通过基底膜，在那里它被肠上皮细胞的特定受体接收，并通过细胞物质运输，分泌到管腔表面。通过这些方法，使固有层的潜在免疫系统能够感知并与肠道内容物相互作用。

危险！雷区

在固有层中发现了另一种具有重要免疫功能的细胞，这就是肥大细

---

[1] MAIT 细胞于 1999 年首次被描述。它们识别的细菌产物来源于分解的维生素 B_2（核黄素）。MAIT 细胞识别的分子并不呈现在标准的 MHC 分子上，而是呈现在称为"MR-1"的类似蛋白上。

胞①。肥大细胞充满颗粒，通常位于血管附近。最初发现时，被认为含有营养成分，具有营养功能，德语"肥大"与营养或哺乳有关。然而，事实证明肥大细胞并没有这样的作用。它们储存预先形成的化学物质，这些化学物质通过脱颗粒从细胞中迅速释放，并作用于局部。本质上，它们就像手榴弹或地雷，一触即发，随时准备爆炸。

肥大细胞的功能我们已经很清楚了。例如，皮肤中的肥大细胞释放的组胺导致瘙痒性红斑（荨麻疹），我们将其与过敏性皮肤反应联系起来。在鼻子和眼睛中释放的组胺会引起瘙痒和打喷嚏，就像经历花粉症一样。我们中的许多人会在某个阶段服用抗组胺药来控制这些症状。在最严重的泛发性肥大细胞脱颗粒的情况下，会发生严重的过敏反应，舌头和气道肿胀，导致因低血压而引起的气道收缩和窒息。

肥大细胞可以被许多不同种类的刺激物触发脱颗粒。这些可以是化学物质例如蛇毒，也可以是与吗啡相关的药物。热、冷、阳光或运动等物理诱因也能激活肥大细胞，有些人甚至在冷水淋浴后会出现荨麻疹。此外，肥大细胞通常与神经功能密切相关。

肥大细胞颗粒中的组胺和其他强效化学物质作用于血管，使血管扩张并使其渗漏，这就是我们看到的过敏性皮疹肿胀和发红的原因。这也是过敏反应导致血压严重下降的原因。在局部层面，这允许血液中的化学物质和细胞进入组织，导致免疫增强物的涌入。除了组胺之外，肥大细胞还释放能够分解蛋白质的消化酶，人们认为这些酶可能已经进化到能够破坏蛇毒或蝎毒。这些酶还可以松弛结缔组织，从而减轻免疫细胞和抗体自由渗透的能力。一种叫作肝素的抗凝成分可以防止小血管中由于免疫激活而形成血凝块；白细胞介素化学信使可以改变免疫细胞的行为。

---

① 最早描述肥大细胞的又是保罗·埃利希，这要归功于他使用的染料。因为细胞中存储的化学物质不同，这些染料能显示不同的血细胞群。他在 1879 年的博士论文中描述了他的发现。

类似肥大细胞的细胞在自然界中可以追溯到最早的脊索动物。然而，过敏反应只是在过去2亿年左右的时间里发展起来的，因为它们是由肥大细胞与抗体的相互作用介导的。肥大细胞表达一种表面受体，可结合IgE抗体的尾部。正如我们看到的，抗体尾部充当适配器，以允许抗体另一端的可变受体识别分子诱导不同的反应。因此，IgE抗体通过用尾部黏附在肥大细胞上，留下它们的可变结合位点向外粘连。当被细胞表面的两个不同的IgE分子特定地识别，使它们靠得更近，就会触发肥大细胞。在肥大细胞上发生100个这样的交联事件将会导致脱颗粒[①]。

这是一个非常有效的启动免疫系统的方法。IgE抗体可能在低水平接触潜在威胁后形成，并覆盖在肥大细胞表面长时间停留。这些肥大细胞地雷被"武装"起来，随时准备在再次遇到威胁时戏剧性地爆炸。在肠道中，这种方法对蠕虫的"渗出和清扫"反应最为有效。液体从渗漏的血管中流入肠腔，在一阵腹泻中将入侵者冲走。

智能结构

人类想出的任何聪明的想法通常都已经存在于自然界中，而经过了这么长时间的进化，肠道已经真正掌握了"智能"结构的概念。产生肠黏膜结构的细胞确实很聪明，不仅仅是构建，事实上，它们协调着肠道许多不同的活动。

支架基质是固有层上皮的基础，由结缔组织的纤维组成，将固有层连接在一起。产生这种相互连接的链状结构的细胞被称为成纤维细

---

① IgE仅代表体内整个抗体库的0.005%。由于它与肥大细胞相互作用，一般认为它在免疫和过敏反应中起着特殊作用，因此被认为是免疫军械库的补充。然而，最近证据表明，其更古老的目的是"家务管理"，预防癌症，并在细胞死亡后进行清理。这再次证明，免疫系统的主要作用不是防御。

胞，但是那些排列在肠道隐窝内的细胞还具有肌细胞的特征，因此被称为"肌成纤维细胞"。肠道肌成纤维细胞处于上皮和固有层之间的理想位置，分泌一系列不同的化学信使，在局部作用于基底膜两侧的邻近细胞。就像一个智能结构，它们不是简单地构建肠黏膜，还与外部上皮和内部固有层相互作用，这是由于它们处在二者之间。

这些智能细胞具有感知环境的能力——使用我们已经熟悉的简单细胞表面模式识别分子。它们携带的Toll样受体，可以识别细菌成分或受损细胞内释放的物质。如果这些成分或物质被肌成纤维细胞检测到，那就意味着上皮细胞的内壁出了问题。作为一种反应，它们分泌化学物质刺激上皮细胞增殖，以密封漏洞。不仅如此，它们还可以识别存在的特定威胁（无论是病毒、细菌还是蠕虫），并向正在分裂的上皮细胞发送信息，以改变其命运，并调整不同肠细胞的比例构成。这是它们在"结构"方面的影响。

在分离上皮和固有层的基底膜的另一侧，肌成纤维细胞也直接引起免疫反应。我们以前遇到过树突状呈递细胞作为免疫管弦乐队的指挥。然而，合奏团演奏时选择的音乐可能是由与树突状细胞相互作用以改变其行为的肌成纤维细胞决定的。似乎即使是指挥家（树突状细胞）也不能选择它的管弦乐队演奏的曲目，尽管它是最专业的指挥家。在肠道中，我们曾错误地认为肌成纤维细胞只是音乐厅的建造者，其实它们可以选择演奏哪些曲目！

补丁：最新更新

毫不奇怪，我们对肠道免疫系统最新的进化情况了解得最多。事实上，我们对免疫的大部分理解都与这些最表层的免疫系统有关，只是在过去15年左右，我们才开始意识到古老机制的重要性。这些最新添加的成分包括T细胞和B细胞的经典可变免疫受体以及所有与之相关的机制。然而很明显，肠道免疫系统在没有这些"附加物"的情况下也能正常工作，因为它们只是在过去1亿年左右的时间里进化而来的，而鱼类、两栖动物和爬行动物（更不用说脊椎动物）则缺乏所有或其中的大部分。

1677年，一位名叫约翰·派尔①的瑞士解剖学家描述了肠壁散布的椭圆形或圆形结节，这些结节肉眼就能清楚地从内表面看到。人类小肠中有大约100个这样的结节，每个直径2~3厘米。由于当时还没有免疫系统的概念，派尔认为这些"淋巴集结"是分泌消化液的腺体。事实上，它们是早在2000年前就被首次描述为淋巴系统的一部分，并且与其中的淋巴结有明显的相似之处。我们现在仍然把可感知的和柔软的淋巴结（例如与喉咙感染有关的颈部淋巴结）描述为"肿大的腺体"。

派尔集淋巴结（即派尔结）充满淋巴细胞，并有活跃的生发中心，在那里B细胞被指示产生高亲和力的抗体。它们通过固有层延伸到黏膜表面，绒毛的指状结构被光滑的圆顶形取代。覆盖的上皮细胞也不同寻常，分泌黏液的杯状细胞被特殊分化的"M"细胞取代（M代表微褶皱，因为它们的表面外观缺乏正常上皮细胞的小而多毛的微绒毛）。M细胞通过颗粒和微生物的吞噬作用有效地取样肠内容物。然后，它们将这些细胞穿过上皮细胞运送到下面的派尔结，这些淋巴集结富含树突状呈递细胞，能够引导特定的免疫反应。

就像我们在第五章中遇到的淋巴结一样，B细胞在派尔结内接受培

---

① 约翰·康拉德·派尔（1653—1712）出生于瑞士的沙夫豪森。他在巴黎和巴塞尔学习医学，然后回到家乡当医生，同时也与两位同事一起进行研究，组成了"沙夫豪森三人小组"。这三个人中的一个，约翰·布伦纳发现了小肠上部（十二指肠）的腺体，这些腺体确实与分泌消化液有关，所以派尔认为他发现的淋巴结节也起到了消化作用就不足为奇了。派尔1677年在《解剖学运动——腺体医学》发表了他的研究成果。尽管这些结构与派尔的名字联系在一起，但它们最早可能是在1645年由意大利外科医生、解剖学家和哲学家马可·奥勒留·塞维里诺（1580—1656）注意到的。

训，能够产生抗体来抵抗树突状细胞呈递给它们的细菌表面分子。然而，与通常淋巴结B细胞产生的IgG抗体不同，在派尔结中，它们被专门训练产生IgA抗体，这种特殊的黏膜抗体被分泌到肠道。这些B细胞可以继续存在于派尔结中，但是价值有限，因为受过训练的B细胞和它们的抗体才确实需要在整个肠黏膜中传播。为了在肠道中广泛传播，它们首先必须离开肠道，通过淋巴液或组织液排到标准淋巴结，然后进入血流。血液循环提供了进入整个肠道的途径。

然而，肠道只想要回那些它在派尔结中培养的细胞，因为这些细胞正在产生特定的抗体。它并不只是想要从循环血流中随机收集产生抗体的细胞。它以一种非常巧妙的方式达到了这个目的。当B细胞通过引流淋巴结进入血液时，被指示产生表面蛋白，这些蛋白质能够感知仅由肠道分泌的化学物质。它们还制造"归巢"受体，与存在于肠道固有层的血管内壁中的特定分子结合。通过这些受体的参与，细胞黏附在肠道血管上，然后穿过血管进入固有层，通过感知肠道特定的归巢信息而被吸引。细胞的这种化学吸引力使它们聚集在一起，类似于变形虫中细胞的聚集。

虽然派尔结是肠道免疫系统的前沿运作基地，但引流淋巴结才是总部。令人惊讶的是，将淋巴细胞送回肠道前线的归巢机制是特定的，因为淋巴细胞起源于那里，所以回流到结肠和小肠的循环是完全分开的。打开淋巴细胞归巢信号的分子开关似乎是维生素A的一种衍生物，称为维甲酸。它是由随淋巴细胞迁移回引流淋巴结的树突状细胞产生的。然而，它们反过来被固有层的肌成纤维细胞刺激产生维甲酸，这是这些细胞如何控制免疫乐队指挥家树突状细胞的一个明显例子。

———————— **憩室6.3　扁桃体，门户守卫者** ————————

在我们喉咙的后面，舌头的两侧，以及由上腭构成的拱形支柱上就是扁桃体，或者更准确地说，是腭扁桃体。长期以来，扁桃体一直被认为是一个易发生反复感染的部位，而且有点麻烦。在过去50年里，切除扁桃体几乎成了常规手术。

腭扁桃体构成了免疫系统的一部分，包括位于舌后的扁桃体、位于鼻后咽部的腺样体以及中耳咽鼓管开口处。扁桃体守卫着肺部和肠道的入口。这个位置也具有重要的进化意义，所有的免疫层都混合在它们的结构中。最近证据甚至揭示了胸腺样的作用，因为扁桃体已被证明是T细胞发育的部位。

与派尔结不同，扁桃体不是被腺体吸收性上皮覆盖，而是被一层更像皮肤的分层保护内衬覆盖。它也同样专门用于允许物质和生物体进入，使底层免疫系统可以采样以引发免疫反应。类似于派尔结，扁桃体中含有生发中心，用于培训B细胞产生抗体，包括一种称为IgD的特别古老的抗体。最近研究表明，这种抗体与IgE在肥大细胞脱颗粒中的作用相似，并且可能在鱼类等缺乏IgE的生物中发挥这一作用。

虽然扁桃体的作用是训练和启动免疫系统，以抵御可能侵入上呼吸道的生物体，但扁桃体切除术似乎没有任何显著的不良后果，表明其作用一定程度上是多余的，尽管喉部脓肿在接受这种手术的人中略显常见。有趣的是，扁桃体切除术后，牛皮癣的发病似乎有所改善。

时间层次：实践中的肠道考古学

通过观察肠道免疫系统的不同部位：上皮、固有层、淋巴结和派尔结，可以看出我们是如何从古老推向最近的。现在退后一步，看看已经发现的地层，就像考古学家在剖面上看壕沟的层次一样。这样我们就可以沿用一个神经科学家创造的以描述大脑各个部分的分类法——"古"（最老）、"原始"和"新"（现代）。虽然这种分类可以用来定义时间上的主要层次，但我们发现每个层次都有多层，可能会模糊不清。这种层次的模糊是预料之中的事情，并不会削弱我们对于肠道的考古挖掘或者重写本的类比。

"古"肠道免疫系统包括肠道内壁细胞：产生直接作用的抗菌化学物质（如碱性磷酸酶）的吸收性肠上皮细胞，产生黏液的杯状细胞（覆盖上皮细胞并捕捉微生物），以及专门分泌固定模式识别分子（如凝集素和成孔毒素）的潘氏细胞。

"原始"肠道免疫系统是一个广泛的层，由许多基质组成，包含肥大细胞、结构性肌成纤维细胞和早期类型的淋巴细胞等细胞类型。其中包括先天淋巴细胞和自然杀伤细胞，以及早期形式的T细胞（带有不变或固定的受体或 γδ 类型的T细胞受体）。"原始"肠道免疫系统在上皮内淋巴细胞内很明显，存在于固有层内。

"新"肠道免疫系统是派尔结和肠系膜淋巴结的现代附加物，它们有效地黏附在肠道上。包括产生高度进化的B细胞反应装置，产生高亲和力的IgA抗体的特化"微褶皱"细胞，以及包括上皮内诱导型上皮内淋巴细胞在内的细胞毒性 T细胞应答。

虽然在我们的肠道考古研究中，肠道的免疫机制可以明显在时间层次上分离，但是我们不要混淆，并期望它们也会在肠道内实现空间分离。尽管如此，这在一定程度上确实发生了，因为最古老的"古"免疫机制集中在上皮层（原因在本书第一部分中提到），现代增加的"新"免疫系统则体现在派尔结和肠系膜淋巴结（图6.3）。

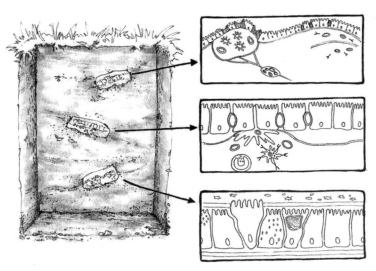

图6.3　肠道考古壕沟的主要地层。最低（最古老）的一层包括"古"肠道免疫系统。这里可以看到上皮细胞本身和肠上皮细胞的防御功能。其中包括产生表面黏液的杯状细胞；分泌防御素以控制微生物种群的潘氏细胞；像味觉细胞一样品尝入侵者的簇状细胞；以及吸收性肠细胞本身，在其表面产生酶（包括碱性磷酸酶）并表达 Toll 样受体以检测威胁。

中间层（"原始"肠道免疫系统）包括在肠细胞之间活动的自然型上皮内淋巴细胞，它们发挥内务管理作用；以及巨噬细胞和树突状细胞，它们通过上皮细胞向外推进，从肠腔内收集分子。在这里我们发现了中间类型的淋巴细胞，包括那些缺乏高度可变受体的淋巴细胞（先天性淋巴细胞和自然杀伤细胞）或表达不变的 T 细胞受体（如黏膜相关不变 T 细胞和自然杀伤 T 细胞）。我们还发现固有层的免疫细胞，如巨噬细胞、肥大细胞和嗜酸性粒细胞。

上层（"新"肠道免疫系统）是现代淋巴细胞的附加物，具有高度可变受体的 B 细胞和 T 细胞。在这里，我们发现派尔结与肠膜系淋巴相连接，其中含有训练产生抗体的 B 细胞的生发中心，这些细胞从淋巴结再循环到肠道中

大分裂

当我们仔细观察肠道免疫系统的进化阶段时，会再次想起那条像地质断层一样贯穿所有时间层的巨大裂缝，似乎一直延伸到我们挖掘的最深处。这种分裂将抗体介导的免疫反应的"可溶性"一侧与细胞介导的细胞毒性反应分离开来，在现代的上层地层中表现为B细胞和细胞毒性T细胞功能的分离。在肠道考古挖掘的中间层中，我们看到，在缺乏高

度可变的B细胞和T细胞受体的细胞类型中，也有同样的功能分离，如自然杀伤细胞和其他先天淋巴细胞亚群。这种分裂甚至在无颌鱼（七鳃鳗和八目鳗）的独立谱系中也很明显，它们最后一次与我们有一个共同的祖先是在5亿多年前。尽管没有进化出免疫球蛋白超家族可变受体（抗体和T细胞受体），但它们自己的富含亮氨酸的重复序列可变受体清楚地分为抗体样和T细胞样功能。正是在肠道考古壕沟的最底层，我们看到了裂缝的起源，它来源于克服遏制悖论的两种基本手段：吞噬和成孔。随着时间的推移，不可避免地会有一些交叉。例如，抗体和补体不仅促进吞噬作用，还将成孔分子和细胞毒性细胞吸引到靶标上。然而，B细胞和细胞毒性T细胞作用的分离显然可以追溯到遏制悖论的两个独立解决方案。

第一部分揭示的肠道和营养的故事与在第二部分中免疫系统的故事紧密地交织在一起，可以追溯到单细胞吞噬作用"进食"的起源。正是由于肠道的古老性，才使其在"古"和"原始"免疫系统中得到充分发挥，并使其成为免疫系统进化的重写本。我们最初对现代"新"免疫系统的关注，仅仅是因为可以轻松地研究血液中更容易获得的成分，这些成分丰富了最近的免疫创新。只有从"肠道考古"的角度回到肠道，我们才逐渐揭开免疫系统的复杂性，并揭示疾病的机制——不仅是肠道本身，而且是整个免疫系统。这个探索的旅程实际上只是在25年前才开始，还有很多东西需要学习。通过这种方法获得的新知令人兴奋，我们刚刚踏入医学新时代的大门。

第三部分
|肠道考古|

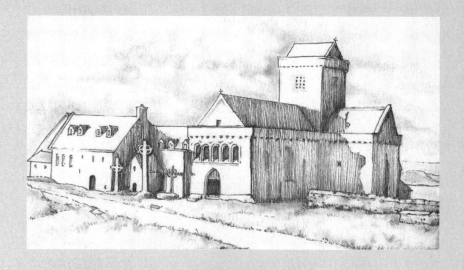

苏格兰爱奥那岛上的修道院

"意识的三位一体首先是物理与天文学，其次是生物学，
再次是考古与历史学。这三者有助于揭示环绕这个世界的许多谎言，
数千年来，这些谎言几乎淹没了这个世界。"

——吉尔伽美什·纳比尔

引言

苏格兰西海岸外有一个偏远的多岩石岛屿。它的最高点离海面不到100米，低洼的泥炭沼泽几乎不能阻挡大西洋风暴的袭击。它是赫布里底群岛众多岛屿中的一个。即使在夏季，温度也很少超过15℃，年降雨量超过1英尺（约30厘米）。只有大约120名吃苦耐劳的岛民长年居住在那里。到达该岛的渡轮在恶劣天气下经常被取消。然而，每年约有15万人前往这个不太可能到达的目的地，许多人一次又一次重复造访。

我年轻的时候第一次体验到了爱奥那岛的魔力，它是内赫布里底群岛的宝石。一场西南风暴在海峡掀起巨浪。海浪拍打着船舷，溅起水花，把我们这些挤在露天甲板上的人都浸湿了。当坡道下降到滑道上时，我们必须小心计算离开的时间。这艘船一次又一次地被撞出码头，需要熟练的操纵才能使它调转过来，而且，在波浪扫过浮动码头之间只有宝贵的几秒钟来冲向陆地。我可以发誓，船上的一个同伴被绳子拴在港口栏杆上，以避免在帮助乘客时被冲走——而这可能只是我在当时的戏剧化记忆中的一个片段。我挣扎着穿过暴雨，顶着震耳欲聋的狂风到达岛上的修道院教堂。门在我身后"砰"的一声关上了，暴风雨在外面肆虐。当我静静地站在那里，水滴滴落在石地板上时，我立刻明白了为什么这个地方对很多人来说如此特别。

在后来的一次造访中（天气相当好），我坐在岛上最高处俯瞰修道院。傍晚的霞光把邻近莫尔岛的花岗岩染成深粉红色，而足够的阳光仍留在白色的沙滩上，使海水变成了翡翠色。在我身后是青铜时代的遗迹。山脚下，考古学家们发掘出了可以追溯到圣科伦巴时代的木质碎片，他于公元563年来到这个岛上。

人们很容易相信，爱奥那岛先天的灵性已经共鸣了几千年。彭布罗克郡卡恩利迪山顶上的景色也强化了这种感觉，这座小山顶上坐落着青铜时代的墓地，俯瞰着圣大卫大教堂。人们很容易迷失在凯尔特神秘主义的浪漫理想中，而且不是第一个这样做的人。但是，如果我们把现代的思想和感受应用到过去的少量证据上，就犯了解释考古学以适应先入为主的想法的错误。

事实上，爱奥那岛令人惊叹的美丽与它的许多赫布里底群岛的邻居不相上下，更有可能的是，我们青铜时代的先辈们仅仅是为了生存或者从高的位置进行防御，而不是做白日梦。如果我们要寻找历史的回声，那么卡恩利迪山上的旧雷达站和刘易斯式炮台可能更符合要求。

也许我们对免疫的看法也是如此。"免疫"这个词起源于罗马时代的一个法律术语，意思是受到法律保护，即免于起诉。19世纪末，它最初在科学上的使用同样意味着排除在外、不受感染的影响。我们传统上认为它是物种在充满敌意的世界中生存的斗争。毫无疑问，这一观点受到了近代历史的影响，当时传染病是造成人类大多数死亡和痛苦的原因。随着对免疫系统作用机制的进一步了解，我们开始认为免疫系统几乎是军事化的，代表着宿主抵御大量入侵微生物的防御机制。这种观点不可避免地影响了我们的理解，我们甚至给细菌贴上了"好"或"坏"的标签，而且不理性地赋予传染性生物体造成伤害的邪恶意图。

然而，从新的角度来看，我们通过跟踪免疫系统的演变获得了一个完全不同的立场，从这个立场可以解释免疫是如何产生的。在过去的背景下，我们看到"免疫"起源于管理多细胞生物中不同细胞相互作用的规则手册。免疫有效地控制个体细胞优势，有利于整个有机体——把团队放在个体之前。单细胞生物体进化为不同细胞类型的合作集合体所发生的非同寻常的飞跃依赖于一种能力，即限制和控制它们的相对生长、协调它们的位置和功能，以及维持整个生物体的完整性。这些都是免疫系统的管家功能，构成了其基本性质和目的。

正如我们所看到的，多细胞的出现需要的不仅仅是一种带来社会凝聚力的方式，受体型的限制（"平方立方定律"），还需要功能正常的肠道。因此，免疫系统和肠道是同时出现在生命阶段的进化双胞胎。由于它们是一起成长的，肠道无法区分在其中生活的生物体和自身细胞。因此，我们可以把共生看作是多细胞的延伸和不可避免的结果，而不是生物体之间一种有意识的合作状态。免疫是合作而不是冲突！感染实际上是系统中的"作弊"行为，就像肿瘤是试图违反免疫系统监督和调节多细胞动物"内部规则"的细胞一样。

共生微生物还有一个更复杂的问题：由于生活在多细胞生物的肠道内，它们成为宿主潜在的食物来源。由于一些显而易见的原因，自从单细胞生物进化出有性繁殖，这种避免被无意中吃掉的能力成为必要。因此，免疫系统的起源不仅仅是为了区分朋友和敌人，也是为了区分朋友和食物。事实上，在最初的单细胞动物时期，免疫系统只是一种确保生物在繁殖之前不会被配偶吃掉的手段。因此，在整个进化过程中，进食、有性生殖和免疫是交织在一起的。进化出规避机制以避免变得鲁莽的微生物对宿主造成伤害，结果被误当成食物的朋友现在变成了敌人。我们已经认识到这是一种"疾病"，"免疫系统"的现代概念被限制在宿主对它的反应上。"免疫"的更大范围包括组成生物体的细胞与其乘客长期和平共处。当这个系统崩溃时，会导致由宿主发起的疾病，正如我们即将看到的。

7

第七章

此之蜜糖，彼之砒霜^①
——食物过敏和不耐受

—— 摘要 ——

本章我们将探讨食物过敏和不耐受的潜在机制。我们首先询问为什么食物过敏比过去更常见，以及肠道如何保持对摄入食物的耐受性。然后，我们通过检查最新进化机制的表层来剖析肠道考古学的各个层面。在这里，我们发现了导致食物常见过敏反应的IgE类抗体，这些抗体通过释放组胺等化学物质来引发过敏反应。然而在更深入的挖掘中，我们发现即使在没有T细胞和B细胞的情况下也可以产生过敏反应，而T细胞和B细胞的反应是由先天淋巴细胞调节的。经过深入研究，我们了解到上皮细胞和肠道中的细菌是如何影响过敏反应的，以及现代烹调方式是如何增加过敏反应的。我们考量了脱敏治疗和口服疫苗的缺点。最后，我们探讨食物不耐受可能是由于"部分"食物过敏，因为它缺乏完全反应的所有层次。

---

① 摘自古罗马诗人和哲学家卢克莱修（公元前98—前55年）的《物性论》，这是他仅存的作品。来自伊壁鸠鲁学派的卢克莱修宣扬唯物主义，反对唯心主义。这句话包含了历史文献中关于食物过敏存在的最初建议之一。

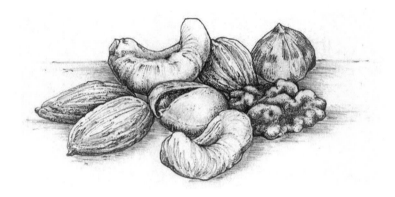

坚果

教育的最高成果是宽容。

——海伦·凯勒①

---

① 海伦·凯勒（1880—1968）在19个月大的时候患上了一种儿童疾病（可能是脑膜炎），导致失明和失聪。在陪伴了她49年的导师安妮·沙利文的帮助下，海伦通过一只手触摸物体，同时在另一只手上拼写来学习物体的名字。当人们说话时，她能够通过触摸他们的嘴唇来读唇语，并通过共鸣的桌面来听音乐。海伦后来成为了著名的演讲家和作家，并积极倡导感官障碍者的权利。

狗毛

公元前1世纪，本都王国（在现在的土耳其）的国王，在一次宴会上吃了有毒的食物而被暗杀。他的大儿子米特里达梯年纪太小，无法统治国家，因此寡居的劳迪丝王后作为摄政王登上了王位。她毫不掩饰自己支持第二个儿子继承王位的心思。当米特里达梯患上慢性腹部疾病时，他开始怀疑自己被母亲投毒，而且，她甚至可能是谋杀父亲的幕后黑手。于是，他逃离了宫廷，隐居在卡帕多西亚的荒野中。在那里，米特里达梯通过定期服用少量各种各样的毒素来增强自己的抵抗力。他甚至发明了一种由草药、树皮、树根、花朵和大约50种不同植物的树脂混合而成的药物，其中也含有少量的毒药和毒蛇肉。这种"万灵药"以他的名字命名。其配方被罗马人偷走，并被尼禄皇帝的医生安德罗马彻斯重新发明为"万应解毒药"。这种解毒药受到高度重视，可能是由于其稀有成分，只有最富有的人才能获得。内科医生埃利乌斯·加伦写了一整本关于它的书，据说罗马皇帝每天都会服用。在中世纪，威尼斯人通过海上贸易垄断了整个欧洲解毒药的销售，它被称为"威尼斯糖浆"。直到1669年法国药典上公开了它的配方，这个市场才被打开——这是医学知识自由传播的早期例子！据说奥利弗·克伦威尔为了防止瘟疫服用了大量的解毒药，但是他发现，作为一种附属作用，它治愈了他的痤疮！解毒药早在1884年就在药店销售了。

从希波克拉底时代开始，使用少量毒素来增强抵抗力甚至治愈疾病的观念就贯穿了整个医学史。一个例子就是"狗毛"：一种流行的观点认为，把咬伤你的狗的狗毛放在咬伤处可以防止狂犬病。这种说法一直流传至今，人们为了治疗宿醉而在过量饮酒后的早上喝酒！"少许伤害你的东西对你有好处"的观点在顺势疗法①中达到顶峰。在这种疗法中，有毒物质被极度稀释，然后作为治疗药物出售——尽管缺乏任何科学依据或有效证据。

然而，在看似愚蠢中往往能找到一点智慧。正如本章将要谈及的，在万应解毒药出现2000多年后，我们开始将同样的原则应用于治疗和预防普通食物似乎可能成为毒药的情况。

现在你可能会问，留在荒野中的年轻的米特里达梯是怎样建立起他对毒药的抵抗能力的？恐怕我得留下悬念，但我保证稍后会告诉你们！

瑞秋的故事

瑞秋第一次吃父亲给她的花生酱三明治是在她2岁的时候。她几乎立刻就开始哭泣，揉眼睛。她的父母注意到她的皮肤上起了一个皮疹，可能是荨麻疹，她开始抓痒。大约半小时后，皮疹消失了，但他们决定不再给她吃花生。他们知道她有过敏倾向，她的手肘前部和膝盖后部出现了发痒的皮疹，医生一年前诊断为儿童湿疹。

随着瑞秋长大，她知道要避开含有花生的食物。她的学校很好地把坚果排除在学校午餐菜单之外，她的朋友们也非常理解她。她知道哪些咖啡馆和餐馆的食物不含花生，是可以信任的。

19岁的时候，瑞秋和她的男朋友格雷格外出购物，在一家她以前去过多次的咖啡店停下来。她吃了一块不含坚果的蛋糕。二十分钟后，她在一家商店里试裙子，格雷格在更衣室外面等着。一个女人慌慌张张地

---

① 另类医疗分支"顺势疗法"是塞缪尔·哈内曼（1755—1843）1810年在他的著作《推理法》中提出的。当他服用含有奎宁的金鸡纳树皮治疗疟疾时，他显然被"同样的制剂治疗同类疾病"这一古老观念所说服。顺势疗法者认为，稀释度越高，它们作为治疗药物的效果越好。然而，科学试验未能证明顺势疗法除了安慰剂之外还有任何益处，而且它被认为是无效和潜在有害的。

跑了出来，问他是否认识里面的那个年轻女孩。他冲进去，发现瑞秋躺在地板上。她睁着眼睛，看起来很惊慌，却说不出话来，大口大口地喘着气。她的脸又红又肿，呼吸的时候发出很大的声音。就在瑞秋晕过去的时候，格雷格喊人帮忙叫了救护车。

救护人员赶到后，对她进行了胸部按压，并设法插入气管，然后将她送往医院。在急诊室，她恢复了心律，并被安上了呼吸机。不幸的是，两天后医生试图叫醒她时，很明显她遭受了严重的脑损伤，再也无法离开重症监护室的机器独立生活。瑞秋的父母和格雷格不得不做出艰难的决定，关闭了她的生命维持系统。

然而，这并不是故事的结局。瑞秋的钱包里放着一张签了名的捐献卡，明确表示她去世后愿意捐献器官。家人尊重她的愿望，因此，她拯救了另外三条生命。其中给一个人的肾脏移植使他不再需要透析。这个人离开医院一个星期后，来到一家餐馆吃饭。他感到嘴唇发麻，舌头的感觉也很奇怪。他注意到自己在喘息，他从来没有经历过哮喘，还出现了皮疹。这一切很快就过去了，这个人在门诊复查时向医生提及了这一情况。当测试他的血液时，发现他对花生有特异性IgE抗体，医生建议他在6个月左右的时间里避免吃任何坚果，然后在医生的指导下谨慎地重新开始吃坚果。医生还给了这个人肾上腺素笔，并教他在紧急情况下自己注射肾上腺素。医生又联系了照顾其他两名器官接受者的团队，他们随后接受了检查，发现这两人并没有出现食物过敏症状。

食物过敏

食物过敏似乎在遵循"西方"生活方式的社区很常见。然而，并非所有与食物有关的症状都是由过敏引起的，过敏是一种特定类型的免疫反应。过敏症的特征是形成一种特殊的抗体IgE，识别外来蛋白或过敏原的特定部分。正如我们在第二部分中了解的，IgE抗体黏附在肥大细胞表面，触发其脱颗粒，释放化学物质，比如组胺，这些化学物质会导致许多由过敏引起的症状（这也是为什么经常使用抗组胺药物缓解过敏症状）。因此，过敏是由免疫反应的抗体方面而不是细胞杀伤方面引起的。

食物过敏在儿童时期最常见。大约三分之一的父母认为他们的孩子对特定的食物过敏，但事实上，在美国，每12个1岁孩子中只有1个受影响。最常见的罪魁祸首是牛奶和鸡蛋，而对花生和坚果过敏的大约100个儿童中有1个。大多数的反应并不严重，可能只是引起眼睛发痒和流鼻涕。更严重的会导致呼吸困难，因为舌头肿胀和气道狭窄会导致喘息或哮喘。最严重的过敏反应会使血压骤降和血液循环衰竭，这可能导致猝死，在英国每年大约有10人发生这种情况。对肠道本身的影响包括痛性痉挛、腹泻或呕吐——我们在第六章中看到的"渗出和清扫"反应。

大多数孩子成年后就能有效地摆脱食物过敏，尤其是对牛奶或鸡蛋的过敏。然而，坚果过敏除外，只有五分之一的儿童会随着时间的推移对坚果"脱敏"。成年人在以后的生活中也会产生食物过敏。所谓的"口腔过敏综合征"会引起口腔、舌头和嘴唇的刺痛感，但是没有明显的肿胀或危险症状。它通常在青年时期首发，影响多达5%的人口，特别是那些已经有其他过敏症（例如花粉过敏）的人。海鲜和坚果是造成成年人严重食物过敏最常见的原因。

免疫保护伞

像瑞秋这样的故事并不常见，这在很多方面都很不寻常。由于"免疫大爆炸"，脊椎动物的免疫系统已经进化到能够识别和应对任何前所未见的新蛋白质的模式。通过这种方式，它允许生物体居住在不同的环境中，面临新的挑战，而不需要免疫分子不断进行代际进化。因此，它应将任何新食物识别为"外来"和潜在威胁，就像面对大多数致病菌一样。这当然是一个坏主意，原因有很多！免疫系统非常明智地对任何它需要的东西睁一只眼闭一只眼，尤其是食物或朋友。在这一部分，我们将其描述为免疫的保护伞，它超越了生物体自身细胞的范围，还涵盖共生伙伴以及食物。

在肠道中，消化应该会使这个过程变得容易一些。免疫系统通常能识别长12~15个氨基酸的蛋白质片段，而肠道上部强有力的消化酶能迅速将任何蛋白质进行有效分解。因此，理论上不应该存在任何能够被肠道免疫系统识别的蛋白质模式。此外，肠道内壁也应起到"遏制"的作用，阻止外来物进入，并将蛋白质从生物体内分离出来，否则免疫系统就可能检测出来。然而在现实中，这两种情况似乎都不存在。事实上，肠道是相当"渗漏"的，进食后，可以从血液中检测到相当大的食物蛋白。而且，我们大多数人甚至会对它们产生抗体[①]。那么，为什么大多数人的免疫系统会对食物产生某种反应，而只有像瑞秋这样少数不幸的人才会出现问题呢？

宽容的肠道

实际上，肠道一直进行着疯狂的免疫活动，即使在很少发生危险的食源性感染的现代世界。这种忙乱是为了能够对不受欢迎的入侵者做出快速反应的防御系统所付出的代价。本质上，肠道免疫系统会自动对它

---

① 食物 IgG 抗体在人体血液中很常见，但其临床意义值得怀疑。IgG 抗体的存在表明，一些食物蛋白质可以通过肠道进入血液，从而产生免疫反应，但这可能只代表接触了该蛋白质，但对引起症状没有任何意义。

检测到的一切做出反应：从食物蛋白质到有益细菌以及致病微生物，但它会强有力地抑制大部分的这种活动。换句话说，这是一个积极容忍的环境，而不仅仅是对不构成威胁的事物视而不见。当潜在的严重感染发生时，这种机制可以被解除，释放潜在的防御反应。通过这种方式，肠道免疫系统似乎永远处于准备状态，随时准备突袭。一个可能的类比是自动地对空导弹防御系统，该系统可以锁定包括商用飞机在内的每一架飞机，但通过识别特定的无线电信号，不会向这些飞机开火。肠道很少开第一枪——免疫抑制通常只有在肠道本身受到伤害的情况下才会被解除。

这种积极抑制免疫反应的代价是惊人的，肠道每天产生几克IgA抗体（这种抗体通常是肠道特有的，可以识别友好细菌和攻击性细菌），大约一万亿个淋巴细胞（约占人体所有淋巴细胞的四分之三）构成人体肠道的"边界力量"。相比之下，人体每个脑细胞大约对应10个肠道淋巴细胞。显然，肠道将如此多的身体能量和细胞资源投入到这种看似毫无意义的循环运动中，一定是有充分理由的。我们已经知道，所谓的"免疫"实际上是一种管家服务。事实上，处于非威胁状态的肠道免疫细胞的大部分忙碌活动可能是为了促进与体内细菌的积极关系，以及维持上皮屏障功能和修补任何渗漏。在肠道中维持一个非常活跃的免疫系统的高成本投入，是作为打破生物体"遏制"的代价，因为我们需要让营养物质进入体内。我们注意到的免疫系统活动（例如通过对抗潜在有害感染而引起症状），实际上只是冰山一角，在大多数情况下，它的活动实际上没有被注意到。

两种免疫的故事

肠道免疫更具有耐受性。在免疫保护伞下，一些新的东西很可能会被接受为生物体的一部分，而不是被怀疑对待。身体其他部位的免疫则不是这样的（怀孕除外）。以一种我们从未遇到过的蛋白质为例。如果我们吃了它，那么就会"容忍"它（即使仍然可能对它产生一种免疫反应），并没有什么坏事发生。然而，如果我们第一次遇到这种蛋白质是通过不同的途径（通过皮肤或血液），那么很可能对它产生强烈的反应，从而更有可能对自己造成伤害。真正令人惊讶的是，如果我们首先吃下这种蛋白质，然后通过皮肤或血液接触到它，我们已经对这种蛋白质产生了耐受，那么不仅在肠道中，而且在身体其他部位的免疫反应也被抑制了。在瑞秋的例子中，由于某种原因，这种"口服耐受性"在与花生相关的特定蛋白质方面被打破了。

因此，人体似乎有两套独立但共存的免疫体系，即使它们具有相同的机制和细胞类型，它们对挑战的反应也不同。肠道中的免疫系统具有更广泛的作用，它可以撑开"保护伞"保护共生细菌；而身体其他部位的免疫系统则更有可能积极回应潜在的威胁。人们或许可以把这与"遏制"的功效联系起来。因为肠道暴露在环境中而且是渗漏的；而皮肤相对不透水，具有更强大的屏障功能；血流本身则是完全封闭的。

食物还是朋友？

肠道免疫系统对食物蛋白和细菌也有不同的反应——肠道对食物蛋白的耐受性延伸到全身，而对细菌的耐受性似乎仅限于肠道本身。研究对食物和细菌的耐受性的独立机制是一个挑战，因为进食改变了肠道的细菌组成，而食物和细菌都会影响肠道免疫系统的发展，并且肠道免疫系统在出生后才会成熟！尽管如此，小鼠可以通过实验调整饲养方式，避免摄入任何大到可以被免疫系统识别的蛋白质片段，或者类似地在无菌环境中饲养，以防止它们产生正常的肠道细菌。无食物蛋白饲养的动物小肠中的T淋巴细胞很少，但结肠中的T淋巴细胞数量正常；而无菌环境中饲养的动物结肠中的T细胞数量减少，但小肠中的T细胞数量没有减少。实验表明，小肠（消化和吸收食物的地方）和结肠（储存大部分共生细菌的地方）也表现为两个不同的独立系统。小肠是食物耐受性发生的主要部位，结肠在很大程度上对细菌耐受性负责。然而，细菌也可以存在于小肠中（数量少得多），小肠的耐受机制区分可溶性分子和微生物等颗粒物。

──────────── 憩室7.1 一个关于鱼的故事 ────────────

虽然希波克拉底早在公元前4世纪就描述了人们对食物的特异质反应，但第一个有记录的明确的食物过敏例子要追溯到公元16~17世纪。托马斯·莫尔爵士在《理查三世的历史》中描述了吃草莓后出现的发痒的皮疹。比利时医生扬·巴蒂蒂斯塔·范·海尔蒙特在1662年描述了吃鱼之后哮喘发作的情况。术语"过敏"是由冯·皮尔盖和贝拉·席克在1905年创造的。1921年，海因茨·库斯特纳在德国与卡尔·奥托·普劳斯尼茨合作，这个具有里程碑意义的实验点燃了科学界对过敏症研究的热情。库斯特纳对鱼的过敏不同寻常，只在吃熟鱼时才会发生，而不是生鱼。普劳斯尼茨从他身上取了一份血液样本，然后将少量的血清注射到他手臂上。第二天，又在同一个部位注射了少量水煮鱼提取物，结果出现了典型的荨麻疹反应。而将鱼提取物注射到另一块皮肤上，则没有引起任何反应。因此，库斯特纳血清的一种物质——我们现在知道是IgE抗体，是引起这种反应的原因，它识别使他过敏的鱼蛋白。

"皮肤过敏反应"试验是此后调查食物过敏的标准程序：先给健康志愿者注射患者的血清，然后注射测试物。而皮肤点刺测试已经成为过敏测试的重要组成部分。患者被注射少量的测试物（分别与组胺和生理盐水的阳性对照和阴性对照一起），同样会引起局部反应，而对注射的物质产生严重过敏反应的风险很小。

杰基尔博士和海德先生

直到1994年，人类的口服耐受性才首次通过实验得到证明，然而关于它是如何起作用的，还有待进一步研究。其主要机制类似肠道免疫系统检测有害入侵者蛋白质特征的方式。正如我们在第六章中看到的，肠上皮细胞取样肠道内容物，以便树突状细胞采集蛋白质片段。树突状细胞收回它的延伸部分，在组织液中迁移到淋巴结，在那里它对T淋巴细胞做出指示。唯一的区别在于，在耐受情况下，树突状细胞分泌化学信使，将T细胞转化为调节细胞，抑制免疫反应，而不是刺激免疫反应的辅助细胞。树突状呈递细胞被告知如何通过上皮细胞下的肌成纤维细胞支架来指示T淋巴细胞。参与这种耐受途径的关键分子之一是视黄酸（来源于维生素A），它也为淋巴细胞提供归巢标签，引导它们从循环中回到肠道。

因此，肠道免疫系统可以在对外源性蛋白质的耐受性和完全相反的攻击性之间切换，就像杰基尔博士和海德先生一样[①]。似乎像瑞秋这样对食物产生不恰当免疫反应的个体，其转换机制存在缺陷，将某些食物蛋白质（但不是全部）识别为潜在的威胁，从而引发过敏反应。为了理解为什么只有在某些人和越来越"西方化"的社会中，口服耐受性才会被

---

① 1886 年，罗伯特·路易斯·史蒂文森在伯恩茅斯疗养期间写了一部中篇小说《杰基尔博士和海德先生的奇怪案例》。在故事中，善良的亨利·杰基尔博士越来越无法阻止自己变身为凶残的另一个自己——爱德华·海德先生，尽管他配制了一种药剂，起初效果很好，最终他还是结束了自己的生命。这个角色被认为是以史蒂文森的朋友尤金·尚特雷尔，一个爱丁堡的法语老师为原型的，他用毒药杀死了自己的妻子。

打破，我们需要研究肠道考古学。不可避免地，解开耐受性及其陷阱的秘密的钥匙将在最深层（"古"和"原始"肠道免疫系统）中发现，因为接受食物而不是对其做出反应的能力似乎是肠道免疫系统的一个基本属性。是时候开始挖我们的壕沟了！

清除表层土壤

几年前，我们对食物过敏的理解仅限于表层，免疫"大爆炸"之后，抗体能够识别几乎无穷无尽的新分子。我们知道，这是由于一类特殊的抗体参与其中：IgE。在其可变末端，IgE识别罪魁祸首的食物蛋白；而在另一端，它有一个插件模块可以黏附在肥大细胞上。这些细胞随后释放化学性颗粒，引发炎症反应——增加流向肠道的血流量，从血液循环中吸引免疫细胞，刺激神经细胞，增加上皮细胞的渗漏。因此，肠道对食物的过敏反应类似于对蠕虫的"渗出和清扫"反应。

对某种东西过敏需要一个初始的致敏过程，借以识别过敏分子，并产生能够与之结合的IgE抗体。肥大细胞数量因致敏而增加，它们的表面受体被IgE抗体加载，其可变的肽结合末端指向外面。它们以这种方式做好准备，一旦再次接触到这种蛋白质就立刻反应。在食物过敏的情况下，最初的过敏可能发生在任何表面——皮肤、肺或肠道内壁。当食物被吃下时，肠壁中已经存在被激活的肥大细胞，它们被IgE抗体包裹，随时准备反应。然而，任何通过肠道进入血流的食物蛋白质都可以触发其他部位的肥大细胞，因此食物过敏通常会导致肠道以外的症状，如皮肤瘙痒、气道收缩引起喘息或者更极端的例子，如瑞秋的过敏性衰竭（图7.1）。

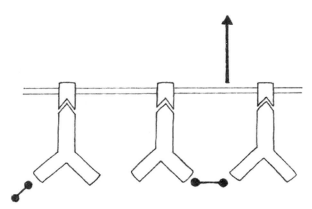

图 7.1　IgE 激活肥大细胞。肥大细胞的细胞膜携带着与 IgE 抗体结合的受体，IgE 抗体是在最初的致敏反应中形成的，并且可以持续附着在肥大细胞上数月或数年。当相邻的 IgE 分子被它们识别的蛋白质连接时，肥大细胞被激活，如图右所示。因此，过敏原通常含有可以结合多种抗体的重复序列

　　由于肠道的自然反应是"耐受性"的，越来越多的证据表明，虽然食物过敏经常发生在肠道，但在多数情况下，最初的致敏部位实际上可能远离肠道。例如，婴幼儿湿疹和随后的食物过敏之间有很强的联系。似乎慢性皮肤损伤允许致敏蛋白质通过皮肤进入以引发过敏。"遏制"的原则再一次发挥作用——一种称为"丝聚合蛋白"的特殊蛋白质似乎对维持皮肤屏障功能很重要。那些基因突变导致丝聚合蛋白无法正常工作的人发生皮肤湿疹的风险很高，而且他们发生食物过敏的风险增加了30倍。

　　越来越多地使用皮肤制剂，包括那些含有花生油的并颇为讽刺地用于治疗湿疹的皮肤制剂，当致敏物质随后被食用，可能启动过敏反应，最终导致食物过敏。也许正是这条路径最终导致瑞秋在购物过程中的悲惨遭遇。顺着这个思路，我们可能还会认为，如果不能冲洗干净洗餐具的洗涤液，肥皂和洗涤剂可能会影响皮肤屏障的完整性，甚至造成肠壁渗漏。

因此，在肠道免疫史的最上层，我们开始构建一个合理的机制来解释食物过敏是如何产生的。事实上，我们曾经满足于这种表面的解释，认为这就是整个故事。然而，它留下了许多未解之谜，例如，为什么肠道免疫系统会产生过敏反应，而不是通常的耐受反应？为什么这种反应涉及抗体而不是细胞杀伤反应？为什么抗体是不寻常的IgE类型而不是其他类型，如IgG？为什么只有某些食物牵涉其中，只有某些个体受到影响？

是时候把铲子拿出来深挖一下了。

一个惊人的发现

事实上，免疫学家有许多工具来回答这些问题，而铲子不是其中之一！在这种情况下，等效的工具是使用基因编辑技术。这能使实验动物的一个或多个基因沉默（或"基因敲除"）。最初，这只能用于整个生物体，结果在很多情况下，动物无法在早期发育阶段存活。更新的技术允许在动物体内敲除某些特定细胞类型中的基因，或者有条件地敲除基因，以便在特定时间使基因沉默。这有时能够识别基因的后期功能，即使它们在早期胚胎中发生突变时是致命的。

通过敲除重组激活基因，可以去除肠道考古挖掘的最上层——产生抗体（B细胞）和细胞杀伤（T细胞）免疫反应。重组激活基因是一种蛋白质，它重新排列编码抗体和T细胞受体的DNA，以便在脊椎动物适应性免疫系统中产生巨大的形状检测变异性。敲除重组激活基因不是致命的突变，因为重组激活基因的作用仅限于淋巴细胞，其目的是在受体中产生多样性。在重组激活基因敲除的小鼠中，时钟被拨回到免疫"大爆炸"之前——当时类似文昌鱼的生物正处于进化的顶峰，完全依赖于基本固定的模式识别探测器。

最令人惊讶的是，我们原以为过敏反应依赖于IgE抗体触发肥大细胞，但实际上，有可能在没有任何抗体的重组激活基因敲除的小鼠中诱导类似的过敏反应。当然，这种反应不是针对特定蛋白质或致敏物质的，因为这只能通过特异性抗体受体来实现。然而，物理效应是相同的，这表明，在抗体出现并微调到特定的分子特征之前，所有产生反应所需的机制就已经存在了。

下一层

负责协调过敏反应的细胞位于壕沟的下一层。这些细胞类似于淋巴细胞，但缺乏B细胞和T细胞高度可变的细胞表面分子。它们是最近发现的先天淋巴细胞。尽管它们缺乏表面抗体和T细胞受体，但它们在许多方面的表现与更加复杂的现代同类相似，甚至在某种程度上被免疫系统的两个主要分支之间的"大裂缝"分开。在过敏情况下，是称为2型先天淋巴细胞的亚群支持反应。我们在第六章中遇到了这些细胞，它们与肠壁上不寻常的簇状细胞密切相关，以防止蠕虫侵袭。

在肠道中，先天淋巴细胞位于固有层上皮的下方。它们作为通信枢纽，集成来自不同来源的信号。当它们被（来自附近细胞的化学信息）激活时，反过来分泌白细胞介素，向其他类型的细胞发出信号，从而产生过敏反应。重要的是，它们刺激肥大细胞增殖并脱颗粒。它们还向循环中的其他免疫细胞发出信号，以吸引这些免疫细胞到达该部位。来自2型先天淋巴细胞的化学物质就像启动了B细胞产生抗体的整个过程，通过激活和指示树突状呈递细胞来协调这一过程。另外，2型先天淋巴细胞还具有表面分子，可以直接与T细胞连接并激活，它们甚至可以向MHC分子上的淋巴细胞提供外源蛋白质，表现得很像树突状细胞。通过这种方式，过敏反应可以直接针对单个蛋白质形状。

我们已经看到，即使B细胞和T细胞完全丧失（通过敲除重组激活基因），过敏过程仍然可以发生（在一定程度上）。然而，敲除对2型先天淋巴细胞发展至关重要的基因则可以几乎完全消除这种反应。因此，这些细胞显然是过敏反应的基础。

如果2型先天淋巴细胞是B细胞和T细胞背后的驱动力，导致针对致敏和过敏蛋白的IgE抗体形成，那么是什么触发了先天淋巴细胞？在食物过敏的情况下，食物本身在其中起什么作用？

时间的深处

在壕沟更深处，我们到达了真正古老的肠道层——肠道内壁的上皮细胞。这些细胞本身可以指示肠道免疫系统的行为。我们已经看到簇状细胞有效地感知蠕虫的存在，并分泌一种化学信使以触发免疫反应。同样，肠道内壁的吸收细胞可以对威胁做出反应，也可以发出信号分子，以指导特定类型的免疫反应。它们产生的导致食物过敏反应的化学物质叫作警报素。当细胞膜因损坏而破裂时，细胞通常释放出警报素。因此，警报素作为一种信号，表明有什么东西正在攻击上皮细胞，并可能通过肠道内壁进入体内。然而，现在有越来越多的证据表明，一些警报素分子也可以对各种非致命的压力因素做出反应，如拉伸或者仅仅是化学毒素的存在。一种特别重要的警报素叫作HMGB1（即高迁移率族蛋白B1）[1]，通常存在于细胞核中，但当它被释放时，会通过其表面受

---

[1] HMGB1 代表高迁移率族蛋白 B1。与上皮细胞信号有关的关键化学信号白细胞介素 -33 是高迁移率族蛋白 B1 激活晚期糖化终产物受体（RAGE）产生的，并且通过蛋白酶的作用缩短其活性。

体向附近的细胞发信号，其中一个实际上是Toll样受体。因此，上皮衬里细胞有效地产生了与细菌相关的蛋白质模式的分子模拟，以便开启通常与细菌相关的免疫反应，即使是在没有任何这样的生物体的情况下。高迁移率族蛋白B1也可以在另一种受体上获得，这种受体被称为"晚期糖化终产物受体"（RAGE），我们很快就会发现其中的原因。高迁移率族蛋白B1与其细胞表面受体对接的连锁效应包括其他活性信息分子的分泌，其中一些直接激活2型先天淋巴细胞和肥大细胞。

因此，我们发现了一条将上皮细胞的损伤与过敏反应联系起来的途径。上皮衬里细胞的损伤通过2型先天淋巴细胞引起过敏反应，导致B细胞产生抗体和肥大细胞脱颗粒而引发症状。当我们想想蠕虫感染的免疫反应时就很容易理解了，入侵的生物体可以明显地导致肠道损伤。然而，食物过敏（与对蠕虫的免疫反应非常相似）更难以理解，因为人们通常不认为与过敏有关的少数食物有毒或有害，除非是那些已经对这些食物过敏的人。鉴于最初的伤害似乎是触发整个过程的关键，需要进一步研究引起过敏的食物，看看是否能找到任何证据，表明它们实际上并不像我们想象的那样无害。

一个"虚假警报"

免疫系统识别的是食物中的蛋白质部分，而致敏食物中的特定蛋白质已被鉴定和研究。例如，在花生过敏中，约有11种蛋白质被确定为能够诱导过敏。大多数引起过敏的植物蛋白属于相关家族，而且是种子中的储存蛋白，为种子发芽提供营养。引起过敏的动物蛋白在功能上更加多样化，例如在海鲜中发现的许多蛋白质是与肌肉相关的收缩性蛋白质。

迄今为止发现的所有食源性过敏蛋白（大约700种）都属于少数不同类型（或家族）的蛋白质（少于2%），但它们之间几乎没有相似之处。大多数蛋白质对肠道的消化有抵抗力，这意味着它们仍然足够大，可以被免疫系统识别。许多（尤其是海鲜肌肉蛋白）具有重复序列，这意味着它们可以与多种IgE抗体结合，肥大细胞表面抗体的这种交联导致了肥大细胞脱颗粒。几乎没有证据表明任何引起过敏的食物直接损害肠道。然而，一些引起过敏的蛋白质（特别是引起哮喘的尘螨）属于具有消化作用的蛋白酶。鉴于蠕虫分泌这种蛋白酶是为了破坏肠壁的屏障并入侵，类似的蛋白质可能直接导致肠道损伤，这可能会对免疫系统敲响警钟。这种损伤可能不是针对细胞本身，而是针对它们之间的连接处，从而导致肠道渗漏。这可能允许较大的蛋白质穿过屏障，因此绕过常规耐受机制。

仔细观察，一些引起过敏的植物储存蛋白在防止真菌或细菌感染方面也有一定的作用（你有没有想过为什么种子通常不会烂在地里）。它们能够黏附在微生物的脂质膜上，进而破坏它。虽然到目前为止还没有证据表明这些蛋白质会对肠黏膜细胞造成任何的伤害，但它可以为触发预警信号提供一个合理的解释。

鉴于只有部分人对这些食物蛋白质过敏，而其他人则可以食用这些蛋白质而不会显示出任何毒性迹象（他们的免疫反应是耐受的），因此，由这些蛋白质造成的任何直接损害必定相对微弱。然而，这可能足以引发某些个体的过度反应，从而导致过敏。

为什么食物过敏只影响某些人

人类具有惊人的多样性。我们产生的每一种蛋白质都能被识别出来，但是大多数蛋白质在个体之间有着微妙的差异，因此没有一种是完全相同的。自然选择通常逐步淘汰任何严重的有害变异，因此大多数变化都只会产生相对微不足道的影响。许多遗传变异将在非编码DNA中涉及基因的开启或关闭，而不是蛋白质本身。虽然最容易理解的遗传性疾病是那些单个基因突变的疾病，但大多数是由大量不同基因的微小变化引起的。通过这种方式，疾病的遗传原因不仅可以被看作是一个单一的开关，也就是说你要么有一个有缺陷的基因，要么没有；更确切地说是一张由不同像素组成的图片（每个像素都是一个不同的基因），整个图像是可识别的，但可能在颜色、亮度或次要特征上有所不同。同样，涉及大量不同基因的疾病可能在表现方式、严重程度或症状类型上有所不同，但仍然是同一种疾病。

试图找出与这种多基因疾病相关的不同基因的一种方法是进行全基因组关联研究（GWAS）。这项技术检查基因组中特定位置识别的单个字母（碱基）的变化。鉴于生物体有性繁殖时，DNA通常是成块转移的，有无明确的单个字母（碱基）变化可以作为一个标签来标记DNA的特定区域。扫描DNA中的这些标签，与那些没有这种疾病的人相比，在（许多）患有这种疾病的个体中这些标签可以有效地指向基因组中更可能参与该疾病过程的部分。它并没有告诉我们任何关于特定突变的信息，而是像一个巨大的"在这里"的箭头，这样我们就可以观察附近的基因（或者大部分非编码DNA），以试图找出可能涉及的基因。

在食物过敏患者中进行的GWAS研究突出了DNA中一些相对较少的指标，这些指标可能有助于了解潜在的疾病过程。其中之一仅针对花生过敏，并标记接近编码MHC Ⅱ 分子的DNA区域。这些是向免疫系统提供外源蛋白质的分子。如果研究表明只有某些MHC蛋白质能够与致敏花生肽序列结合，那将是非常有用的。因为这将意味着我们可以很容易地通过检测个体是否具有这种特殊的MHC来识别高危个体（剧透警告——见下一章关于乳糜泻的内容）。然而不幸的是，被标记的DNA区域似乎与改变MHC蛋白质水平有关，而不是与改变其蛋白质表达类型相关。

其他食物过敏症在GWAS上的"命中率"也引起了人们极大的兴趣。一个接近丝聚合蛋白的基因编码（如我们前面看到的）维持皮肤屏障和与湿疹相关的突变。湿疹与食物过敏的关系是众所周知的，并被认为代表了一种途径，即蛋白质从肠道通过不同途径进入身体，可能导致儿童过敏。有趣的是，在食管中也发现了丝聚合蛋白。食管具有多层上皮，而不是单层的肠道分泌层。GWAS还预测了另一种参与维持皮肤屏障的蛋白质，这种蛋白质在食管中也有类似的表达。因此，湿疹患儿对食物蛋白质的敏感性可能不是通过受损的皮肤发生的，而是通过有缺陷的食管屏障发生的。

与食物过敏有关的另一个重要基因是特异性白细胞介素——白细胞介素-4。这种化学信使是由2型先天淋巴细胞响应来自上皮细胞的警报信号而产生的，它似乎是过敏反应的关键开关之一。它激活T细胞成为辅助细胞，使免疫反应转向抗体而不是细胞杀伤反应，并诱导抗体对接端从IgM转向黏附在肥大细胞上的IgE。缺乏白细胞介素-4或其受体的小鼠不会产生食物过敏。

因此，似乎一个人患有食物过敏，就必须在关键基因中有正确的基因突变组合，然后只对某些具有特殊性质的食物蛋白质过敏，这才可能导致来自肠道上皮细胞的警报信号的低水平激活。

当然，这只是引出了下一个问题。

为什么食物过敏变得越来越普遍

在过去25年左右的时间里，食物过敏的增加不可能是由于人类基因组成的变化，这显然需要更长的时间。研究表明，随着社会发展，食物过敏的发生率不断上升，这是一种文化变迁，涉及饮食和食物准备方面的巨大变化、环境污染以及微生物暴露的减少。有证据表明，所有这些因素都可能影响食物过敏的发生，但是每一个因素在多大程度上起作用目前还不清楚。

食品加工经常会改变蛋白质的构造和化学性质。例如，加热通常会使蛋白质变性，从而改变它们的折叠结构。这就是为什么煎蛋时蛋清会从透明变成不透明。这可能会使蛋白质的形状发生变化，从而使它们或多或少能被抗体识别。例如，库斯特纳的鱼类过敏症（参见上面的憩室7.1）只发生在熟鱼而不是生鱼身上。巴氏杀菌的牛奶会使牛奶中的蛋白质聚集在一起，这种颗粒性质的变化似乎使蛋白质更容易被免疫系统接受。干烤花生比以其他方式烹饪的更可能引起过敏。

加热、烘焙或干烤似乎特别容易导致蛋白质的致敏变化。其中一个原因是发生了美拉德反应，导致糖分子与蛋白质反应，产生糖基化终产物（简称AGE）。在牛奶中，通过微波加热3分钟，这种分子的数量增加了86倍；而将牛奶转化为奶粉，则增加了近700倍。婴儿配方粉的糖基化终产物是母乳的60~70倍。糖基化终产物也可由细菌新陈代谢产生。据推测，西方饮食中的高糖摄入可以增加肠道中糖基化终产物的产生。在过去的50年里，果糖的消费量增加了6倍（在美国，每人每年消费量从7千克增加到40千克）。

晚期糖基化终产物受体是一种警报素受体（如高迁移率族蛋白B1）。因此，现代食品加工引起的化学变化可能通过模仿上皮细胞应激反应触发"假警报"，从而引起过敏反应。不是上皮细胞通过分泌警报素来启动免疫反应，而是食物中的糖基化终产物本身作用于警报素受体，产生与上皮层受损相同的效果。这样的假设是有吸引力的，可能有助于解释近年来食物过敏增加的方方面面。然而，目前只有间接证据表明糖基化终产物参与人类食物过敏反应。

—————————— 憩室7.2　14种食物 ——————————

根据2014年12月出台的一项欧洲法规，要求餐饮供应商和食品批发商提供详细信息，以判断产品是否含有被确定为最有可能引起过敏的14种食品中的任何一种。清单如下：

含麸质的谷物：小麦、大麦、黑麦。

甲壳类动物：如螃蟹、龙虾、对虾。

鸡蛋。

鱼。

花生。

牛奶。

大豆。

树坚果：如腰果、杏仁、榛子。

芹菜。

芥末。

芝麻。

二氧化硫：用于干果、啤酒、葡萄酒、一些肉类和蔬菜制品（这显然不是一种蛋白质，其影响原因尚不清楚）。

羽扇豆：用于制作面包粉。

软体动物：例如牡蛎和贻贝。

2016年，一名少年因芝麻过敏而不幸死亡，原因是他食用了英国一家大型零售商的一款没有标签的产品，其中含有芝麻。这暴露了一个漏洞，即商店不在新鲜产品上贴标签。由此导致这一领域的立法收紧，即"娜塔莎法"于2019年成为英国法律。

第一次接触

食物过敏在儿童时期占主导地位，这表明早期生活中的事件对其发展至关重要。第一次接触引起食物过敏的蛋白质甚至可能是在出生前，因为它们已经在胎儿周围的羊水样本中发现。婴儿也会通过母乳接触到食物蛋白质。

人类的肠道免疫系统在出生时尚未发育成熟，需要食物和细菌才能促其成熟。免疫系统与微生物乘客共同发展的方式产生了一种独特的贯穿一生的关系。肠道环境在幼年时期是极其耐受的，以便与微生物群建立这种联系，母乳中的化学物质有助于这种联系。这些化学物质促进淋巴细胞成为调节性T细胞而不是辅助性T细胞。此外，母乳中也会产生大量的抗体（IgA），这些抗体通过在婴儿肠道中提供被动免疫的保护伞来保护婴儿，因为婴儿还无法自己产生抗体。这些抗体还倾向于塑造婴儿肠道的微生物群，使其变得与母亲的非常相似，这也是在产道中感染细菌以及在喂养过程中与母亲密切联系的结果。

人们曾经认为，在生命的早期和免疫系统成熟之前，潜在过敏原的存在可能导致食物过敏。事实上，曾经有人建议在3岁之前不要引入潜在的引起过敏的食物，怀孕的母亲也不要吃这些食物。然而，丹麦的一项研究表明，怀孕期间吃花生实际上降低了后代发生花生过敏的风险。同样，一个名为"LEAP"（尽早了解蛋白质过敏）的大型项目显示，在有花生过敏风险的儿童（例如患有湿疹、其他过敏疾病或有严重的家族史）中，早在4个月时就在饮食中引入了花生的儿童，他们后来约有1/30出现花生过敏症状；相比之下，推迟引入花生的儿童中约有1/6出现花生过敏。

因此，在生命早期，发育中的肠道免疫系统可能有一个狭窄的耐受窗口，这有效地为未来的免疫反应奠定了基础。正如我们所看到的，早期口腔接触的重要性可能还在于，它能预先阻止其他途径（例如通过皮肤）进行初次接触，因为其他途径可能导致过敏而不是耐受。然而，肠道免疫系统的成熟不仅需要食物还需要细菌，因此，微生物群的形成方式也可能影响个体未来对食物的反应。

肠道细菌与食物过敏

现在有大量证据表明肠道菌群与食物过敏有关。在肠道没有细菌的（"无菌"）情况下饲养的小鼠更易出现对食物蛋白质过敏，而不是产生耐受反应，因此细菌在这方面似乎有某种保护作用。细菌的存在，尤其是特定类型的细菌，对于形成反应是重要的。在一个著名的实验中，产生了具有白细胞介素-4受体遗传缺陷的小鼠，而白细胞介素-4是位于过敏反应核心的分子信使。这种激活突变导致永久性地打开受体，就好像高水平的白细胞介素-4一直存在。这使得这种小鼠很容易对蛋白质敏感，并引起实验性食物过敏。研究人员发现，这种突变的小鼠肠道中的细菌与没有突变的小鼠完全不同。令人惊讶的是，通过将这些细菌转移到正常小鼠身上，它们也能将过敏转移，使其对一种特定的蛋白质过敏。然后进行切换，将调节性T细胞转移到小鼠体内，更令人惊讶的是，这样做恢复了它们肠道细菌组成的变化！

因此，这些影响似乎不仅仅是由于细菌本身，而是肠道免疫系统和细菌之间存在互动作用。这些机制涉及免疫系统的最深层次，例如细胞表面的Toll样受体，它们识别细菌蛋白质，并通过其Tir蛋白家族中介物将信号传递给细胞核。我们已经知道这些Toll样受体是如何检测到威胁细菌的分子特征，进而产生防御反应的。然而，对于宿主动物免疫保护伞覆盖的共生细菌，情况正好相反。这些细菌分泌的蛋白质被Toll样受体检测出来，肠道免疫系统被告之，并变得耐受而不产生防御性反应。在固定模式识别系统中，受体分子（如Toll样受体）似乎存在激活和抑制两种途径。肠道淋巴细胞通过触发抑制途径，向肠道衬里上皮细胞和杯状细胞发出信号，改变其古老防御蛋白（防御素）的分泌，以降低其反应。因此，细菌通过上皮细胞向肠道淋巴细胞发出信号，有效地阻止它们的攻击，而淋巴细胞改变上皮细胞的行为，使肠道内部成为更适合细菌生存的环境。在这种"耐受性"环境中，对食物蛋白质的致敏反应也降低了。

上述途径取决于免疫系统对细菌分子特征的识别（通过固定的模式识别分子）。现在看来，肠道细菌似乎还有其他方式产生耐受性环境，这取决于我们所吃的食物。高纤饮食有效地为肠道细菌提供营养。作为代谢副产物，它们产生化学物质如丁酸，一种短链脂肪酸分子。丁酸似乎直接作用于结构细胞（上皮细胞和支架肌成纤维细胞），从而产生视黄酸。这种下游效应指导免疫系统产生调节性T细胞和耐受性回应。这是细菌影响肠道免疫系统的另一个例子。

产生丁酸的最佳细菌是双歧杆菌，由于超市里的益生菌饮料而变得众所周知。这些类型的细菌也是母乳喂养的婴儿肠道中最常见的细菌。此外，在实验室，给过敏小鼠服用双歧杆菌，它们的食物过敏反应会减弱。双歧杆菌的一个常见来源是未经高温消毒的乳制品，这可能也解释了为什么与城市相比，农村往往免受过敏影响，但这也只是在儿童早期接触的情况下（图7.2）。

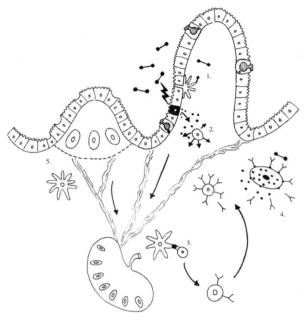

图 7.2　目前对食物过敏反应的理解。（1）食物过敏原通过"渗漏"的上皮细胞，通过巨噬细胞在细胞层上扩展的过程，或者通过杯状细胞中打开的通道穿过上皮细胞。携带食物蛋白质的树突状细胞迁移到肠系膜淋巴结。（2）固有层中的 2 型先天淋巴细胞被上皮细胞分泌的特定化学信息（警报素）激活。这些可能导致食物过敏损伤，也可能是对食物加工过程中形成的分子激活晚期糖基化终产物受体造成的模拟损伤的反应。2 型先天淋巴细胞分泌大量不同的化学信使（白细胞介素）以激活免疫应答并使其偏离过敏性抗体应答。2 型先天淋巴细胞产生的信使中最重要的是白细胞介素 -4。（3）通过识别肠系膜淋巴结树突状细胞上的食物蛋白激活辅助性 T 细胞，使生发中心的 B 细胞产生 IgE 抗体。B 细胞在血流中迁移并回到肠道，在那里产生抗体。（4）当肥大细胞暴露在更多的食物过敏原中时，已经被致敏产生的 IgE 抗体包裹的肥大细胞（步骤 1 至 3）会脱颗粒。肥大细胞脱颗粒也受到 2 型先天淋巴细胞产生的白细胞介素的刺激。其结果是，在吃了致敏食物后，肥大细胞颗粒（如组胺）的含量会导致肠道液体分泌增加，神经激活引起疼痛和呕吐，从而产生快速的过敏反应。进入血液循环的化学物质会对其他器官造成远端影响，如气道肿胀、狭窄（哮喘）和皮疹（荨麻疹）。（5）上述步骤分泌的化学物质抑制树突状细胞和 B 细胞的正常耐受调节反应

食物过敏的治疗

你会记得，在本章的开头，我们离开了2000多年前小亚细亚的米特里达梯，他处于一种偏执状态，试图建立对于他的敌人可能会用来对付他的所有潜在毒药的抵抗力。四年后，他从藏身处出来，从母亲手中夺回了王位。

米特里达梯通过逐渐积累少量的毒药成功地减轻了毒物的影响，这与现在用于过敏免疫疗法的原理完全相同。对于食物过敏，少量蛋白质的给药途径可以通过口腔、舌下或皮肤。

口服免疫疗法：给过敏个体喂少量的蛋白质，首先要确定敏感程度和可以摄入而不出现症状的最大量。然后剂量逐渐增加，直到个体即使偶然暴露也能够安全，这被称为"脱敏"。它的工作原理是逐渐增加调节性T细胞的数量，而不是辅助性T细胞。同时，这也是一个从IgE抗体的产生转向一类特定于食物蛋白质的IgG抗体（称为IgG4）的渐进过程。这些IgG4抗体似乎干扰了IgE抗体的结合。虽然大多数患者可以通过口服免疫疗法成功脱敏，但食物重新引入期间的过敏反应也是常见的。为了在脱敏后保持耐受性，仍然需要摄入少量惹麻烦的蛋白质，而且它真的只能防止低水平的意外接触。持续无反应的目标是有效地使患者恢复到偶尔高水平暴露的非过敏状态，这更具挑战性。

因此，人们正在研究一些不同的技术来改善口服免疫疗法。比如舌下脱敏：在舌下放置少量蛋白质，似乎比口服免疫疗法更安全，因为没有任何有害的蛋白质从这个途径被吸收入血。将这种蛋白质涂在皮肤上并用贴片覆盖也有潜在好处，虽然会出现该部位的瘙痒性皮疹，但是不必像口服免疫疗法那样逐渐增加剂量。在小鼠身上的实验也表明，皮肤中产生的调节性T细胞可以迁移到肠道，直接抑制肥大细胞的激活，因此可能形成持续的无反应性。

最后，似乎使用口服免疫疗法的佐剂①治疗可能带来明显更好的结果。免疫系统倾向于通过重复信号来加强反应。这实际上是一种批准形式，以确保不会无意地发起反应，就像雷达探测到敌人入侵的信号后，需要得到第二位高级将领或政治家的共同授权才能发动反攻。因此，通

---

① 佐剂这个词来源于拉丁语动词，意思是"辅助"，可理解为"添加"或"连接"。

过向免疫系统发送多个信号，也许能够复制这一过程。

正在研究的佐剂治疗包括注入针对特定化学信使（白细胞介素）的人工抗体，或阻断肥大细胞上的IgE或其受体。

还有一些早期迹象表明，益生菌可能有助于改善口服免疫疗法的反应，特别是一种名为鼠李糖乳杆菌的细菌，它可以从未消化的碳水化合物中产生丁酸。有证据表明，口服免疫疗法可以使花生过敏患者适度脱敏，但随着时间的推移，会增加过敏反应和严重反应的风险。因此，很有必要改进这种治疗方法，以实现个体的持续无反应性，很可能模仿免疫系统的多重信号将提供必要的突破。

───────────── 憩室7.3　口服疫苗 ─────────────

疫苗是一种建立对生物体保护性免疫以防止将来感染的手段。最安全的方法是使用免疫系统可以识别的微生物表面的一些特殊分子（而不是可能导致疾病的整个生物体）。其他形式的疫苗接种使用灭活微生物，这些微生物仍然可以在没有感染风险的情况下引发免疫反应；或者通过产生效力较低或减毒的微生物，这些微生物是人工培育的，缺乏某些导致疾病的因素。这实际上等同于人为给予人体轻微的感染剂量。

由于皮肤提供了有效的屏障作用，大多数感染要么影响，要么通过黏膜如口、肺或肠道进入身体。然而，肠道免疫系统的压倒性耐受环境使得开发有效的口服疫苗极其困难，因此大多数疫苗需要注射。需要开发一种可欺骗免疫系统的疫苗，使身体认为正在发生真正的感染。通常这种情况是由于感染导致细胞实际损伤而产生的信号引起的。正如我们所知道的，这种多信号需求作为一种故障安全装置，以防止无意中的免疫应答。因此，疫苗设计者必须设法在不造成真正伤害的情况下复制感染，但是为了复制"感染"或"威胁"而使用佐剂有时会导致发热等轻微症状。到目前为止，唯一获准用于口服疫苗的佐剂是霍乱毒素的非活性形式，它有助于激发对霍乱弧菌的保护性免疫反应。目前仅有的另外两种口服疫苗分别是使用减弱的轮状病毒和伤寒（伤寒沙门菌）活菌株。

鞭毛蛋白是一种很有希望成为未来口服疫苗佐剂的候选蛋白，它存在于细菌推进鞭毛中，被一种特殊的Toll样受体识别。它还可以通过人工方式作用于免疫系统，使其发出威胁信号的特定化学信使（白细胞介素）来触发主动免疫。随着缓释系统的进步，例如使用可被肠道免疫组织吸收的微粒，这些发展正在预示着口服疫苗新时代的到来。

部分食物过敏

肠道考古学研究肠道状况的基本原理是，我们很容易将注意力集中在表层，而表层代表了肠道考古"壕沟"所有更深层次影响的顶点，因此不太可能看到只有上层产生效应而没有其下所有支撑层的影响。我们可以调用一种类型的免疫反应，其中没有上层或现代层的参与，这是很可行的。例如我们已经知道，有可能产生重组激活基因敲除的小鼠，它们不能产生B细胞或T细胞（因此没有抗体）。尽管如此，它们仍然可以通过先天淋巴细胞以及肠细胞分泌的化学物质产生许多过敏反应。

我们现在开始认识到，确实有许多情况具有免疫反应的所有特征，但没有IgE抗体，也没有激活的肥大细胞。这意味着我们对肠道免疫机制的理解仍然不完整。

其中一种情况是"食物蛋白诱导性小肠结肠炎综合征"或简称"FPIES"，患者进食惹麻烦的食物后会出现急性呕吐和腹泻，但是大多数情况下，没有产生典型的IgE抗体。与肠黏膜损伤相关的慢性形式也很少被描述。虽然这种情况在成人中有描述，但在儿童中更常见。

我在成人临床实践中经常遇到的一种情况叫作"嗜酸性食管炎"。让我们暂时把它叫作EoE（源自美式英语拼写）。这是食管被嗜酸性粒细胞的免疫细胞浸润的情况。嗜酸性粒细胞是一种特殊的血细胞，在免疫反应过程中进入组织，诱发炎症。它们存在于所有的过敏反应中，包括食物过敏和哮喘。现在有很好的证据表明EoE是一种食物过敏。在EoE情况下，所有导致这种病情的化学信使被发现是在食管中分泌的，然而患者并没有产生针对特定食物的IgE抗体。在某种意义上，这与已经被基因改变不能产生抗体反应的小鼠类似。

与典型的食物过敏不同，在食用特定食物后，EoE症状不会迅速发生。相反，这种影响是渐进的，需要几天甚至几周的时间，使食管肿胀和变窄，从而产生食物在吞咽后"卡住"甚至堵塞食管的感觉。由于病情发作缓慢，并随着不同食物的引入和停止改善了状况，以及缺乏特异性IgE抗体，因此很难确定具体的罪魁祸首。然而，通过避免进食一种或全部已确定的高风险食物（小麦、奶制品、海产品、鸡蛋、坚果和大豆），通常情况下，几周后病情会有所改善。在没有明确识别其食物蛋白（通过抗体和T细胞受体）的情况下，这些食物引起过敏反应的方式和原因尚不清楚。但似乎它们可能以某种方式破坏较老的过敏反应层，例如通过触发上皮细胞的威胁式反应。

食物不耐受和食物过敏的区别

患者经常将自己的症状归因于不同的食物。在许多情况下，患者确信某种特定的食物是病因，却无法确定罪魁祸首。这可能是因为他们试图采用"食物过敏"的方法，认为只有一种特定的食物会导致症状。一般来说，如果一个患者对某种特定的食物过敏，那么他们将充分意识到自己对哪种食物过敏，而不需要寻求我的帮助来确定它！那些不清楚原因的人多是食物不耐受而不是过敏。所描述的症状通常是胃肠肿胀、排便习惯改变、恶心或无特异性，如嗜睡、头痛或不适。不耐受的发作时间和持续时间极其多变，而过敏反应通常是快速和明显的。不耐受也可能涉及多种不同的食物，这与过敏不同，过敏通常是非常具体的。

试图在这些背景中找到问题的根源是很困难的。首先，我们有一种自然倾向，就是把所经历的任何症状归咎于吃过的东西，如果症状是胃肠道疾病，这是可以理解的。然而，这也可能是肠道本身的潜在问题，而不是个别食物。例如，我们知道肠动力和敏感性可以因环境而发生相当大的改变，比如考试或者面试。持续的压力、不同药物都会改变肠道功能，导致进食后出现胃肠症状。很多时候，在这种情况下，患者逐渐减少接触他们认为可能诱发症状的食物，严格限制饮食，但是仍然出现症状。

食物的某些影响是可以预见的。例如，虽然高纤饮食对健康有益，但是由于不能被肠道消化，在肠道菌群发酵下产生气体，导致腹胀和腹泻。其他的则可能是由于它们所含的化学物质而产生直接影响，例如咖啡因对肠道的刺激作用等。

然而，即使这些潜在因素被排除在外，仍然有许多人经常有无法解释的症状，他们确信这与摄入的食物有关。鉴于现代医学在很大程度上未能给这些症状提供解释或治疗，患者经常采用非正统的疗法。"边缘"从业者、测试和治疗行业不断增长，有一些甚至缺乏科学知识。许多在没有足够证据支持的情况下仍然贸然进入商业领域，而另一些则显然是蓄意欺诈弱势患者。

使用肠道考古学模式，可能会对这种食物不耐受提供潜在解释。仅仅因为没有发现食物特异性IgE抗体并不一定意味着免疫系统没有参与其中。我们应该更深入地挖掘，就像解释EoE的本质一样，而不是在同一层中回避问题（例如寻找其他类型的食物特异性抗体，如IgG）。然而，我们也不应该忘记有两套免疫系统。本章中，我们只是从肠道免疫系统的抗体方面描述了食物过敏。当我们跟随细胞毒素，将发现解释食物不耐受的更多有趣的可能性。让我们归拢好工具，在"大分裂"的另一边开辟另一条壕沟。

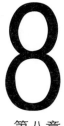

第八章

邪恶的面包
——乳糜泻与麸质不耐受

—— 摘要 ——

本章中，我们确定乳糜泻是对一类称为麸质的蛋白质的免疫反应，麸质存在于谷物、小麦、大麦和黑麦中。免疫反应的细胞毒性细胞杀伤方面与乳糜泻有关，并导致肠黏膜损伤。因此，它与由抗体引发的免疫反应的食物过敏非常不同。当再次剖析所涉及的免疫层时，我们发现最新的适应性免疫机制在疾病过程中至关重要。随着深入挖掘，我们发现，涉及上皮细胞本身的较老的免疫过程产生了重要的启动因素。大部分损伤来自表面上皮细胞内淋巴细胞的正常管家活动的破坏。这是由肠上皮细胞发出的应激反应触发的，也可能是由于小麦中麸质或其他蛋白质的毒性反应。最后，我们认为，一个新发现的"非乳糜泻麸质/小麦敏感性"可能也是由肠道免疫系统的深层驱动的，但缺乏适应性免疫反应。

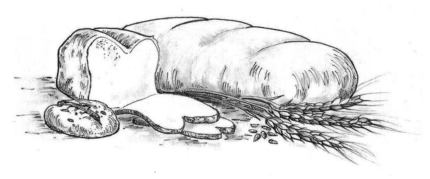

邪恶的面包

"凡有银子的，有珠宝的，有牲畜的，有羊的，

都要坐在有粮食的门口，在那里度日。"

——摘自《牛和谷物的神话》，苏美尔语文本，公元前3000年①

---

① "牛和谷物的神话"是一个大约5000年前苏美尔人创造的神话。它描述了造物主安
是如何创造牛神拉哈尔和谷物女神阿什南的。此后，围绕畜牧业和农业的相对优势，拉
哈尔和阿什南展开了辩论。阿什南赢得了这场争论，正如这段话描述的那样。

爱莎的故事

　　爱莎有两个爱好，她将二者平衡得很好。她喜欢烘焙，在尝试不同面包、蛋糕的新配方时，会让家里充满诱人的香味。她十几岁的儿子和从城里工作回来的丈夫，很快就吃光了这些糕点。当她不在厨房的时候，她可能会去健身房或者在她家附近的田野里跑步。她会计算自己在同一个跑道上跑步的时间，并迅速达到适合自己的标准速度。

　　在葡萄牙的一次暑期家庭度假期间，爱莎经历了一次胃肠炎。回到家后，她的排便习惯一直没有真正稳定下来，她注意到，她每天都要排便2~3次，比以前多，而且腹泻。她还发现自己无法达到假期前的跑步速度，她最初认为这是因为在假期玩得太开心了。奇怪的是，尽管假期大多数时间晚上都在外面吃饭，她的体重还是减轻了，并且回家后继续下降。爱莎开始担心，当她回来大约6周后，这种状况还是没有改善，尤其是人们注意到她的肤色和她"活泼"的性格也发生了变化。她的家庭医生没有发现任何明显异常，于是将她的粪便样本送去做寄生虫和细菌感染检查，以及对她的血液样本做各种常规检查。粪便中没有发现异常微生物。然而，血液检测结果显示，爱莎患有贫血，而且缺乏铁和叶酸，这两种物质是人体制造血细胞所必需的。她的肝脏也有轻微变化，验血显示肝脏有轻微的炎症。

　　医生建议爱莎去医院做进一步的检查。爱莎做了内窥镜检查：内窥镜从她的嘴里伸进去，经过食管和胃，最后进入肠道。她的小肠黏膜的小样本被取出来，放在显微镜下观察病变。两周后，医生致电爱莎，检查显示她得了乳糜泻，这就解释了她的血检结果和症状。治疗方案是她的饮食中不得含有麸质。麸质不仅存在于小麦中，在大麦和黑麦中也有。因此，爱莎的饮食和生活方式必须进行重大改变（想想那些她热爱的烘焙）。爱莎采纳了无麸质饮食，还不到三周的时间，她已经觉得像

"新生的人"，而且她的大便状况也有所改善。三个月之后，她已经能够达到度假之前跑步的时间，并且比那时感觉更棒。

在医生的建议下，她为两个儿子安排了血液测试，其中一个儿子也被发现患有乳糜泻。爱莎并没有放弃制作面包，而是成为了烘焙无麸质面包（和纸杯蛋糕）的专家，这种面包的味道和含麸质的面包一样好吃（在我看来实际上要好得多！）。

"一种慢性消化不良，所有年龄段的人都会遇到"

这是伦敦圣巴塞洛缪医院的儿科医生塞缪尔·吉[1]博士在1887年10月的一份报告中所描述的"乳糜泻"。虽然这被认为是对乳糜泻的首次正确描述，但吉博士承认，这种疾病最初可能是在公元1世纪由一位名叫阿雷泰乌斯[2]的希腊内科医生发现的，他来自现代土耳其的卡帕多西亚地区。阿雷泰乌斯使用的希腊语单词意思是"与腹部有关"，实际上是"肚子不舒服"。

在西方社会，每100人中就有1人患有乳糜泻，但直到最近，人们对乳糜泻的了解仍然很少。然而，它在某种程度上与饮食有关，这在早期就很明显了。吉博士注意到"如果一个患者能够被治愈，那一定是通过饮食的方式"。他用荷兰贻贝，每天一夸脱（约1.14升）最好的贻贝，来治疗一个孩子。1924年，美国有八个孩子是用类似的香蕉治疗法治好

---

① 塞缪尔·吉（1839—1911）是一名内科医生，在伦敦的大奥蒙德街医院和圣巴塞洛缪医院工作。尽管他也是第一个描述周期性呕吐综合征的人，但人们记忆最深的是他对乳糜泻的描述。
② 阿雷泰乌斯是公元前1000年希腊最伟大的医生之一，可能生活在公元2世纪。他来自卡帕多西亚，现在土耳其的一个地区，他曾在亚历山大港学习并在罗马行医，但除了他的著作外，人们对他知之甚少。他遵循希波克拉底的传统，同时也是一个自由思想家，不受教条的束缚。除了首次描述乳糜泻外，他也首次对哮喘进行了准确的描述。很可能是因为他对某些疾病患者极其生动的描述，我们才能将这些"发现"归功于他。

的①。直到1953年，一位名叫威廉·迪克②的荷兰儿科医生的工作才使人们知道，重要的不是饮食中的成分，而是被排除在饮食之外的成分。迪克意识到某些类型的谷物面粉是有毒的，可能会导致乳糜泻复发。罪魁祸首是小麦、大麦和黑麦。

大约在同一时间，在英国伊普斯威奇医院工作的胃肠病学家约翰·波利博士提出了乳糜泻的下一个难题。他检查了接受腹部手术的患者的肠道，以确定他们是否患有"特发性脂肪腹泻"（字面意思是"不明原因的脂肪性大便"）。在显微镜下仔细检查肠黏膜时，他描述了与乳糜泻相关的变化——肠绒毛损伤，而指状突起的绒毛增加了小肠黏膜的表面积，以及上皮及其下的淋巴细胞数量增加（图 8.1）。在接下来的五年里，一种装置被发明出来（"克罗斯比活组织检查管③"），这种装置可以被吞下，对肠黏膜进行组织取样，以供医生在实验室里检查。

---

① 西德尼·哈斯（1870—1964）是一位美国儿科医生，他在1924年发表了一篇关于乳糜泻儿童的饮食建议，其中包括每天8根香蕉，这使他声名鹊起。他观察到，波多黎各城区的人们吃面包，往往患上乳糜泻（当时称之为"小肠吸收障碍症"），而在以香蕉为主食的农村地区，这种情况很少见。在人生中最常见的关键时刻之一，他选择了完全错误的方式，认为是香蕉对健康有好处，而不是面包导致了乳糜泻的有害效应。

② 威廉·卡雷尔·迪克（1905—1962）是一位杰出的儿科医生，他在31岁时成为海牙朱莉安娜儿童医院的院长。关于乳糜泻饮食的建议是他的论文主题，得益于两次世界大战之间多年的长期观察。直到战后他才发表论文，并继续研究小麦中有毒成分的性质。他的兴趣最初是由哈斯的报告（见上文）激发的，其中一名患者在吃了小麦后出现症状性复发。迪克经历了1944~1945年的荷兰冬季饥荒，当时谷类作物供不应求。反常的是，患有乳糜泻的儿童比不患乳糜泻的同龄人生活得更好。战争结束时，盟军空军发动了"甘露行动"，向荷兰空投食品。据推测，在将面包重新纳入他们的饮食之后，乳糜泻儿童的情况再次恶化。由于这些事件的发生，迪克提出了他的小麦毒性理论。

③ 20世纪50年代中期，阿根廷、英国和美国发明了各种取样肠黏膜组织的设备。最广泛使用的是克罗斯比活组织检查管，以威廉·克罗斯比博士（1914—2005）的名字命名。这个设备是一个胶囊。患者吞下它，一段时间之后，接受X光检查，以确保胶囊在小肠内。胶囊与管子相连，使操作者能够进行抽吸，将部分肠黏膜吸入胶囊末端的一个洞中，然后通过一个滑动装置将其整齐地切除。最后把胶囊从口中拖出来取样本。

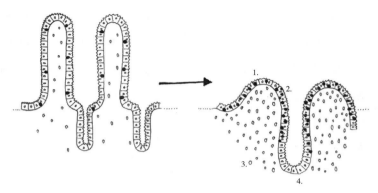

图 8.1　乳糜泻对肠黏膜的损害。左侧正常肠黏膜与右侧乳糜泻
肠黏膜之间有四个关键区别：（1）绒毛萎缩，即正常情况下高而
薄的绒毛变短或在肠表面上几乎不可分辨。它们也因下面固有层
中淋巴细胞数量的增加而扩大。（2）上皮细胞内的淋巴细胞数
量增加。（3）固有层被激活的淋巴细胞浸润，主要是产生抗体
的 B 细胞。（4）隐窝增生。由于炎症反应（特别是上皮内淋巴
细胞）而分泌的生长因子使上皮细胞增殖，形成更深的隐窝

　　这种不用手术就能对小肠表面取样的办法，使人们很快认识到乳糜
泻与小肠炎症和绒毛损失有关，即所谓"绒毛萎缩"。这有助于解释为
什么这种疾病会导致腹泻和特定维生素和矿物质的缺乏，因为发炎和受
损的肠黏膜吸收营养的能力受到了损害。

　　谷物是如何只在某些人身上造成这种损害并引起乳糜泻的，这
个问题还在研究中，我们很快将从肠道考古的壕沟中看到。在开始
挖掘之前，我引用了一个古老的神话来开启这一章并不是巧合。出
于某些原因，有关乳糜泻的错误观点比比皆是，有些观点应该从一
开始就揭穿！

关于乳糜泻起源的错误观点

　　当我还是一名医学院学生的时候，有人告诉我，乳糜泻在离爱尔兰
西海岸越近的地方越常见。这个观点的非科学解释是，爱尔兰人使用土

豆而不是小麦作为他们的口粮作物（直到1845年众所周知的枯萎病），因此，缺乏接触谷物的爱尔兰人对谷物不耐受！事实上，现在已知乳糜泻在伊朗德黑兰（例如）和爱尔兰戈尔韦一样普遍，两地每100人中就有1人患病。乳糜泻患病率最高的人群之一被认为是北非的柏柏尔人——金发碧眼的古代腓尼基人后裔。

看来，乳糜泻的发展和传播与人类从中东地区的迁徙同时发生，早在三万年前，中东地区就开始种植粮食作物。因此，易感人群向西穿越北非，从西北进入欧洲和斯堪的纳维亚半岛，从东南进入印度北部和今天的巴基斯坦。从欧洲来的二次移民通过探索和殖民导致了北美洲、南美洲、南非和澳大拉西亚的高加索人普遍存在这种症状。美洲、澳大利亚、非洲和亚洲的原住民相对较少患乳糜泻，来自次大陆东南部和斯里兰卡的德拉威原住民也是如此。虽然这可能是由于西化饮食的传播，但是高加索人基因的传播也可能与易感性有关。例如，我的乳糜泻患者中有两名埃塞俄比亚人，他们都有欧洲祖父，这是1936 年意大利入侵该国（当时称为"阿比西尼亚"）的结果。作为一名专门研究乳糜泻的内科医生，记住在学校学到的历史和地理知识通常是很有用的！

乳糜泻诊断的年龄误区

过去，乳糜泻被认为是一种与生俱来的疾病，但仅在断奶后吃含谷物食物时才出现症状。然而，乳糜泻的确诊实际上大多数发生在成年人身上，而且几乎在任何年龄段都会发生（在我的实践中，被诊断为乳糜泻的年龄最大的人当时已经95岁了）。这当然是假设这种疾病在发展的同时被发现，但情况并非总是如此。例如，人们常常发现当遵循无麸质饮食时，一些多年前的症状就会消失。这表明这种情况实际上已经存在一段时间了。另一方面，我也遇到过很多病例，在检查时没有发现乳糜泻，但在未来的某个阶段发展出来，这表明那个时候乳糜泻已经出现了。我们稍后讨论那些可能引发乳糜泻的因素，这些因素容易出现在基因易感人群中。

乳糜泻相关症状的错误观点

最初，乳糜泻被认为是一种危及生命的疾病，因为早期被诊断患有乳糜泻的儿童通常会有腹泻和体重减轻，导致发育停滞。疾病严重者通常会出现致命的后果。现在很清楚，这些病例极为罕见，绝大多数乳糜泻患者没有任何腹泻或体重减轻的症状。相反，现在患有这种疾病的人身上发现了各种各样的症状。许多人因为疲劳或者贫血而去看医生。这可能继发于肠道无法吸收足够的营养物质，如铁或叶酸，而这些营养物质是制造血细胞所必需的。腹部症状如腹胀或痉挛性疼痛是常见的，有些患者甚至表现为便秘而不是腹泻。这些症状通常被误诊为肠易激综合征。

当检查乳糜泻患者的家庭成员时，发现许多人也患有乳糜泻，但没有任何症状。事实上，现在人们认为1/2~2/3的乳糜泻患者一生中从未被诊断出患有这种疾病。虽然乍一看这样的人似乎是幸运的，事实可能恰恰相反。疲劳和表现不佳很难被量化。恐怕这些人永远不会知道，如果他们被诊断出患有这种疾病并接受治疗的话他们会感觉有多好。此外，当乳糜泻患者晚年去看医生时，往往是由于骨质疏松引起的骨骼畸形所造成的残疾，这种情况被称为骨质疏松症。长期存在的未确诊的乳糜泻会导致维持骨骼强度所必需的钙和维生素D的吸收不良。另一种发生在那些长期患有乳糜泻但从未确诊的老年人身上的疾病是一种特殊且极其罕见的癌症，它会影响肠道中的免疫细胞，进而诱发癌症。这种情况可能是由于肠道免疫系统长期、持续性刺激引起的。

认为乳糜泻是食物过敏的错误认知

乳糜泻与前一章中的食物过敏有很大不同。虽然乳糜泻是一种免疫介导的疾病，而且确实是针对一种特定食物成分（麸质）的疾病，但乳糜泻和食物过敏之间存在显著差异。其中最重要的是，乳糜泻引起慢性小肠黏膜损伤，这通常是由于进食麸质后而逐渐发展的（几天或几周），当将麸质从饮食中剔除几周至几个月后，这一问题就解决了。而食物过敏会产生非常迅速的反应（几秒内），当致敏物质不再存在时，这种反应会迅速消失，并且不会给肠道带来持久伤害。因此，很少有真正的食物过敏患者一直不知道引起过敏的罪魁祸首。人们用了近2000年的时间才得出结论：乳糜泻是由谷物中的某种物质引起的。尽管人们早就怀疑是由饮食引起的。

当开始深入了解乳糜泻的机制时，就会意识到乳糜泻和食物过敏自始至终存在于划分免疫系统的大分裂的两端。食物过敏主要来自免疫系统的抗体一侧，由最浅层的B细胞介导；乳糜泻则由T细胞介导或细胞毒性介导。

开始挖乳糜泻壕沟：表层

现在是时候看看乳糜泻是如何发生的了。就像在上一章对食物过敏所做的那样，我们将再次从最表层的涉及最新进化的免疫机制开始。直到最近，人们还认为乳糜泻可以被完全理解，而不需要进一步深入研究。

出现这种情况的主要原因是，只拥有一种或两种特定形式的 MHCⅡ分子（标记为"DQ2"或"DQ8"）的人才会患上这种疾病。MHC蛋白质是高度可变的细胞表面分子，为我们提供了个体身份。例如，在骨髓移植中，试图在供体和受体之间匹配这些"组织类型"。我们也在第五章中看到特定的MHCⅡ分子如何将蛋白质片段呈递给免疫系统细胞，以识别并选择忽略，或做出反应。因此，只有非常特殊的MHCⅡ分子参与乳糜泻，将某种蛋白质片段呈递给辅助性T细胞以触发反应。除DQ2或DQ8以外的MHCⅡ分子可能缺乏结合蛋白质片段并呈递给T细胞的能力，携带这种不相容的MHCⅡ分子的人就不会患上乳糜泻，因为免疫应答的启动步骤不受支持。

有限的MHCⅡ分子与乳糜泻的关联这一重要发现提供解锁该疾病机制的可能。剩下的就是找到被特定MHCⅡ分子识别的蛋白质片段，以揭开整个故事，而不用再深入挖掘！

正如我们将要看到的，这个故事实际要复杂得多，但是值得一提的是，MHCⅡ关联确实提供了一个非常有用的检测不会患乳糜泻的方法。如果受检人缺乏特定的DQ2或DQ8分子，则几乎不可能患上这种疾病。然而，如果存在这些分子，这个检测则是没有帮助的，因为多达25%的个体被检测出有它们！也就是说，具有DQ2或DQ8的人中，每100人中大约4人患有乳糜泻，而96人没有乳糜泻。因此，这不是一个有用的检测乳糜泻的方法，但是对于不可能患乳糜泻的人来说，这是一个非常有用的检测方法！

为了找到呈递给T细胞以启动乳糜泻免疫应答的蛋白质，我们显然需要了解关于谷物蛋白质的化学知识，这对胃肠病学家来说是个陌生的世界。

关于谷物

　　小麦是世界上最丰富的粮食作物，小麦的贸易量超过了所有其他粮食作物的总和。它是植物蛋白的主要来源。碳水化合物以淀粉的形式存在于小麦中，每100克提供大约327千卡的能量。其他重要营养素如矿物质和B族维生素存在于全谷物的外壳中，这也是不易消化的膳食纤维的重要来源。

　　现代小麦起源于大约12 000年前，是一种叫作二粒小麦①的杂草，生长在肥沃的新月沃土上。这个时期被认为是"创始作物"的三种谷物还包括另一种早期小麦品种，称为单粒小麦，还有大麦。驯化这些杂草成为农作物的重要阶段之一是同系繁殖的突变，它可以防止谷粒散落，使种子穗完整地保留在茎上。这种突变不允许自发繁殖，因为没有自身传播机制，种子不容易发芽。这使得收获更加容易，但也意味着必须手工播种种子，以备后续作物之需。在接下来的几千年里，选择育种已经产生了超过25 000个现代小麦品种。最近出现了意义重大的突变，例如矮化，进一步提高了产量，易于收获。在小麦中发生的基因修补的程度是惊人的，目前在基因组科学时代，我们正试图通过重新筛选来了解这一切是如何发生的。

　　然而，与目前的看法（另一个乳糜泻错误观点）相反，现代小麦品种并没有比古代品种含有更多的麸质，事实上，现代品种整体蛋白质含量较低，麸质含量较低。老品种，如二粒小麦、单粒小麦和斯佩耳特小麦仍然可以买到，并被用于小众烹饪。但是，如果认为它们的麸质含量较低，因此对于不得摄入麸质的人来说是安全的，那就错了。

---

① 二粒小麦是以德语"amelkorn 二粒小麦"命名的，"Amel"一词来源于拉丁语，意思是淀粉。单粒小麦指每个小穗中只有一粒谷物。

麸质

那么麸质到底是什么东西？麸质是小麦种子中的部分蛋白质。小麦种子由三部分组成：生长在小麦植株上的胚芽，为胚芽生长成幼苗提供养分的胚乳，以及围绕着它的纤维外壳。面粉可以使用全谷物，也可以只使用小麦胚芽和胚乳，或者只使用胚乳（白面粉）。面粉和水混合溶解掉水溶性淀粉形式的碳水化合物，以及一些蛋白质（球蛋白和白蛋白），留下不溶于水的部分，称为醇溶蛋白和谷蛋白。它们都是由超过50种蛋白质组成的复杂混合物。它们一起被描述为"麸质"，占小麦胚乳总蛋白的75%左右。

麸质蛋白质具有独特的性质。其特殊之处在于，它们能够最大限度地将氮元素压缩在一个小空间里。这是通过富含两种特殊的氨基酸来实现的，这两种氨基酸赋予了这些蛋白质另一个名字"醇溶麸质"：来自脯氨酸和谷氨酰胺。正是醇溶麸质不同寻常的化学成分赋予了它特有的黏弹性，从而产生了面团的烘焙特性。它在拉伸和变形的同时具有保持黏性的能力，因此得以包裹气泡，使发酵的面团变得轻盈。事实上，"麸质"这个词来源于拉丁语中的"胶水"。而麸质蛋白化学结构的特殊性使它们相对难以消化，导致较大的片段进入肠道，从而被免疫系统识别。

—————————— 憩室8.1　含麸质的食物 ——————————

麸质存在于小麦、大麦和黑麦中。这些都是乳糜泻患者需要避免食用的食物。含有黑麦的食物很常见（如黑麦面包）；含大麦的食物则有一定隐蔽性，较难排除；而小麦面粉在餐饮业大量使用。

最初想到的含麸质食物可能是面包、饼干、意大利面、比萨饼、蛋糕和啤酒。然而，面粉经常被用来增加酱汁和肉汁的浓度，它存在于许多微波即食食品中，它也存在于巧克力和冰激凌中。

通过加热不能破坏麸质，因此，裹有面衣的食物多含有麸质，炸过这些食物的油中同样含有麸质。

蒸馏过程可以去除麸质，所以白酒（如威士忌）和麦芽醋都是无麸质的。大麦麦芽提取物在许多食物中被用作增味剂，大量使用可能会对患乳糜泻的人有害，因此，这类食物的安全性取决于个别食物中提取物的含量。

保持无麸质的饮食习惯并不容易。例如，吃一个烤土豆加入磨碎的奶酪都会增加摄入麸质的风险。奶酪和土豆当然是天然无麸质的，然而，小包装的已经磨碎的奶酪通常会加入小麦粉来防止奶酪结块。值得庆幸的是，现在更多的是用土豆淀粉来达到这一目的。

作为毒素的麸质

与乳糜泻相关的MHC Ⅱ分子的发现，引发了对小麦有毒成分的研究。它必须是一种蛋白质，但是蛋白质的哪一部分？乳糜泻对肠黏膜的损害是可以医治的，只要饮食中去除麸质即可，但是再次食用麸质时，病情可能会加重。因此，可以用来自小麦和其他谷物（如大麦和黑麦）的不同蛋白质片段对无麸质饮食的乳糜泻患者（其肠黏膜已经恢复）进行测试，看是否有蛋白质片段会随着时间的推移对肠道造成损害。后来，在实验室的器官培养实验中，肠道活体组织可以存活足够长的时间，因此有可能对患者进行小的活检，并测量免疫反应的强度。通过这种方式，可以清楚地断定麸质是所有这些谷物的罪魁祸首。这项研究还可以通过将麸质蛋白分解成小片段来进一步分析，看看哪些部分是最有可能被免疫系统识别的。蛋白质中最具反应性的部分恰恰是使麸质变得特殊的部分：含有高比例谷氨酰胺的部分（尽管谷氨酰胺本身没有任何毒性）。

下一步是从活检中提取单个淋巴细胞，并在实验室用蛋白质片段刺激它们（事实上，也可对血液中的淋巴细胞进行同样处理，最近已经被用作乳糜泻的一种高度特异性的检测方法）。然而，正如科学界经常发生的那样，当完全可以预测结果时，一些令人惊讶的事情出现了。在肠道活检中引起最大反应的多肽（蛋白质）片段由于某种原因不能在试管中自行刺激淋巴细胞。

当研究人员能够重建与上述实验中确定的有毒麸质片段结合的DQ2和DQ8分子的三维结构时，他们同样感到困惑。不管他们怎么尝试，都无法找到一种方法使这些多肽适应MHC Ⅱ分子的"呈递槽"。具体来说，蛋白质链中的谷氨酰胺部分挡住了去路——事实上，它们被主动排斥在外！

正如我们稍后将看到的那样，为什么会出现这种情况是非常有启发性的。

--------- 憩室8.2　燕麦怎么样 ---------

已经有确凿的证据表明，一些患有乳糜泻的人可以对燕麦中的一种类似麸质的燕麦蛋白产生反应。

由于田地里的燕麦有可能被附近其他谷类作物污染，以及制造商在生产以燕麦为主的食品的工厂里处理不同的谷物，这个问题变得复杂了。而燕麦是饮食中膳食纤维和能量的重要来源，因此建议患有乳糜泻的人应继续食用燕麦，只要燕麦被证明没有受到其他谷物的污染。

乳糜泻的抗体应答

　　最早的乳糜泻检测依赖于血液中有无针对一种醇溶蛋白的麸质蛋白抗体。然而，人们很快意识到这样的血液测试并不准确。由于肠道免疫系统的持续活跃，在正常人身上通常也会发现针对食物蛋白质的抗体。

　　为了了解循环抗体是否可以解释乳糜泻的一些特征，我们对受影响个体的血液进行了针对各种不同组织的测试。一些被描述为"自身免疫"的病症是由对"自我"的错误识别和由此产生的自我破坏性免疫应答引起的。例如，在自身免疫性甲状腺疾病中，可以识别出黏附在甲状腺细胞上的抗体。在乳糜泻中，没有发现这种被认为是攻击肠道细胞的抗体。这证实了当时的猜测，即对肠黏膜的损伤不是由抗体引起的。

　　然而有趣的是，在大多数病例中发现了一种抗体，它似乎与将肌肉固定在一起的结缔组织结合，这就是抗肌内膜抗体（EMA）。发现这种抗体成为高度特异性的乳糜泻临床血液检测的基础，直到今天仍在常规使用。在20世纪90年代末，人们在肌肉中发现了与乳糜泻患者血液中抗体结合的实际分子，这极大地提高了对乳糜泻发病机制的认识。

丢失的拼图碎片

　　在乳糜泻中，抗肌内膜抗体（一种特异性IgA抗体）所针对的结缔组织中的蛋白质是一种常见且非常重要的酶，被称为组织型转谷氨酰胺酶（tTG）。这种酶存在于身体每个器官的所有支持组织中，起着至关重要的作用。它的工作原理是切断蛋白质链中谷氨酰胺分子的一个氮原子和两个氢原子，使其具有反应性，并能与相邻蛋白质链中的氨基酸形成强大的化学键。然而，在附近没有蛋白质的情况下，水分子可以介入反应，从而将谷氨酰胺转化为谷氨酸。

当麸质蛋白经过tTG的化学修饰后，失去了被DQ2和DQ8分子排斥的谷氨酰胺残基，现在它们可以结合在一起。这使得它们能够呈递给辅助性T细胞，并启动导致乳糜泻的免疫级联反应。

在乳糜泻中形成的针对tTG的抗体仅仅是因为tTG紧密地结合麸质蛋白片段，并且附近固有层中的B细胞能够作为自身的呈递细胞进入免疫系统。鉴于tTG在制造将组织固定在一起的支架中的重要性，可以认为如果酶被抗体阻断，则可能发生组织损伤。事实上，将人类抗tTG抗体注射到小鼠体内确实会产生轻微的肠道炎症，但目前认为乳糜泻中的抗体反应只是一个次要问题，尽管它提供了一个有用的血液测试。

回到绘图板

在这个阶段，如果认为现在可以关闭乳糜泻的肠道考古壕沟，不用再深挖，也是可以原谅的。我们已经发现T淋巴细胞反应是该疾病的基础，已经确认被免疫系统识别的特异性蛋白质片段，并且已经知道在产生抗体反应之前，这些蛋白质片段需要被tTG修饰。然而，这一机制并没有回答许多悬而未决的问题。例如，我们还没有解释T淋巴细胞如何导致乳糜泻的组织损伤。事实上，T淋巴细胞反应所必需的淋巴细胞和树突状细胞存在于表面以下的固有层中，而乳糜泻的损害主要在上皮层本身。

通常在这种情况下，我们会在动物身上寻找任何类似的证据，这有可能帮助揭示人类的疾病。人们在一些马、恒河猴和一种叫作爱尔兰塞特猎犬的狗身上发现了非常相似的情况。在受感染的狗中，会出现肠黏膜受损，并伴有绒毛萎缩，就像人类的乳糜泻一样，引起间歇性腹泻。此外，它对饮食中麸质的去除有反应。然而，这些狗与MHCⅡ没有关联，而且这种情况似乎是由单一基因遗传的。因此，我们无法将其与人类进行比较。

现代实验技术可以将所有认为引起乳糜泻必要的人类遗传机制植入实验室小鼠体内，观察它们是否会产生乳糜泻。因此，可以培育具有特定人类MHCⅡ分子的小鼠，给它们注射识别麸质蛋白的人类辅助性T细胞，确保它们有正确的tTG来修改麸质，然后喂它们麸质。然而这些小鼠仍然保持健康，并未出现肠道炎症！此外，它们的细胞表现出一种化学特征，表明肠道免疫系统实际上对麸质具有耐受性。是时候再把铲子拿出来了！

降到下一层

深入研究免疫系统的进化史，我们被带到发现早期淋巴细胞类型的地层，是在免疫"大爆炸"以及与T细胞和B细胞相关的高度可变分子的表达之前。这些细胞集中在上皮内巡逻的免疫细胞内，即上皮内淋巴细胞（IELs）。

前文已提及，肠道上皮内淋巴细胞大致分为两类：具有"管家"功能的自然型上皮内淋巴细胞，对免疫刺激有反应的诱导型上皮内淋巴细胞。后者位于肠道考古壕沟的最浅层，通过其T细胞受体的特异性参与反应。尽管有一些非常特殊的蛋白质参与乳糜泻的免疫应答，但实际上与诱导型上皮内淋巴细胞无关。相反，自然型上皮内淋巴细胞最重要：就好像麸质劫持了上皮细胞的自然维持机制而导致疾病一样。虽然这些细胞可能携带T细胞受体，但这似乎不是识别麸质蛋白或必然参与反应的细胞。这些细胞的自然杀伤功能在乳糜泻发生过程中被激活。

乳糜泻中的自然型上皮内淋巴细胞被激活并准备好杀死肠上皮细胞——肠道衬里细胞。这些衬里细胞多充当管家，清除受损或有缺陷的细胞，以维持肠道防御屏障。然而，在乳糜泻中，这些细胞的大规模破坏导致绒毛萎缩的典型组织损伤。有趣的是，它们所在的基底膜在很大程度上保持完整。

为什么上皮内淋巴细胞以这种明显夸张的方式回应，这要求我们深入研究肠道免疫系统。

最底层

我们已经看到肠上皮细胞是如何通过向附近的免疫细胞发出求救信号来指导免疫反应的，这种最古老的细胞可以被认为是肠道免疫系统的一部分。我们还遇到了白细胞介素，最初被认为仅在血液中的白细胞（防御性）之间发出信号。然而，现在知道，白细胞介素被广泛使用，其中一种白细胞介素-15被肠上皮细胞用来与上皮内淋巴细胞对话。白细胞介素-15是一种非常有趣的信号分子，因为它不是完全由肠上皮细胞释放，而是呈递给细胞表面，只占据受体的一半，需要与承载另一半受体的细胞接触，才能将信号传递出去。肠上皮细胞产生白细胞介素-15依赖于非常古老的机制，例如对细菌产生反应的机制。这些机制包括我们在海绵动物中首次发现的Toll样受体及其内部的细胞信号蛋白，类似于在变形虫中发现的Tir A分子！

肠上皮细胞中需要有一定的白细胞介素-15的低水平表达，作为上皮内淋巴细胞的维持信号，特别是那些具有 γ δ 型受体的。在无菌环境中长大的小鼠缺乏细菌，产生的白细胞介素-15较少，因此具有较少的上皮内淋巴细胞。白细胞介素-15不仅增加了这些上皮内淋巴细胞的存活率，而且还促发它们对细胞的杀伤作用。

虽然白细胞介素-15为了维持上皮内淋巴细胞群体，以低水平表达，但当受到威胁时它的分泌会增加。因此，它的行为非常像警报素，一组从肠上皮细胞释放的危险信号。此外，上皮内淋巴细胞表面分子被白细胞介素-15上调，以激活它们进行细胞杀伤，这些分子可以识别由受损的或者受到威胁的肠上皮细胞表达的蛋白质。因此，肠道内膜的潜在威胁会引起一种反应，导致白细胞介素-15分泌增加，从而增加上皮内淋巴细胞数量，激活它们并杀死受损的肠上皮细胞。上皮内淋巴细胞还分泌生长因子以促进肠上皮细胞分裂，修复屏障中产生的缺陷。

这解释了一些关于乳糜泻肠黏膜的观察结果。上皮内淋巴细胞增加，特别是具有 $\gamma\delta$ 型受体的。还有一种称为"隐窝增生"的特征，即绒毛基部的细胞分裂增加，以试图修复上皮细胞。

白细胞介素-15在乳糜泻患者的肠上皮细胞中高水平表达，而在遵循良好的无麸质饮食并且没有其他肠道损伤的迹象的人群中，白细胞介素-15仍高水平表达。此外，没有任何乳糜泻迹象的近亲也可能表现出白细胞介素-15水平升高，以及肠上皮细胞应激的其他标志物。因此，遗传因素可能导致上皮细胞中较高的白细胞介素-15表达，从而易患乳糜泻，但在乳糜泻发生之前需要额外的触发因素。

有趣的是，基因工程改造的小鼠身上具有正确的人类MHCⅡ来识别麸质，并添加另一个基因，使它们在上皮细胞中过度生产白细胞介素-15，当我们喂它们麸质时，它们仍然不会患上乳糜泻！

应激上皮细胞

到目前为止，我们仍然不能确定引起肠上皮细胞应激的额外触发因素。越来越多的证据表明，儿童轮状病毒引起的常见病毒感染与易感个体后期患上乳糜泻有关。儿童期感染的次数和摄入麸质的量共同作用，增加风险。这符合我们所理解的需要在肠黏膜中诱导一定程度的损伤以启动乳糜泻。但是，为什么这会导致针对麸质的特定免疫应答？为什么没有其他食物蛋白质引起的疾病过程与乳糜泻相似？

这个难题的答案之一可能是麸质蛋白本身含有可能直接导致损伤和上皮应激的片段。当在实验室条件下测试时，这种蛋白质的一个特殊部分似乎会导致肠道损伤，而不会引发T淋巴细胞反应。这一部分蛋白质与T细胞识别的蛋白质不同。由麸质引起的损害的确切机制目前还不清楚，但可能与病毒感染反应相互作用。实际上，这意味着麸质作为它自己的佐剂发挥作用。这是一种增强免疫应答的手段，我们在前一章中已经看到它与黏膜疫苗有关。

然而，麸质在肠道上的特殊作用有两个方面是非常有趣的。首先，它似乎使上皮细胞"渗漏"。它通过刺激肠上皮细胞产生一种蛋白质来削弱上皮细胞之间的连接，使大的麸质蛋白片段渗入下层的固有层，并被那里的免疫细胞识别。其次，它似乎增加了白细胞介素-15（应激反应信使）在固有层中的表达。

这可能是乳糜泻发展的基础。正如我们所看到的，可以运用基因工程技术使小鼠具有正确的人类MHC Ⅱ分子，它能识别麸质的蛋白质片段。还可以让这些小鼠在上皮细胞中表达过量的白细胞介素-15。然而，当喂食麸质时，这些小鼠没有出现乳糜泻的特征。只有让它们在固有层和上皮细胞中也过度表达白细胞介素-15时，它们才会出现类似人类乳糜泻的症状。

杀伤许可证

现在开始了解乳糜泻是如何发生的。麸质由于独特的氨基酸组成而相对难以消化，它以大片段的形式存在于肠道中，能够被免疫系统识别。麸质分子的某些部分对上皮细胞具有直接作用，使其渗漏并允许麸质蛋白片段进入下层的固有层。一些片段似乎会使上皮细胞"不安"，导致它们表达损伤的细胞表面标志物，并产生更多的白细胞介素-15，这刺激并启动上皮细胞中的上皮内淋巴细胞，也增加了固有层中白细胞介素-15的产生。

在那些具有正确的MHC Ⅱ分子的个体中，麸质蛋白片段（已被tLG适当修饰）被识别并呈递给固有层中的辅助性T细胞。因此，它们会刺激抗体的产生，这些抗体在血液中被认为是检测乳糜泻的一种方法（并且可能在引起组织损伤方面也起到一定作用）。辅助性T细胞也会产生一些化学物质，"授权"被激发的上皮内淋巴细胞杀死应激的肠上皮细胞。这导致乳糜泻的肠黏膜损伤的特点以及主要的临床后果和症状（图8.2）。

这种非同寻常的事件只发生在麸质上，而没有在其他食物蛋白质中发现。目前还不清楚为什么麸质具有如此多的免疫刺激特性。当然，这不仅仅是因为它不好消化，而且在肠道中存在大量的碎片。它似乎有"自我佐剂"特性，刺激固有层产生白细胞介素-15，也克服了对通常摄入蛋白质的耐受性。麸质的这些特征可能模拟了病毒感染的分子效应。

对麸质的免疫应答的另一个特点是绕过常规免疫途径。肠道耐受的蛋白质通过在产生适当耐受性T细胞应答的肠系膜淋巴结中呈递细胞而被识别。然而，在乳糜泻中，肠道固有层中的B细胞似乎能够将麸质呈递给T细胞，而不会运输到淋巴结。这可能是由于麸质与tTG相互作用，从而导致上皮内淋巴细胞杀死应激的肠上皮细胞。

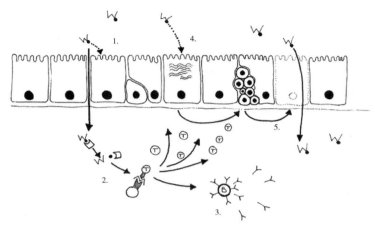

图 8.2　目前对乳糜泻发病机制的认识。（1）由于麸质蛋白的氨基酸组成不同寻常，使其相对不易消化，因此在肠道中存在大量的麸质蛋白片段。麸质片段作用于肠上皮细胞以打开细胞之间的紧密连接，并允许大的蛋白质片段进入固有层。（2）固有层中存在的一种酶与麸质片段结合，并将其修饰成可与树突状细胞上特定的 MHC Ⅱ 分子结合的形式，从而通过"蛋白质三明治"激活 T 细胞。（3）激活的辅助性 T 细胞协助 B 细胞制造针对麸质片段的抗体。然而，由于 tTG 与麸质结合，并被 B 细胞内的吞噬作用吸收，辅助性 T 细胞也会刺激针对 tTG 抗体的产生，这种抗体可以在血液中检测出来，作为疾病的有效标记。（4）麸质片段（或其他小麦成分）导致肠上皮细胞应激并分泌白细胞介素 -15。这导致细胞杀伤上皮内淋巴细胞的增殖和激活（与固有层中激活的 T 细胞产生的细胞因子一致）。上皮内淋巴细胞通过其管家功能杀死应激的肠上皮细胞，因为它们能识别受损细胞的细胞表面产生的分子。（5）受损的上皮屏障功能允许更多的麸质片段穿过上皮细胞

难治性乳糜泻

通常，从饮食中去除麸质后，肠道会完全恢复。但是肠道并没有真正完全恢复正常：肠上皮细胞产生的白细胞介素-15水平仍在增加，上皮细胞中存在的淋巴细胞成分也在不断变化。炎症和损伤（绒毛萎缩）在几个月内恢复。然而在某些情况下，从饮食中去除麸质后，肠道仍无法恢复，这被称为难治性乳糜泻。考虑到从饮食中去除所有的麸质非常困难，这种情况被过度诊断并不罕见。难治性乳糜泻分为两种类型：第

一种类型与活动性乳糜泻无法区分，因此可能反映了对麸质的极度敏感性，以至即使有微量的麸质存在（当尽一切努力去除它时）也足以引发反应；第二类难治性乳糜泻的特征在于上皮细胞内存在非常特殊的上皮内淋巴细胞群体。

—————————— 憩室8.3　多少麸质算"太多" ——————————

很多国家有相当比例的人口面临乳糜泻的风险，他们对无麸质食品的标签有严格立法。在大多数情况下，在加拿大和美国，如果食品中的麸质含量低于百万分之二十，就可以贴上"无麸质"的标签。然而，在澳大利亚和新西兰，法律要严厉得多，只有在食品中没有可检测到麸质且不含燕麦，才被允许标为"无麸质"食品。

具体来说，百万分之二十相当于4吨面粉中的1茶匙的含量。实际上，大多数食品中麸质的检测极限是百万分之十左右。

挑战性研究：在一段时间内，让人们服用含有一定量的麸质的胶囊，这已经被用来评估饮食中不同含量的麸质的安全性。这些研究表明，大多数乳糜泻患者一天摄入50毫克总量的麸质是安全耐受的。然而，有一名患者即使只摄入10毫克，也会产生反应。因此，个体对麸质的敏感度很可能存在一个谱系。

具体来说，50毫克是一片普通面包中百分之一的麸质含量。

过去的一扇窗

乳糜泻最可怕的并发症之一是发生在小肠的一种叫作淋巴瘤的免疫系统癌症。通常情况下，淋巴细胞在受到触发因素刺激时会增殖，但与此同时，它们会启动一条"自毁"途径，当威胁过去后会限制其生长。然而，如果生长控制失效，细胞会继续分裂并长成肿块，然后癌细胞扩散到远处。据了解，与乳糜泻相关的淋巴瘤是一种T细胞肿瘤。确诊后治疗极其困难，与其他癌症一样，早期发现可能是治愈的关键。

20世纪90年代末，巴黎的一个研究小组发现，乳糜泻中的淋巴瘤是由一种不寻常的淋巴细胞的增殖引起的，这种淋巴细胞通常在癌症发展之前在肠上皮细胞内广泛存在。具有这种细胞的患者尽管避免摄入麸质，肠道仍然有持续的严重病变，因此难以治愈。这些不寻常的上皮内淋巴细胞的存在定义了一种新的难治性乳糜泻，简称为"2型"。这些患者需要密切监视淋巴瘤的发展。值得庆幸的是，2型难治性乳糜泻是非常罕见的，每1000名乳糜泻患者中只有1例。不幸的是，由于之前没有显示或认识到症状，许多人不知道他们可能已经患有乳糜泻很多年了，而这种难以治愈的状况往往发生在生命后期。

2型难治性乳糜泻中的特殊细胞表现出T细胞和自然杀伤细胞的特征，能够直接杀死肠上皮细胞，从而造成损伤。然而，与T细胞不同，它们不在其细胞表面上表达T细胞受体，而仅在细胞内表达。在这方面，它们似乎与仍在发育的未成熟的T细胞相似。对T细胞受体基因的模式识别部分的分析表明，它们经历了重组激活基因介导的相关DNA的重排。这些细胞不是2型难治性乳糜泻所特有的，也存在于正常活动性乳糜泻和非乳糜泻个体中，它们占上皮内淋巴细胞的10%。

这些不同寻常的细胞在2型难治性乳糜泻而不是健康个体中的独特特征是，这些细胞不是对不同蛋白质的广泛模式识别，而是共享同一个单独的T细胞受体。这表明它们都是一个细胞的"克隆"，在这个细胞中，DNA发生了变化，生长抑制失活，使其疯狂增殖。这些癌前病变细胞通过杀死肠上皮细胞，在上皮细胞中造成严重破坏，与激活的上皮内淋巴细胞在活动性乳糜泻中的作用非常相似。在2型难治性乳糜泻中，细胞似乎在其内部机制中发生了突变，导致对激活它们的正常水平的白细胞介素-15做出过度反应。而且，它们随后通过破坏上皮细胞建立了一个恶性循环，产生更多的白细胞介素-15，造成更多的增殖和细胞死亡。

在没有乳糜泻的健康个体中，这些特殊细胞的功能尚不清楚。最近研究表明，它们直接从骨髓进入肠上皮细胞，而不经过胸腺。它们有可能成熟为 γ δ T淋巴细胞，尽管这是人类上皮内淋巴细胞产生的少数途径。它们从肠上皮细胞接收必要的信号和生长因子，就像大多数成熟的T细胞是由胸腺上皮细胞指导的一样。在难治性乳糜泻中，这些正在成熟的上皮内淋巴细胞似乎被一个现在熟知的上皮细胞中的罪魁祸首白细胞介素-15所破坏，变成了杀手细胞。

--------- 憩室8.4 乳糜泻可能的治疗方法 ---------

目前，乳糜泻唯一的治疗方法是从饮食中去除麸质。然而，鉴于乳糜泻发展过程中的一些关键步骤，对于药物研发人员来说，有许多可能的目标可以阻止对麸质的免疫应答。

首先，可以通过基因工程技术将小麦中的麸质去除。这实际上比听起来更具挑战性，因为小麦基因的复杂性导致了许多蛋白质基因的拷贝。基因沉默技术，即阻止基因转化为蛋白质的技术已被证明能够将小麦的麸质含量减少75%~90%，而不会对烘焙品质产生不利影响。遗憾的是，这并不足以使小麦产品中的麸质含量降低到乳糜泻患者可以安全食用。

接下来，可以通过确保麸质被完全消化来阻止麸质过敏，因为它的相对不易消化性导致大的蛋白质片段被肠道免疫系统识别。来自某些霉菌和细菌的酶能够将蛋白质片段完全消化成小片段，以逃避检测。目前正在进行的工作是在食用前用它们预处理食物，或者将这些酶以胶囊的形式与食物一起服下。然而，目前这些方法还不够有效。

如果肠上皮细胞对穿过它的蛋白质片段具有更强的抵抗力，那么也将阻止免疫反应的发生。有一种药物已经在试验中，可以阻止乳糜泻导致的肠黏膜渗漏。当患者食用麸质时，效果是明显可见的，但这仍然不足以让乳糜泻患者吃麸质。

在通往乳糜泻的下一步途径，阻断tTG可能会起作用。tTG负责使麸质片段准备好被免疫系统识别，它在人体内有许多重要作用，生产一种能够安全阻断人体内这种酶的药物具有潜在的挑战性，但是仍然有一些候选分子准备进入试验。

最后，可以使用针对白细胞介素-15的抗体来阻断它。利用人工抗体阻断化学信使在医学上是一种经过试验和测试的技术，许多这样的生物疗法是可行的。然而，单独阻断白细胞介素-15在乳糜泻治疗中没有显著的效果，其他白细胞介素可能在炎症中发挥作用。

直到最近，人们一直希望通过定期向皮肤注射麸质蛋白来进行免疫，这种方法可以使免疫应答耐受，并提供一种免疫疗法，类似于过敏反应的脱敏。然而这种策略在临床试验中被证明是不成功的。

因此，我们距离廉价、安全和有效的非饮食疗法治疗乳糜泻还有很长的路要走。

底线：肠道细菌

当我们再一次沿着壕沟走到最深处时，会发现肠道免疫系统与其中的细菌之间的关系。我们现在距离乳糜泻探索的最现代的、最上层的壕沟还有很长的路要走，在那里，这种疾病的许多机制乍一看似乎都存在。细菌有没有可能也在乳糜泻的发生发展中起作用？

我们对结肠（大肠）中大量细菌的存在已经很熟悉了，但很明显，小肠也有自己的微生物群，不同个体之间的细菌是不同的。细菌在肠道免疫系统的成熟和复杂性方面发挥作用，它们产生的因子滋养免疫细胞并改变其功能。在食物过敏方面，细菌可能对肠道免疫系统产生耐受作用，而这一点在乳糜泻中似乎已经丧失了。

在啮齿动物身上进行的简单实验表明，肠道细菌可以减少炎症反应。例如，在无菌环境中长大的小鼠和特定品种的小鼠，如果长期食用麸质，会发生肠道损伤，但如果居住在正常细菌环境下则不会。然而，有些细菌可能会使炎症减轻，而有些细菌可能会加剧炎症。有趣的是，通过引入一种乳糜泻患者肠道中常见的细菌（大肠杆菌），麸质诱导的损伤可以在小鼠体内重新启动。研究还表明，儿童早期使用抗生素会导致后期乳糜泻的风险增加。

关于调节麸质反应的细菌和免疫系统的特定相互作用的性质，目前尚不清楚。可以推测是细菌的某些直接影响。例如，一些细菌可能产生能够消化麸质而不被免疫系统发现的酶，而另一些则可能增加肠道上皮细胞的渗漏。

目前，还不能确定乳糜泻中好坏细菌的特定种类，现在就匆忙购买益生菌药物治疗还为时过早。我们对细菌与肠道免疫系统相互作用的理解仍处于初级阶段，特别是在小肠中，取样可能具有挑战。大多数关于乳糜泻中肠道细菌的研究是结肠菌群而不是小肠菌群，我们还不知道二者之间的关系。饮食对肠道细菌组成的影响（包括无麸质饮食）和宿主本身对细菌的双向作用使情况变得更加复杂。

与没有乳糜泻的人相比，乳糜泻患者的细菌类型存在明显差异，特别是某些细菌类型比例更高。如我们的老朋友双歧杆菌，它产生短链脂肪酸（例如丁酸），并且通过调节T细胞功能来降低肠道的炎症反应。丁酸也对预防肠上皮细胞的应激有直接作用。进一步了解肠道细菌在乳糜泻发展中的作用是目前研究中的一个非常活跃的领域，并有望在治疗方面产生突破。在本章开始时，我曾指出乳糜泻最明显的发病机制存在于肠道考古挖掘的最浅层：B细胞和T细胞，多年来我们没有往深处探究。但可能的解释和治疗方法应该来自壕沟最底层！

解剖各层

关于乳糜泻还有很多未知。对麸质的反应涉及肠道免疫系统最古老的所有层次：肠上皮细胞发出危险反应的信号，通过先天淋巴细胞和自然杀伤细胞，到最新进化的固有层T细胞和B细胞免疫途径，以及特定蛋白片段的免疫识别。

就像对待食物过敏一样，我们现在可以研究每一个层面，并询问如果不是所有必要的成分都存在，会发生什么情况。

许多基因已被发现在某种程度上与乳糜泻有关，其中大多数与炎症反应的启动或调节有关。因此，尽管乳糜泻的临床表现具有特征性，但不同个体对麸质的敏感度可能不同，这取决于其携带的特定基因的突变。

——————————— 憩室8.5　涉及乳糜泻的基因 ———————————

乳糜泻有很强的遗传因素。同卵双胞胎共享他们所有的DNA遗传密码，如果其中一个患有乳糜泻，那么很可能（至少80%）另一个也患有或者将会发展成乳糜泻。相比之下，乳糜泻患者的一级亲属，如兄弟姐妹、父母或子女，他们只有50%的DNA相同，有1/10的机会发展成乳糜泻。

正确的MHC II分子（DQ2 或DQ8）是一个先决条件，这是由遗传决定的，但它只占该病基因遗传力的约三分之一。近100个额外的基因以某种形式或其他方式与乳糜泻有关，但是所有已确定的基因（包括MHC）加起来仍然不到基因遗传力的50%。在这种多基因疾病中，许多基因（或控制其转变的开关）的常见突变累积起来就会导致疾病发生。这意味着病情可能存在显著的变异性。然而，在乳糜泻中没有发现特定模式，以表明存在亚型。

如果一种疾病是由单个基因的突变引起的，那么这种疾病的发病机制通常很容易理解。在涉及多个基因的情况下，可以通过建立蛋白质参与路径图来理解这种疾病。在乳糜泻病例中，并没有什么意外的发现：这些基因主要涉及T细胞和B细胞功能、早期免疫途径，以及与自身免疫性疾病如1型糖尿病或类风湿性疾病相关的基因。然而令人惊讶的是，目前还没有发现任何基因与肠道本身有关。

有时患者血液中存在乳糜泻相关抗体（如抗tTG抗体），但肠道没有损伤。临床医生称这种情况为"潜在的"乳糜泻。人们一直在努力研究这是否代表一种非常轻微的乳糜泻，或者血液检测呈阳性是否是这种疾病的早期征兆，预示未来将患有这种疾病。有趣的是，基因工程改造的小鼠乳糜泻模型（其中白细胞介素-15在上皮细胞和固有层需要过度表达）可能提供了一条线索。当白细胞介素-15仅在固有层表达而不在上皮细胞表达时，特征性抗tTG抗体产生，但上皮细胞保持完整，类似于"潜在的"乳糜泻。此外，一项对乳糜泻患者未受影响的亲属的研究表明，一些人在其肠道上皮细胞中表现出不明显的应激特征，而没有任何疾病的特征。因此，乳糜泻可能既涉及遗传敏感、容易受到刺激的上皮细胞，又涉及白细胞介素-15在固有层中的过度产生或过度反应。如果只存在后者而没有上皮细胞的弱

点，那么可以在没有肠道损伤的情况下产生抗体，即"潜在的"乳糜泻。显然，完全的乳糜泻需要两个部位（固有层和上皮细胞）的免疫激活。

去除表层：麸质不耐受

设想一下，如果缺乏最顶层的对麸质的免疫反应，可能会发生什么。这种情况很容易发生，例如，如果人们没有正确的MHC II分子来识别和呈递麸质蛋白质片段给免疫系统。这就去除了需要MHC起作用的B细胞和T细胞反应，类似于在食物过敏的小鼠身上去除重组激活基因。

对麸质的更深层次免疫反应可能会自发产生疾病，而不需要上层的炎症增强。多年来，患者一直抱怨与麸质有关的症状，但没有表现出与乳糜泻相关的肠道损伤或抗体反应，或缺乏正确的MHC分子。虽然这些患者最初被排除在外，但最近研究开始揭示这种新描述的"非乳糜泻麸质敏感"（NCGS）的情况。

我们对这种情况的了解还处于早期阶段。事实上，许多人认为自己在食用小麦后出现明显的症状，但在试验中遇到麸质时，并没有出现任何症状，因此可能根本不是对麸质产生反应，而可能是对小麦中的其他成分有反应。出于这个原因，一些人将这种综合征描述为非乳糜泻麸质/小麦敏感（NCGWS）。

非乳糜泻麸质/小麦敏感的症状主要是腹胀、腹泻、腹痛或便秘，但肠外症状也很常见。这些症状可能难以描述或测量，包括肌肉疼痛、疲劳和头痛。自述的非乳糜泻麸质/小麦敏感实质上比乳糜泻更常见，例如，多达四分之一的澳大利亚人出于健康的考虑而限制麸质食品，无麸质饮食的流行在很大程度上要归功于名人推广。与患者不知情的情况下接受小麦的实验相比，真正的非乳糜泻麸质/小麦敏感患者的数量无疑被夸大了5倍。

小麦中的其他罪魁祸首

小麦淀粉中的复合碳水化合物可能导致与免疫系统无关的胃肠道症状。由于消化不良，小麦中的果聚糖等可以通过小肠而不被分解和吸收，当到达结肠时，大量的细菌对其进行消化，并产生各种副产品，包括胀气。因此，小麦中的这些成分在化学上（非免疫学上）可导致肠易激综合征（IBS）的特征性腹胀和腹痛。所以克服肠易激综合征的治疗通常依赖于减少小麦摄入量[①]。

然而，小麦中还有另一种成分似乎会引起问题，即ATI，意思是"淀粉酶/胰蛋白酶抑制剂"。ATI是消化淀粉（淀粉酶）和蛋白质（胰蛋白酶）的酶的天然抑制剂。它大量存在于谷物中，起到抵制潜在入侵生物（如细菌和真菌）产生的消化酶的作用，从而保护种子免于在土壤中腐烂。小麦ATI已被证明可以刺激肠道免疫系统中的一些最古老的成分，并作用于识别细菌膜脂质成分的Toll样受体（TLR4）。这种Toll样受体的激活可以引起肠上皮细胞的应激反应，并增加白细胞介素-15的产生。在实验室中，通过添加ATI，可以在遵循无麸质饮食的乳糜泻患者的肠黏膜样本中诱发炎症。

---

① 2005年，澳大利亚胃肠病学家彼得·吉布森提出了一种叫做"发酵性碳水化合物FODMAP"的表达方式，将导致结肠中发酵(和胀气)的膳食成分集中在一起。FODMAP代表"可发酵的低聚糖、二糖、单糖和多元醇"，包括糖和淀粉。这些糖和淀粉在上消化道消化不良或不易吸收。它们通过增加小肠中的液体含量、增加结肠产生的气体量以及刺激结肠运动而引起腹泻，从而导致肠易激综合征，即腹胀、腹痛和排便习惯的改变。人们担心，长期食用低FODMAP饮食，可能由于限制碳水化合物而导致营养不足和体重减轻，并改变结肠细菌的组成。除非有经验丰富的营养师的指导，否则FODMAP饮食是复杂和难以遵循的。如果在短期内使用其他形式的低纤饮食可能更容易遵循，也同样有效。

有趣的是，TLR4激活而导致分子释放入血，可作为血液检测时的"免疫特征"。这种免疫特征在乳糜泻和非乳糜泻/小麦敏感中都存在，并且表明可能是通过ATI激活TLR4，在这两种情况下都起作用。此外，在一些慢性疲劳但没有胃肠道症状的患者中已经鉴定出相同的免疫特征。

后退一步：全局观

现在是时候退回一步，看看我们在挖掘中发现的地层了。有趣的是，与我们一直认为的情况完全相反，免疫反应发生的顺序似乎是自下而上的。

最底层的是肠道细菌及其与肠道上皮层和免疫系统的相互作用。我们仍然不清楚它们是如何调节对麸质的免疫反应的，但是越来越多的迹象表明，肠道细菌能够耐受或激活肠道的免疫系统，这取决于细菌成分和活性。

肠上皮细胞用来应对有害细菌的一条途径似乎被麸质或ATI（一种常见于谷物中的蛋白质）所破坏和启动。这导致肠上皮细胞损伤和应激分子在细胞表面的表达。它还会导致白细胞介素-15的分泌，从而激活壕沟中下一级的淋巴细胞。白细胞介素-15也在固有层中起作用，使可能提供耐受性的调节性T细胞沉默。

在这条沟里有几个上皮内淋巴细胞的根基。最下层的已经通过其在2型难治性乳糜泻中的异常增殖而被识别出来，并且似乎在肠道上皮中发展。这一点可能要回溯到无颌鱼（无颌纲动物）的远古时代，当时淋巴细胞被推测完全在肠黏膜中形成。参与这种反应的不同层次的上皮内淋巴细胞包括先天淋巴细胞、自然杀伤细胞、γδT细胞和自然αβT细胞。它们由白细胞介素-15引发，具有识别肠上皮细胞应激标记的细胞表面标记，刺激上皮内淋巴细胞杀死它们。这导致表面上皮细胞的渗漏增加，使大量蛋白质碎片进入固有层。

麸质蛋白片段被tTG的酶修饰，这种酶可以让它们被免疫系统识别。通常呈递细胞（如树突状细胞）携带蛋白质到淋巴结以产生耐受性反应，但在乳糜泻中似乎存在一个"短路"，即固有层中的B细胞将麸质片段直接呈递给辅助性T细胞，于是产生抗tTG抗体，这些抗体可以在血液中检测到并用作诊断试验。它们还可能在导致疾病方面起作用。辅助性T细胞也分泌化学信使，进一步刺激上皮内淋巴细胞杀死表面的肠上皮细胞。

所有这些层一起工作，产生全面反应。然而，只有一小部分人有必要的MHCⅡ分子，他们吃麸质食品后就遭受疾病症状。其他基因显然也很重要，如双胞胎研究所示，以及许多尚未发现的基因。我们所了解的那些基因可以调节最上层（T细胞和B细胞反应）的炎症反应和参与抗病毒反应的分子。个体的背景基因组成决定了个体对环境触发因素（如细菌或病毒感染）的免疫应答水平，在摄入麸质时也会发生这种情况，因此看来可能存在一种"阈值效应"。遗传效应可能贯穿整个壕沟的层次，涉及改变肠道中细菌种类的基因、Toll样受体反应，以及肠上皮细胞应激数量。

有研究表明，基因可能以某种方式分层。例如，乳糜泻患者未受影响的家庭成员表现出上皮内淋巴细胞应激增加，表明这可能与该病发生所需的其他成分是分别遗传的。这种情况也有可能是相反的：那些具有tTG抗体但在上皮细胞中没有损伤（潜在的乳糜泻）的患者，可能是因为没有遗传上皮应激反应。支持这种分层的证据来自转基因小鼠，它们只有在同时影响上皮和固有层的突变时才表现出类似乳糜泻的症状。

我们刚刚开始考虑这样一种可能性：有些患者的疾病只影响最底层，表现为"非乳糜泻麸质/小麦敏感"。此外，可能还包括一些根本没有胃肠道症状但有疼痛和慢性疲劳特征的患者，这种疾病长期以来一直没有得到医学界的认可和治疗。

总而言之，关于乳糜泻壕沟的肠道考古挖掘，尽管还有相当多的未知数，但也带来了一些有用的珍宝！

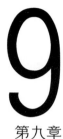

第九章

"又回到了最初"
——炎症性肠病

———— 摘要 ————

我们从小肠和涉及其与食物关系的免疫机制出发，遇到了影响肠道另一端的炎症性肠病及其与共生细菌的关系。我们在肠道考古壕沟的侧壁上再一次看到了"大分裂"，它将抗体型和细胞杀伤型的免疫反应分开，而溃疡性结肠炎和克罗恩病则分别位于两侧。在与适应性免疫系统的开关有关的上层中挖掘时，我们确定了这两种情况常见的途径，并且看到这些是如何反过来被更深层和更古老的机制所控制的。在壕沟的最底部，通过分别处理跨越上皮屏障和细胞屏障的微生物的入侵，揭示了溃疡性结肠炎和克罗恩病的区别。最终，我们深入挖掘大分裂两侧的分子开关，并通过与一个令人惊讶的位置的联合，遇到了古老的生命的秘密。

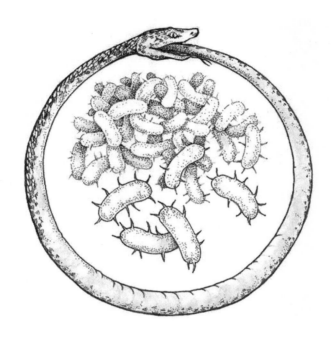

衔尾蛇：蛇吞食自己的尾巴，象征着生命、死亡和重生的循环

"我的开始是我的结束……我的结束是我的开始"

"我们叫作开始的往往就是结束，而宣告结束也就是着手开始。

终点是我们出发的地方。"

——选自T. S. 艾略特《四个四重奏》①

---

① 托马斯·斯特恩斯·艾略特（1888—1965），更广为人知的名字是"T.S. 艾略特"，他是一位美籍英国诗人，出生于波士顿，1948 年被授予诺贝尔文学奖。这些引文来自他广受赞誉的《四个四重奏》。第一句是第二首诗《东库克》的开头和结尾，东库克是英国萨默塞特郡的一个村庄，艾略特的骨灰在他死后被带到这里，这里是他的家人移民到美国之前的起源地。第二句来自第四首诗《小吉丁》。这是剑桥郡的一个村庄，因其 17 世纪的宗教团体而闻名，艾略特对他们的信仰方式深表同情。这首诗的主题与本章的主题有关，尤其是净化所需的"激烈的死亡"，为生存而牺牲的重要性，以及过去、现在和未来的统一！

生命、死亡和重生

德墨忒尔是希腊掌管农业和丰收的女神。在许多地区，她被视为"大地之母"，成为死亡和生命的代表。衔尾蛇的象征——蛇吞食自己的尾巴，这种生与死的循环在不同的、独立的古代文化中都与神话相关。

其中一个故事特别讲述了德墨忒尔对生与死的各种形式的监督。据说希腊塞萨利有一位名叫厄律西克同的国王，他下令砍掉德墨忒尔神圣树林里的所有树木。德墨忒尔让饥饿之神利墨斯惩罚厄律西克同。从那以后，不管厄律西克同吃了多少，都不能满足他对食物的渴望。有一天，他饿得连自己都吃了，第二天早上，什么都没剩下！

稍后重温厄律西克同的故事时，"自我吞食"与我们故事的相关性将变得明显。

迈克的故事

迈克和凯伦在大学里相识，决定在20多岁时结婚。凯伦说服迈克戒烟，两年来他们一直在为婚礼攒钱，他们把迈克本来用来买烟的钱存进了蜜月基金。因此，他们能够负担得起一次难以置信的印度之旅，自从看到戴安娜王妃在泰姬陵拍摄的照片后，凯伦就一直想去那里看看！

在旅行结束的前三天，两人都患上了旅行者腹泻。他们在回家的路上经历了一段痛苦的旅程，接下来的一周他们都在恢复中，而不像新婚夫妇一样去拜访亲朋好友。当凯伦完全康复的时候，迈克的情况却越来越糟。在第一个星期结束时，他开始便血，并经历了严重的腹痛，他完全吃不下食物，体重也减轻了。

10天后，全科医生对他进行了血液测试和粪便样本检测，以确定是否有细菌感染。结果显示炎症标志物增加，但粪便中没有发现致病微生物。迈克的症状继续恶化，3周后，他的体重下降了6.35千克，感觉非常不适。 一天晚上，他在去厕所的路上晕倒了，凯伦叫了救护车，他被送进了医院。

医生给迈克打了点滴以补充体液，并给他做了X光和进一步的血液检查。他们将一个可弯曲的内窥镜插入小肠。黏膜似乎发炎了，他们取了一些组织样本放在显微镜下检查。作为预防措施，医生开始给他注射大剂量类固醇，试图抑制炎症。病理学医生的报告说，活检显示急性炎症迹象，这可能是由于感染，但也不能排除炎症性肠病。

经过3天的大剂量类固醇静脉注射，迈克的症状开始缓解，他的大便不再那么频繁，而且大便中没有血了。一周后，迈克回家了，体重和食欲也逐渐恢复。他需要每天服一次片剂药物。

然而，迈克的症状并未完全缓解。3个月后，在门诊，医生对迈克的整个结肠进行了摄像复查，发现结肠中有持续的炎症和溃疡。在这种情况下，活检显示慢性病变，提示溃疡性结肠炎（一种炎症性肠病）。在接下来的一年里，他又经历了两次相当严重的腹泻并伴随出血，需要再次使用类固醇治疗。第二次，医生开始给他使用免疫抑制药物，以防止病情进一步恶化。迈克的病情得到了控制，在接下来的几年里没有出现进一步的问题，尽管他不得不定期进行血检，并被告知他患皮肤癌的风险增加了。

当他最终设法与家人和朋友见面，向他们展示婚礼和蜜月的照片时，迈克的姑妈凯斯告诉他，20年前，由于一种叫作克罗恩病的疾病（另一种炎症性肠病），她不得不接受手术，切除部分小肠。

凯斯的故事

迈克的姑妈凯斯大学毕业后获得了历史学学位，开始了一段前途光明的记者生涯。她在世界各地旅行，报道冲突后的个人悲剧故事。她在海湾地区执行任务时出现了严重的腹痛，被医生诊断患有阑尾炎，并在野战医院做了阑尾切除手术。她写下了她遇到的一些受伤士兵的经历，并决定继续讲述他们的故事以及他们如何在战后适应家乡的生活。

回到英国后，凯斯的右下腹持续疼痛，并开始频繁腹泻。医生为她治疗了可能是在任务期间感染的疾病，但她的症状恶化了。当她出现高烧和剧烈腹痛时，她的全科医生把她转到当地医院的急诊部。腹部CT扫描显示小肠末端增厚，炎性肿块，可能有脓肿。进一步观察发现单独的小肠增厚区域。放射科医生指出，扫描结果显示她患了克罗恩病。凯斯被送进医院，通过胃管进食流食，同时静脉注射抗生素。

住院一周后，凯斯的症状得到缓解，她的腹泻和发热也减轻了。她开始接受一个疗程的类固醇药片治疗，允许吃软食物，10天后出院回家。然而，当凯斯按照指示减少类固醇药片时，她发现自己的腹痛再次恶化，并出现腹胀。她开始服用免疫抑制剂药物（和给迈克开的处方一样），并被告知要定期通过全科医生进行血检，以观察潜在的不良反应。不幸的是，虽然疼痛解决了，她的腹胀感却变得更糟糕，几个月后，她吃得越来越少，体重也在下降。胃肠病医生给她安排了一次磁共振扫描，结果显示炎症已经消退，但是增厚的小肠有损伤痕迹且变窄了。小肠肿胀，表明内容物被拦截在狭窄区域。胃肠病学小组想要进行X光检查来确认克罗恩病的诊断，但是由于结肠部分阻塞，他们认为无法安全地给予凯斯必要的通便药物以使结肠恢复畅通。

胃肠病学小组与外科团队讨论了凯斯的病例，鉴于她最初表现为脓肿而且只涉及一小段小肠，外科团队决定进行手术。他们切除了病变部位，发现小肠上部有一个短的狭窄部分。虽然他们能够将小肠和结肠的两端连接起来，但外科医生采取了预防措施，做了一个预防性造口，以免在手术连接失败时导致渗漏和腹膜炎。在6个月的时间里，凯斯不得不在腹部挂一个袋子来收集肠内容物，直到外科医生又做了一个小手术来关闭这个造口并恢复肠道连接。

手术后，凯斯继续服用免疫抑制剂超过10年，她也戒烟了。她决定放弃国外的工作，在一家出版公司做文职工作。凯瑟还写了一本关于她遇到的士兵的经历的书，最后她嫁给了一个坦克团的少校，这个少校当时和她同时住院。

炎症性肠病

乍一看，迈克的故事和他姑妈的故事完全不同。他们所患疾病不同，迈克患有溃疡性结肠炎，而凯斯是克罗恩病。他们的疾病影响不同的器官：迈克的大肠（结肠）和凯斯的小肠。那么，为什么要把他们的故事和他们的疾病都放在"炎症性肠病"这一章呢？

实际上，我们认为溃疡性结肠炎和克罗恩病是引起肠道不同部位炎症的一系列疾病。它们之间有许多不同之处，但最主要的区别在于，克罗恩病影响胃肠道的任何部分（从口腔到肛门），而溃疡性结肠炎只影响结肠的全部或部分。然而，当克罗恩病仅仅影响结肠时，很难将其与溃疡性结肠炎区分开来。基因研究表明，这可能代表第三种类型的炎症性肠病，与克罗恩病或溃疡性结肠炎不同。大约十分之一的炎症性肠病被认为是"未定型"结肠炎，这意味着它们本质上可能是"溃疡性的"或"克罗恩病"。很可能只能根据它们之间特定的遗传差异来区分。

事实上，这两种疾病都有很强的遗传因素，克罗恩病比溃疡性结肠炎更具有遗传性。迄今为止，已经确定了超过200个独立的疾病相关基因，其中一半以上是两种疾病共有的基因。如果一个人大部分基因组与患有该病的人相同，那么这个人患上这种疾病的风险就很高。同卵双胞胎中的一个患克罗恩病，另一个患病的风险高达30%。同样，在有一个以上患者的家庭中，大约三分之一是溃疡性结肠炎和克罗恩病的混合，就像迈克和凯斯。

　　这两种情况的一个共同点是它们都偏向于下消化道（克罗恩病的小肠末端和两者的结肠，见图9.1）。这与前两章所描述的情况形成对比，此前是与肠道免疫系统与食物的关系有关，并且影响接触食物的小肠上部。而炎症性肠病与肠道免疫系统及其细菌乘客——微生物群系的关系有关。在这一章中，我们将重温在本书开始时遇到的观点和原则，包括一些熟悉的概念，如"遏制"和单细胞克服遏制的进食机制。通过发现人体内连接一切的"主开关"，我们也将最终了解饮食、管家、免疫和共生功能体在整个进化过程中是如何密切联系的。

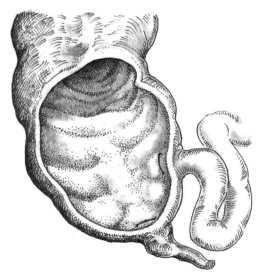

图 9.1　回肠复合体。小肠（右）和大肠（左）的交界处是一个具有挑战性的免疫环境。小肠免疫机制并不能真正应对结肠中大量的细菌负荷，它们之间的瓣膜可能有助于减少污染。肠道的这个区域特别容易发生炎症，是克罗恩病的常见部位。阑尾（在底部）充满免疫细胞，可能对人体的肠道细菌有耐受作用，或使它们远离肠道"冲刷"，以便在感染后恢复正常的共生群体

溃疡性结肠炎

我们对炎症性肠病的研究将首先从溃疡性结肠炎开始。结肠炎症，无论是由于感染还是溃疡性结肠炎，都导致频繁的出血性腹泻和其他疾病症状。而细菌感染是引起这些症状的常见原因。因此，很难知道这种情况是什么时候首次被单独确定的。溃疡性结肠炎是塞缪尔·威尔克斯爵士①在1859年命名的。威尔克斯爵士在对一位42岁的女性进行尸检时发现了溃疡性结肠炎的标志性特征，这位女性在症状出现数月后死亡。

溃疡性结肠炎通常发生在青年时期，每300名欧洲人中就有1人患此病，男女患病率相同。有趣的是，虽然它可以影响结肠的全部或部分，但它总是影响最低处——直肠，然后是上部的不同位置。在超过一半的溃疡性结肠炎患者中，患病情况实际上仅限于直肠，只有大约10%的患者整个结肠受到影响。我们经常看到受影响的部位和正常的结肠之间界线分明。然而，即使是那些只患有下半结肠或"左"结肠疾病的人，也可以在"右"结肠的阑尾开口处看到一块炎症。这特别有趣，因为有充分的证据表明，有阑尾炎（然后切除阑尾，而不是切除正常的阑尾）实际上可避免未来发展成溃疡性结肠炎。

通常，溃疡性结肠炎只对肠黏膜造成表面损伤，但严重时会影响整个结肠，导致结肠壁膨胀。这会引起穿孔和腹膜炎，死亡率很高。

我们还没有发现溃疡性结肠炎的"病因"。毫无疑问，这是因为我们一直在问错误的问题。当然，有些疾病可归因于一个非常特殊的原因，例如肠道沙门菌引起的传染性腹泻，或单一蛋白质突变引起的囊性纤维化。但是我们还没有发现一种特殊的细菌或基因缺陷

---

① 塞缪尔·威尔克斯爵士（1824—1911）是一名医生，曾在伦敦盖伊医院接受培训和工作，1897年成为维多利亚女王的"非凡内科医生"。尸检中首次出现溃疡性结肠炎的这位患者，许多人怀疑她实际上患的是克罗恩病而不是溃疡性结肠炎。

会导致溃疡性结肠炎。相反，可能有几百个不同的基因与个体中的多重突变相关，每个基因对疾病的发展或对疾病的保护作用都起着微小作用。

我们需要以一种稍微不同的方式来考虑炎症性肠病，有点像询问是什么导致了心脏病发作（学术上称为心肌梗死）。大多数人都知道，当为心肌供应含氧血液的部分动脉堵塞时，就会发生这种情况。受影响的肌肉区域由于缺氧而死亡，心脏受到永久性损伤，心泵功能受损。动脉闭塞是由于钙质和脂肪沉积物（称为"斑块"）在血管壁内堆积，导致血管变窄和硬化。斑块上形成的血栓堵塞了动脉以及下面较小的分支。这是一种机制，但是如果要问是什么导致斑块，将很难限制在一件事情上。如吸烟、缺乏锻炼和不良饮食，是常见环境因素。还有一些很强的遗传因素：大约200个基因与这种疾病的发展有关，这个数字与炎症性肠病相似。对这些基因影响的分析指出了不同的途径，其中一些与已知的危险因素有关，例如代谢脂肪的方式，血栓形成和调节血压的方式。这些遗传和环境风险因素的相互作用定义了疾病过程和进展。

同样，观察大量与炎症性肠病有关的基因及其在不同途径中的作用，可以为我们提供线索，以了解其中的机制。与心脏病一样，除了遗传，溃疡性结肠炎也有很强的环境因素。例如，在过去半个世纪中，溃疡性结肠炎的患病率急剧上升，似乎与生活方式有关。从患病率低的地区迁往患病率高的地区，移居者似乎与当地人面临同样的风险，而不是与他们来自的低发病率地区的人一样。这可能与饮食、污染、压力或卫生状况等因素有关。然而，即使在欧洲内部也存在南北分化，溃疡性结肠炎更常见于北部。这可能暗示与维生素D水平较低有关，维生素D是皮肤曝露在阳光下自身合成的。最后，有一个重要的线索表明，吸烟使克罗恩病恶化，但对溃疡性结肠炎患者有保护作用，溃疡性结肠炎患者可能在戒烟后出现症状（就像迈克一样）。毫无疑问，遗传和环境因素之间的复杂关系导致溃疡性结肠炎。请注意，在心脏病的例子中，遗传和环境因素共同造成动脉斑块。随后发生的阻塞导致一个单一的疾病"实体"：心脏病发作。然而，当涉及溃疡性结肠炎时，很有可能实际上存在几种形式的疾病，它们具有共同的途径和危险因素，但又足够相似，以至被给予相同的名称。

憩室9.1　阑尾

"关于消化道，我只见过一个单一的东西，也就是盲肠的蠕形附属物……它不仅没有什么用处，有时还是死亡的原因"。

查尔斯·达尔文在1871年的《人类的起源》中这样写道。要是他知道我们现在所知道的该有多好：其中大部分是基于他对自然选择的理解！

长期以来，人们一直认为阑尾是进化的遗留物，有点像蟒蛇家族的骨骼残肢。有很多迹象表明，事实并非如此。不同人的阑尾长度不同，但总体在7~8毫米，中央管宽1~2毫米。因物种不同，其形状和大小有所不同，但总是被放置在结肠的右侧。阑尾不是在进化过程中出现过一次，然后逐渐消失，而是在动物中独立进化了30多次！总而言之，它看起来确实在做一些有用的事情，尽管它造成的伤害可能大于好处。

阑尾位于小肠和结肠之间，是居住在结肠中的细菌菌群的贮藏室。当患有胃肠道感染时，"渗出和清扫"以及炎症反应可能会清除肠道中所有的罪魁祸首，与此同时，正常的常驻细菌也被清除，这些细菌与人体一起生长，并且是人体所特有的。人体自己的细菌储存在阑尾，当感染过去后，可以分裂并重新入住结肠。

证明这是事实而不是推测的最佳证据是：经过一个疗程的抗生素治疗并影响人体微生物群的平衡后，我们特别容易受到艰难梭菌的影响。

这会导致严重腹泻，甚至炎症性结肠炎，并且很难根除，导致反复感染。看来，我们正常的微生物组可以控制这些流氓细菌。重复的"C型差异"感染在阑尾切除者中的发生率是保留阑尾者的近 4倍，这大概是由于我们熟悉的细菌种群的早期重建。

阑尾也可能在一个有用的位置训练免疫系统，以容忍其细菌乘客。例如，现在有充分的证据表明，早期阑尾切除术可以防止以后溃疡性结肠炎的发展。一种可能的解释是，这是（有缺陷的）肠道免疫系统的"启动"位置，导致抗微生物组免疫应答，而正常的肠道免疫系统可能导致细菌耐受。

刮擦表面

我们可以像以前一样开始研究最先进的、最近的，因此也是肠道考古挖掘的"表面"。这一层包括体现在抗体和T细胞受体中的特定可变模式受体。我们还可以考虑溃疡性结肠炎位于"大分裂"的哪一侧，它是否与由吞噬作用和细胞吞食引起的抗体途径有关，或者它是否与细胞毒素或成孔毒素途径有关。

对溃疡性结肠炎发病机制的表层分析表明，该病症位于大分裂的抗体一侧。例如，对免疫细胞信号分子的测量显示了与食物过敏反应非常相似的特征，白细胞介素-4和其他密切相关的化学物质水平增加。在显微镜下检查发炎的结肠，发现在固有层中有生发中心，在那里淋巴细胞被指示制造高亲和力的抗体。此外，尽管肠道B细胞通常产生IgA，但在溃疡性结肠炎中占主导地位的是另一种免疫球蛋白——IgG。在正常情况下，结肠中产生的大部分IgA 识别共生细菌，并可能保护它们免受免疫攻击。这是因为IgA分子的适配器端（抗体模式识别部分的另一端）

不会引起炎症反应。在溃疡性结肠炎中，IgG抗体也针对安静居住在肠道中的细菌。然而，IgG分子的适配器端通过受体与吞噬细胞结合，并导致它们分泌强大的炎症信号分子。这增加了肠黏膜中的炎症反应，并吸引其他免疫细胞到该部位。作为这方面的最后一条线索，最重要的基因之一（特别是在日本溃疡性结肠炎患者中发现的）似乎增强了IgG 与受体结合对吞噬细胞的影响，使吞噬细胞产生更多的炎症信使分子。因此，溃疡性结肠炎可能涉及肠道B细胞对结肠内正常细菌产生异常的基于IgG的抗体反应，通过炎症反应对肠黏膜造成损伤。

此外，长期以来一直存在这样一个问题，即溃疡性结肠炎引起的损害是否可能是由于自身反应和识别患者身体成分的抗体所致。在溃疡性结肠炎患者身上发现了一些这样的抗体，其中一些可以识别结肠内壁的杯状细胞，另一些则与吞噬细菌的白细胞——中性粒细胞的内部成分结合。还有一种自我导向的抗体，可以识别结肠和其他可能受到溃疡性结肠炎影响的部位（如关节和眼睛）共享的分子。事实上，溃疡性结肠炎代表一种自身免疫性疾病是完全可行的，因为许多与溃疡性结肠炎相关的基因与其他类似疾病是共享的。然而，自身抗体的发现并不是溃疡性结肠炎患者的普遍现象，它可能只是组织损伤的次要影响，一种"管家"反应，而不是溃疡性结肠炎的根本原因。

基因敲除模型和溃疡性结肠炎

基因工程允许从生物的整个基因组中插入或移除特定的DNA片段，或者仅仅在特定的条件下，从特定的细胞类型中插入或移除特定的DNA片段。在这方面最早和最简单的技术是敲除实验，即完全删除一个基因。对于乳糜泻，尽管可以使用基因工程技术，但在小鼠中产生实验模型实际上是极其困难的。对于溃疡性结肠炎，情况恰恰相反！到目前为止，已经开发了大约75种不同的个体基因敲除模型，所有这些模型都会自发地形成疾病。然而，发生炎症的普遍要求是肠道中存在细菌，没有细菌什么都不会发生。这意味着这种基因突变导致调节宿主与菌群之间关系的脆弱和复杂的免疫网络被破坏。

第一个这样的基因敲除模型修改了T细胞受体——T细胞上高度可变的模式检测分子，相当于B细胞抗体。T细胞受体有两个独立的部分，分别组装在细胞表面，每个均具有单独的编码基因。敲除T细胞受体的一半或另一半导致大多数小鼠在大约6个月大后自发地发展为结肠炎。这些动物仍然产生T细胞，但其T细胞受体的两半是相同的。这些异常的T细胞在胸腺中不会经历通常的训练过程，即去除携带危险的、自我识别的T细胞受体的细胞。此外，胸腺通常负责产生抑制免疫反应的调节性T细胞，而它们的产生也受到有缺陷的异常T细胞受体的损害。这些发现似乎强化了溃疡性结肠炎确实是由自身免疫B细胞反应引起的，而这种反应通常被调节性T细胞抑制。这种假设只有在敲除重组激活基因，包括所有的B细胞和T细胞，且不会导致小鼠自发性结肠炎的情况下才能得到加强。

事实上，所有关于结肠炎的早期基因实验都是以同样的方式进行解释的，即只要不在T细胞的控制下，潜在的甚至正常B细胞也会导致结肠炎。例如，通过敲除白细胞介素–10的特定免疫信号化学物质，可以在小鼠中引起非常严重的早发性结肠炎。这种分子由调节性T细胞分泌，控制免疫应答。人类一个罕见的基因突变影响白细胞介素–10受体（并因此影响分子的信号功能）也导致儿童严重的早发性结肠炎。

基于此，溃疡性结肠炎好像是一个不受控制的B细胞和抗体介导的疾病。然而，宿主和细菌共生体之间的关系是免疫的核心基础之一，并从最早的多细胞生物时代开始演变。毫无疑问，还需要研究更深和更古老的地层。

魔术子弹

B细胞产生的抗体可以保护生物体，或者在被误导时导致疾病，就像上文对溃疡性结肠炎的推测一样。这让人想起保罗·埃利希的"魔术子弹"，抗体也可以被制药公司在实验室中大规模设计出来，以针对特定的细胞或分子进行治疗。由于抗体具有识别特定分子形状的能力，因此可以使抗体黏附在分子（如白细胞介素或细胞表面受体）上，阻断它们的作用。抗体也可以被制造出来附着在被特定细胞表面标记物识别的细胞上，并触发免疫系统来摧毁它们。这种单克隆抗体[1]的治疗方法已经在生物制剂医药领域被广泛应用。

回到溃疡性结肠炎，有一些单克隆抗体生物制剂可用于靶向治疗。治疗性单克隆抗体已经产生，以识别和阻断抗体反应信号分子，如白细胞介素-4和白细胞介素-13（这是密切相关的），并有助于治疗过敏性疾病，如哮喘和湿疹。然而，它们似乎对溃疡性结肠炎没有任何影响。不用说，这个发现令人吃惊！

此外，最初的变异T细胞受体小鼠中似乎出现了结肠炎，除去所有的B细胞实际上让病情恶化了！同样，用于人类的治疗性单克隆抗体对溃疡性结肠炎也没太大益处，而且可能使其恶化。当这种

---

[1] 每个B细胞只产生一种特异性抗体。通过将产生抗体的B细胞与来自多发性骨髓瘤（一种B细胞癌）患者的细胞融合，塞萨尔·米尔斯坦（1927—2002）和乔治·克勒（1946—1995）培养出大量相同抗体的永生化细胞培养物，然后再提纯使用。这些是最初抗体生成细胞的克隆，因此称为"单克隆抗体"。这项工作是在剑桥大学分子生物学实验室进行的，他俩和尼尔斯·杰尼一起于1984年被授予诺贝尔生理学或医学奖。

B细胞消耗疗法用于其他疾病时，溃疡性结肠炎甚至作为不良反应出现。通过动物实验证实，只需将正常小鼠"原始的"辅助性T细胞（尚未被激活）转移到缺乏所有B细胞和T细胞的免疫缺陷的小鼠体内，就有可能诱发结肠炎。然后可以通过转移"受过训练的"T细胞来阻断该过程，包括调节性T细胞。这表明 B 细胞不是引起结肠炎的必要条件，这种疾病可能是由T细胞而不是B细胞引起的。多么令人困惑！

研究发现，去除所有的B细胞会去除炎症状态的抑制成分，就像去除所有的T细胞会去除它们的调节性免疫抑制部分一样。因此，虽然B细胞和抗体的产生在溃疡性结肠炎的炎症中发挥作用，但它们不太可能是病因，甚至可能是对其他过程的补救反应的一部分。

由此提示，这种疾病不是由B细胞和抗体引起的，而是当发生结肠炎时，免疫系统的"关闭开关"存在缺陷。因此，尽管最初的触发因素去除了，炎症仍然持续。有缺陷的"关闭开关"解释了为什么对感染的反应与溃疡性结肠炎看起来非常相似；唯一区别是感染自发消退，而溃疡性结肠炎会导致持续的慢性炎症。事实上，淋巴细胞有一个内在的自毁凋亡（细胞死亡）信号。当它们被激活时，这个信号启动，导致自我终止和短暂响应。为了引起慢性炎症，要么必须抵抗自我毁灭序列，要么通过持续触发反应。与此相一致的是，研究表明，在溃疡性结肠炎和克罗恩病中，异常长寿的淋巴细胞能够延长炎症反应。此外，已经确定有200个左右的基因导致炎症性肠病，有大量的编码蛋白质参与抑制或调节免疫反应。

为了找到平衡T细胞激活和抑制免疫功能的调节开关，现在需要拿出我们的小铲子，挖得更深一点，回到早期淋巴细胞样细胞层。这些细胞缺乏T细胞和B细胞高度可变的适应性受体，包括自然杀伤细胞、先天淋巴细胞和具有 γ δ T细胞等不变受体的T细胞。最近证据表明，这些细胞在调节肠道正常免疫反应以及炎症性肠病的功能失调反应中起着关键作用。然而，在开始挖掘之前，我们需要稍作准备。

细胞因子群

2019至2021年的新型冠状病毒肺炎大流行导致了"细胞因子风暴"这一表述出现在大众媒体上[①]。这是指免疫相关化学物质（称为"细胞因子"）的大量分泌，导致灾难性的器官衰竭和死亡。"细胞因子"这个名称现在被用来指代所有在细胞间传递免疫信息的分子。因此，这个术语包括我们已经遇到的白细胞介素，它由数百种不同的信使组成，这些信使由细胞分泌，在免疫网络中相互作用。细胞因子以不同的方式改变细胞功能——激活和抑制，刺激或抑制细胞复制或者细胞死亡，或吸引细胞到损伤部位。在"维持"和"威胁"的情况下，不仅有许多不同的此类化学物质参与免疫，而且不同的细胞类型可能在不同的情况下释放单独的细胞因子，并对其他类型细胞产生不同的影响。

参与免疫反应的细胞通过细胞因子相互作用的方式最好被理解为一个网络，而不是单独的途径。一些细胞因子根据情况可以同时具有"好"和"坏"的影响，并且其对网络一部分的微小变化可以导致其他地方的主要反应。这再次证明，寻找炎症性肠病的单一原因注定要失败。这些改变可能包括已经确定的导致炎症性肠病的遗传因素和环境因素，由此会扰乱维持免疫系统和共生细菌的脆弱网络。此外，阻断单个细胞因子（例如用作药物的治疗性单克隆抗体）可能会产生意想不到的结果，或者几乎没有影响。

---

① "细胞因子风暴"一词最早于1993年创造，用于解释骨髓移植免疫反应的一些特征。它被认为是造成健康成年人因感染冠状病毒而出现反常的高死亡率的原因，也可能是1918至1919年流感大流行的原因。

我们已经发现白细胞介素-10是肠道中一种关键的调节性细胞因子，并且看到它的功能受损会导致不受控制的免疫反应，从而造成慢性炎症。这只是已经证明在炎症性肠病中具有改变免疫应答水平的众多细胞因子中的一种。如果我们试图描述这些化学物质在对细菌的正常反应和炎症性肠病紊乱中是如何发挥作用的，事情可能会变得相当复杂。后续我们将注意力集中于一小部分（现在认为是）关键细胞因子。

维和人员

就像上文剖析食物过敏那样，我们可以分解免疫反应，通过敲除一个单一基因——重组激活基因，来去除壕沟的最上层。这是负责识别B细胞和T细胞受体的高度可变分子模式的基因编码，没有它，这些细胞就完全不存在。

我们再次听到重组激活基因敲除的小鼠能够对引起感染的细菌产生特有的防御性炎症免疫反应。关键细胞再次出现，为先天淋巴细胞（ILC）类型——淋巴细胞样细胞，缺乏T细胞和B细胞的可变表面受体，但在其他许多方面模仿它们。先天淋巴细胞的调节性子集最近被确认抑制炎症反应。我们已经看到2型先天淋巴细胞（ILC2）在过敏反应（和防御寄生虫）的发展中起关键作用，1型先天淋巴细胞的自然杀伤细胞子集在乳糜泻中起关键作用，而3型先天淋巴细胞似乎调节着人体与结肠细菌的关系。

3型先天淋巴细胞在维持正常、健康的肠黏膜中发挥重要作用。在正常条件下分泌的细胞因子中有两种（白细胞介素-17和白细胞介素-22）对上皮细胞具有重要影响。白细胞介素-22向杯状细胞发出信号，使其产生黏液以提供保护层，并刺激古老的潘氏细胞和肠上皮细胞产生固定模式识别的防御分子（防御素）。白细胞介素-22

还刺激肠上皮细胞复制以弥补连续的细胞黏膜中的缺陷。白细胞介素-22基因敲除的小鼠容易受到某些细菌感染，这些功能对于防止微生物入侵肠腔是必不可少的[①]。白细胞介素-17（在正常情况下也由上皮内γδT细胞产生）通过加强细胞间的连接来维持上皮细胞的完整性。

在正常情况下，3型先天淋巴细胞也分泌促使呈递细胞如巨噬细胞和树突状细胞产生维甲酸和白细胞介素-10的化学物质。这些分子帮助产生调节性T细胞并抑制活性辅助性T细胞。有趣的是，3型先天淋巴细胞本身也能够作为呈递细胞，因为它们的表面携带MHCⅡ分子。它们最近被证明以一种独特的方式杀死任何能够结合MHC分子在其表面呈递肽的T细胞，而不是像正常的呈递细胞那样激活它们。通过这种方式，破坏可能对正常的乘客菌群产生反应的T细胞，以防止正常的共生菌群受干扰。3型先天淋巴细胞在维持健康肠黏膜方面非常重要，实验中耗尽3型先天淋巴细胞的动物极易受到感染或出现上皮细胞化学损伤。

因此，3型先天淋巴细胞似乎是肠道的关键"维和人员"，它调节肠道内正常共生细菌的免疫反应，抑制T细胞和B细胞的侵略性。

有一点好，有很多不好

然而，3型先天淋巴细胞还有着完全不同的另一面。除了维持

---

① 　与白细胞介素-10不同的是，目前还没有已知的由于人类基因突变导致白细胞介素-22或其受体缺陷的病例。然而，在第五章，我们看到在胸腺中表达的称为自身免疫调节因子的基因突变导致广泛的自身免疫性疾病。这些患者经历了指甲的慢性真菌感染以及口腔等处的黏膜感染。原因是他们产生自己的阻断抗体，针对白细胞介素-17和白细胞介素-22（如制药公司开发的用于治疗不同细胞因子的抗体），这削弱了他们对真菌感染的抵抗力。

宿主与共生乘客细菌之间的现状外，它们也是免疫反应的基础，可以清除结肠中麻烦的致病菌，可能导致引起痢疾症状的自限性结肠炎。它们可以在没有T细胞和B细胞援助的情况下做到这一点。因此，重组激活基因敲除的小鼠在感染某些致病菌时会产生保护性炎症反应，但是当去除3型先天淋巴细胞后，就不会产生这种反应了。

正如本书中对其他疾病的研究发现的，肠道免疫细胞可以被危险信号激活。乳糜泻的一个重要触发因素就是细胞因子白细胞介素-15。关于结肠炎，改变3型先天淋巴细胞的信号似乎是不同的细胞因子——白细胞介素-23。白细胞介素-23通常在肠道中由巨噬细胞少量产生，它们清理碎片，并将其细胞表面的蛋白质片段呈递给免疫系统。这种低水平的产生足以刺激3型先天淋巴细胞产生少量的另外两种细胞因子——白细胞介素-22和白细胞介素-17，它们对肠上皮细胞有益。

然而，在感染或炎症情况下，树突状细胞和巨噬细胞显著上调白细胞介素-23水平。这改变了3型先天淋巴细胞的行为。它们开始分泌大量的白细胞介素-22和白细胞介素-17。尽管低水平的产生是有益的，但水平过高会产生不同的效果。其中之一是刺激肠上皮细胞分泌一系列其他细胞因子，这些细胞因子使免疫细胞进入上皮细胞，从而引起进一步损伤。

此外，当受到大量白细胞介素-23的刺激时，3型先天淋巴细胞可以完全改变其性质，成为一种不同类型的先天淋巴细胞——1型先天淋巴细胞。当它们变成1型先天淋巴细胞时，这些细胞不再分泌导致调节性先天淋巴细胞和调节性T细胞发育的细胞因子。相反，它们现在分泌激活或促发炎性的细胞因子。如果没有3型先天淋巴细胞产生的抑制性细胞因子，调节性T细胞也会改变性质，停止抑制免疫反应，产生大量白细胞介素–17和一系列其他激活性细胞因子，而大量白细胞介素–17对上皮细胞的作用完全不同：它激活肠道整个范围的免疫细胞，并从血流中募集巨噬细胞和中性粒细胞。

因此，少量的白细胞介素–23只产生少量的白细胞介素–17和白细胞介素–22，有助于维持健康的上皮细胞和肠道环境。然而，由树突状细胞和巨噬细胞产生的过量的白细胞介素–23成为开关，通过3型先天淋巴细胞，在调节性、抑制性反应和由高水平的白细胞介素–17产生介导的活性炎症之间切换，先天淋巴细胞可以将其性质从3型（良性）转变为1型（侵略性），而调节性T细胞可以将其性质从抑制反应转变为激活反应。有趣的是，我们的饮食也可能在这个阶段发挥作用，特别是甘蓝类蔬菜，如西蓝花、圆白菜，通过一个受体发挥作用，使开关设置在保持平和的3型，而不是炎症性的1型[①]。

这种"和平"与"侵略"之间的转换机制使肠道能够抵御细菌入侵，只要它能够正常切换。缺乏有效的"关闭开关"将导致这种反应的延长和炎症性肠病的发展。还有线索表明，"开关"失调对炎症性肠病的发展影响很大。例如，携带白细胞介素–23受体基因突变，使其作用下调，可以降低患炎症性肠病的可能性。维生素D似乎也能减少白细胞介素–23的炎症作用。

白细胞介素–23也是许多制药公司研究的焦点，这些公司生产了治疗性单克隆抗体来阻断其受体，并用于治疗溃疡性结肠炎和克罗恩病。然而，作为干扰免疫细胞因子网络的复杂性的一个例子，阻断白细胞介素–17的单克隆抗体似乎没有任何作用，而且当用于治疗其他疾病如银屑病时，可能还会导致结肠炎。这体现出这种细胞因子的双重作用，

---

① 这种受体称为芳香烃受体，存在于肠上皮细胞、上皮内淋巴细胞和先天淋巴细胞上。它可以识别饮食成分中细菌代谢产生的各种化学物质，也可以识别香烟烟雾中的二噁英等毒素。它上调白细胞介素–10和白细胞介素–22，并下调白细胞介素–8和白细胞介素–17，从而改变肠道中调节/激活的辅助细胞比例。

少量时有益，过量时有害。对于药物开发者来说，这带来了一些特殊问题：一个分子不能简单地被看作是好的还是坏的，而是取决于量（也许还有它存在的位置）。因此，阻断其作用可能会产生有益或有害影响。正如我们现在看到的，维持上皮层的完整性对于防止炎症是至关重要的，而白细胞介素–17的功能丧失可能会出现产生的问题多于它解决的问题。

控制威胁

分析炎症性肠病相关的遗传标记表明，大多数基因是共享的，只有很少的是克罗恩病或溃疡性结肠炎特有的。到目前为止，我们已经探索的途径，即白细胞介素–23调节的"打开开关"和缺乏明显有效的"关闭开关"，是这两种疾病共有的。然而，当深入到壕沟的最古老层，我们发现炎症性肠病的两端在潜在机制和相关的遗传途径方面是不同的。

与克罗恩病相比，似乎与溃疡性结肠炎更具体相关的基因靶标包括几个调节上皮屏障功能的编码蛋白质。溃疡性结肠炎中发生上皮遏制的主要缺陷的观点得到了许多观察的支持。例如，在患者的近亲中，肠道渗漏明显增加，而患者本身肠道的渗透性增加似乎在炎症发作之前就出现了。对溃疡性结肠炎患者的结肠（甚至在未发炎的部位）进行检查，发现黏液屏障在厚度以及化学成分方面都有缺陷，同时产生黏液屏障的杯状细胞数量也在减少。在小鼠身上，使用一种叫作右旋糖酐硫酸酯钠（DSS）的化学物质会导致其黏液层变薄，并出现类似溃疡性结肠炎的症状。此外，缺乏产生黏液所必需的基因的小鼠也会出现类似的结肠炎。这可能为饮食对溃疡性结肠炎的潜在影响提供了线索：许多加工食品含有乳化剂，如聚山梨醇酯或角叉莱胶①，它们可以与黏液发生化学反应。在携带易感染结肠炎的突变基因的小鼠中，使用人类食物中的标准乳化剂可以使症状出现得更早或更糟。在所有这些模型中，生活在结肠中的细菌都是在靠近上皮细胞表面的地方发现的，而不是在黏液层的另一侧"袖手旁观"。

这给我们提供了两条进一步探索的途径。首先，细菌可能通过上皮层渗透（打破上皮的"遏制"）引发溃疡性结肠炎，或者（其次）细菌和肠上皮细胞之间可能存在某种相互作用，从而导致随后的反应。我们现在回到了壕沟的最深处，将再次探讨在研究海绵动物的免疫反应时初次遇到的分子、途径和机制！

生命的另一种形态

我们在第四章中遇到了两个决定生命形态的分子超家族，即产生抗体、MHC分子和T细胞受体的免疫球蛋白超家族，以及富含亮氨酸的重复序列（LRR）家族。后者超家族产生类似于七鳃鳗淋巴细胞样细胞的模式识别受体，Toll样受体是该超家族的代表。

Toll样受体是固定模式受体，用于识别细菌的基本成分，如鞭毛蛋白，或细菌膜的独特脂质（如特定细菌的脂多糖）。其他的则识别细菌和我们人类的DNA，病毒RNA或细菌其他特定成分之间的特定差异。肠道免疫系统是如何通过Toll样受体与细菌相互作用的，这个问题直到现在才得到解决。例如，被给予抗生素的小鼠在给予DSS以削弱上皮防御后更容易患结肠炎，但是可以通过激活上皮表面的Toll样受体得到保护。Toll样受体，特别是Toll样受体-9可以识别细菌DNA，因此可以发

---

① 这些分子可以以完全不同的方式起作用。角叉莱胶是一种从爱尔兰发现的红色可食用海藻中提取的多糖，起增稠剂的作用，与食物蛋白质紧密结合。聚山梨醇酯则是人工合成的长链碳氢化合物，一端可溶于水，另一端可溶于脂肪。

现DNA逃逸的死亡细菌的存在。Toll样受体-9在肠上皮细胞的两侧都有表达。当在与肠腔内容物接触的表面上激活时，它抑制上皮细胞的炎症反应；当在面向体内的细胞边界表达时，可以反过来激活细胞以刺激炎症。通过这种方式，它可以作为在错误位置并穿透上皮的细菌的位置，成为第一道防线。

有一种特殊的Toll样受体——Toll样受体-4，可能对溃疡性结肠炎有意义。这是识别存在于某些细菌细胞膜中的脂多糖的Toll样受体。就像在海绵动物中一样，通过Toll样受体-4检测上皮细胞表面的细菌可以通过一个中间体（实际上与在海绵中发现的分子完全相同，称为"MyD88"）向细胞内效应分子发出信号。信号传导途径的几个细胞内效应是由表面Toll样受体-4与脂多糖的结合引起的。然而，其中一个特别的结果是与细胞核DNA的特定区域结合，以刺激一系列炎性细胞因子的产生。此外，正如在早期动物身上看到的那样，Toll样受体-4信号可以在细胞内激活NOD样受体家族蛋白的一个成员，导致细胞死亡和白细胞介素-1的释放。这种细胞死亡模式被称为"细胞焦亡"或"激烈的死亡"，它引发炎症反应，吸引细胞离开血流进入肠黏膜。适度地使用这种机制可能有利于防止细菌的进入。然而，一旦过度，就会影响肠道的"管家"能力，从而导致细菌入侵。事实上，结肠炎的标志性特征之一是结肠上皮细胞死亡和细胞碎片增加。

Toll样受体-4在炎症性肠病中起作用的证据来自与编码Toll样受体-4基因有关的遗传关联研究。对患者结肠黏膜的分析显示Toll样受体-4高于正常水平，并且调节其在细胞内作用的化学物质水平较低。最后，Toll样受体-4在正常结肠中的表达有一个梯度，它沿着结肠的长度逐渐增加，在结肠的最低部分——直肠中最大。这可能为溃疡性结肠炎往往影响不同部位的结肠，但总是自下而上的原因提供了一个线索。

Toll样受体当然也存在于树突状细胞和巨噬细胞等呈递细胞上，增加Toll样受体的表达或活性可以进一步调节它们在刺激炎症反应中的作用。

—— 憩室9.2　坏死性小肠结肠炎，另一种Toll样受体-4疾病 ——

早产儿坏死性小肠结肠炎是一种毁灭性疾病，导致肠组织死亡。它可能需要在出生后几天内进行紧急手术，切除大量肠道，婴儿往往依赖静脉补液方式获得营养。这种情况主要发生在配方奶喂养的婴儿身上，可以通过哺育母乳来预防。抗生素和抑酸剂可能诱发这种疾病。

Toll样受体-4编码基因突变在坏死性小肠结肠炎的婴儿中更常见。此外，通过敲除Toll样受体-4，可以从基因上改变小鼠以保护其免受这种疾病的影响。同时，母乳中存在特异性的天然Toll样受体-4抑制剂，目前正在被开发成为治疗或预防这种疾病的潜在药物。

第二波

受损肠上皮细胞释放的细胞因子发出信号，以阻止肠黏膜破裂，防止细菌入侵。特别是一种叫作嗜中性粒细胞的细胞被吸引到渗漏的地方。这些细胞与我们在进化过程中遇到的一些最古老的免疫细胞——变形虫的哨兵细胞，有相似之处。以同样的方式，它们主动吞噬任何穿过上皮细胞层的细菌，它们还产生黏性网，其中含有杀菌化学物质。在和平时期，少量的嗜中性粒细胞在肠上皮细胞中积极巡逻以处理任何轻微的越界行为。在嗜中性粒细胞缺乏的病例中，例如接受化疗的癌症患者可能会发生炎症性结肠炎，这证明了它们在这一作用中的重要性。然而，保持肠道健康所需的正常调节反应在过量时可能变成病理反应。因此，嗜中性粒细胞大量涌入肠黏膜可能会压垮管家系统，并引起炎症和细胞损伤。特别是嗜中性粒细胞"追逐"渗透的细菌回到肠腔，穿过结肠上皮细胞，破坏其完整性，可能导致更多的细菌进入。

从血流中吸引过来的还有激活的巨噬细胞，会导致炎症反应。与正常状况下耐受的巨噬细胞和树突状细胞的作用完全不同，这些细胞加重了炎症反应。

肠道细菌：朋友还是敌人

考虑到溃疡性结肠炎的早期阶段和自限性细菌性痢疾之间的相似性，观察是否存在导致这种情况的潜在致病菌是有必要的。人类结肠中含有超过100万亿个细菌，重约1.5千克。据估计，肠道内DNA中的基因数量至少是人类自身细胞核中的100倍！然而，大约30种细菌构成了结肠中99%的细菌。所有炎症性肠病的一个关键特征是生态失调，这意味着肠道菌群的正常组成发生了改变。尽管某些类型的细菌与健康有关，而其他类型的细菌则与疾病有关，但事实证明，很难确定引起疾病的特定细菌。溃疡性结肠炎患者结肠内细菌多样性较少，数量也较正常人少，但不同细菌的模式非常独特，并且位置分布有所不同。由于肠道内的细菌与宿主免疫系统之间存在双向沟通，因此目前很难确定生态失调是炎症的主要特征还是继发性炎症。

我们现在的生活方式有许多发病诱因，可能导致微生物组的改变，比如缺乏母乳喂养，饮食中膳食纤维含量低，抗生素治疗等。宿主的基因组成会影响结肠中细菌的类型，而细菌菌群的组成也会影响宿主的免疫调节和炎症反应。细菌代谢的化学产物通过免疫细胞上的特定受体发出信号，例如芳香烃受体，特别是在先天淋巴细胞和上皮内淋巴细胞层中起作用，调节炎症，维持负责上皮修复和免疫耐受的细胞种群。反过来，肠道中的炎症也可以影响细菌菌群的组成。

目前，在超市可以买到的许多酸奶饮料等产品中，几乎没有科学证据支持益生菌菌株的使用，而且在许多情况下，几乎没有活的微生物能够在已经拥挤的结肠中立足。然而，有一个值得注意的例外，它有长期的记录。

阿尔弗雷德·尼斯勒（1874—1965）是一位对肠道传染病感兴趣的德国医生。他最喜欢和医学院学生一起做的一个实验是在琼脂平板上培养他们自己粪便中的细菌。有时候他会把致病的沙门菌放到培养皿里，观察它们的生长情况。在大多数情况下，沙门菌不受其他细菌的阻碍，但在某些情况下，它们的生长被完全抑制。尼斯勒认为，这是由于其他更强的细菌对其产生拮抗作用。1917年，他在德国弗莱堡的一家战地医院遇到了一名德国陆军下士，这家医院离他的实验室很近。这名士兵所在部队，被志贺菌引起的痢疾困扰。然而这名下士似乎对这种细菌免疫。尼斯勒从他的粪便中培养出一种大肠杆菌[①]，可以在实验室中抑制沙门菌和志贺菌的生长。尼斯勒没有调查原因，而是申请了一项专利，并将这种细菌（称为"大肠杆菌属Nissle 1917"）作为一种潜在的治疗方法出售，称为"Mutaflor"，从那时起，这种细菌就不断在生产和销售。

大肠杆菌属Nissle 1917 已经在多种条件下进行了测试，通常收效甚微，包括肠易激综合征和感染性腹泻。在溃疡性结肠炎中，它似乎确实有一定缓解作用。它主要通过产生某些特殊物质来杀死或抑制其他细菌，但也通过对肠道免疫系统的有益调节，使其处于更耐受而不是炎症状态。然而这种作用并不足以被认可为这种病症的常规治疗。

---

① 有趣的是，直到1919年，西奥多·埃舍里希发现了这种细菌，也就是尼斯勒分离出特殊品种细菌的两年后，这种结肠中常见的细菌才被命名为大肠杆菌。

我们现在尝试调节肠道微生物群的另一种方法是直接从其他人那里引入一种全新的微生物群。粪便移植（FMT）可以通过将捐赠者液化的粪便引入患者肠道。这种疗法在治疗复发性艰难梭菌感染方面取得了很大的成功。溃疡性结肠炎的试验显示出一些益处，多达三分之一的轻度至中度患者进入缓解期。然而，这种方法不如标准疗法有效，虽然可能证明了改变细菌可以调节疾病，但还不能代表一种实用的治疗方法。虽然临床试验有限，但我们可能偶然发现一个"超级捐赠者"，比如那位德国下士，他的粪便提供了很大的益处！

溃疡性结肠炎的演化

很难确定溃疡性结肠炎发展的确切方式，因为一连串的免疫事件是快速连续发生的。但可以推测，这种情况的出现是由于环境和遗传因素对维持人体与结肠细菌关系的免疫调节网络的一种非常微妙的平衡。这是我们在第二部分中发现的：免疫保护伞延伸到人体共生乘客以及免疫系统调节社会参与的规则，而不仅仅是监督越界行为。按照这种免疫概念，炎症性肠病似乎是由不受调节的免疫反应的恶性循环引起的，在正常情况下，这种免疫反应可以维持平衡。这导致我们对其机制产生困惑，因为我们可以看到不同免疫机制的"好"和"坏"的影响都在发挥作用："好"是因为它们需要维持这种关系；"坏"是因为过度的、未经调节的活动会导致结肠炎，阻断这种活动实际上可以改善病情。此外，同样的免疫缺陷可能导致结肠炎中不受调节的炎症，也可能易患某些癌症。在这个例子中，免疫系统调节宿主细胞类型之间的关系，而不是宿主与其共生乘客之间的关系。

通过回顾免疫进化的早期阶段（那些与共生细菌一起发展的阶段），

我们已经看到，上皮屏障防御的损坏可能导致与结肠中菌群的正常互动受到破坏。上皮细胞渗漏的增加导致"遏制"功能受损，结果是通常无害的细菌通过黏膜引起明显的免疫反应。这个阶段的疾病可能与身体受到致病菌攻击时的反应类型没有什么不同。然而，由于无法修复黏膜缺口并阻止更多的细菌侵入，或者由于先天淋巴细胞水平的"关闭开关"缺陷，病程变长。溃疡性结肠炎和克罗恩病之间有许多共有的继发性调节缺陷。在很大程度上，溃疡性结肠炎的事件顺序遵循着贯穿本书的进化路径，即从肠道考古壕沟最底层的机制到壕沟表面。这条途径已经偏离到大分裂的抗体一侧，因为最底层在细胞外处理细胞外的威胁。那么下一步将关注克罗恩病，它将把我们带入细胞内，沿着大分裂的细胞毒性一侧前进。

克罗恩病

这种疾病很可能最初是1759年由意大利的病理学家乔瓦尼·莫尔加尼描述的，但直到1932年才被命名。

尽管溃疡性结肠炎和克罗恩病有着超过100个共同的相关基因，以及来自肠道考古上层的炎症通路，它们却呈现出惊人的不同。克罗恩病可以影响肠道的任何部位，从口腔到肛门。与溃疡性结肠炎这种连续分布的疾病不同，克罗恩病可以影响一小段肠道，而肠道之间是正常的，即所谓的"跳跃性病变"。尤其是，它对连接结肠的小肠末端有一种特殊的偏好（图9.1）。这可能并不太令人惊讶，因为这是两种不同的免疫系统交汇的地方：小肠需要对食物蛋白质采取耐受的方式，结肠既需要保护自己免受乘客细菌的侵害，也需要对这些细菌耐受。在这个交汇点上有一个单向瓣膜——回盲瓣。然而这种瓣膜并不总是非常有效，在小肠末端经常发现结肠细菌。因此，患有溃疡性结肠炎的患者在小肠末端会有溃疡和损伤（称为"倒灌性回肠炎"），我们没有必要将这当作是克罗恩病。

回肠末端在正常情况下是免疫应激的，因为它实际上并不能像结肠那样提供同等程度的保护，以免细菌侵害。在正常肠道中，这里是一些炎性细胞因子（如白细胞介素-23）背景水平最高的地方。在现代科技的帮助下，胃肠病学家在结肠镜检查或无线胶囊肠镜检查时更频繁地检查回肠末端，发现很多人患有轻度炎症、小肠出现小溃疡，但不会引起症状，也不会发展成克罗恩病。这是否是由于低效的回盲瓣使得一些结肠细菌进入小肠，导致一定程度的炎症，还有待观察。

与只影响肠道表层黏膜的溃疡性结肠炎不同，克罗恩病可以影响整个肠壁，并导致肠穿孔。污染物从肠道泄漏到腹腔，有可能导致危及生命的腹膜炎。然而，侵蚀过程通常是缓慢的，在肠壁外侧形成脓肿，或逐渐侵蚀到另一个器官或皮肤。这种肠道和其他器官之间的新连接被称为"瘘管"，可能导致胃肠道短路（肠袢之间发生瘘管）、慢性尿路感染或肠内容物通过阴道或皮肤渗漏。

克罗恩病的另一个令人不快的特征是慢性炎症会导致瘢痕，包括逐渐生成的纤维组织，它会随着时间而收缩。当肠周围生成纤维组织时，纤维组织会导致肠道变窄并最终阻塞。在这种情况下，药物治疗效果不大，通常需要外科手术来切除受影响的阻塞部位。随着时间的推移和反复手术切除部分小肠，患者剩下的肠道可能不足以满足营养吸收需求，不得不终身静脉补充。

克罗恩病的一个特征是在显微镜下检查受影响部分时观察到的。这种肉芽肿[1]结构——包括巨噬细胞在内的慢性炎症细胞的微小聚集体，并不总是出现在克罗恩病中，但当它们出现时，就为诊断提供了强有力

---

[1] 它们最初是由德国病理学家鲁道夫·魏尔啸（1821—1902）描述的。

的线索。

在其他疾病中也发现了肉芽肿，包括感染和难以消化的外来物体，如手术缝合线。它们的形成是免疫系统试图去除一些对常规机制有抵抗力的东西，从而刺激慢性炎症反应。对我们的故事最有意义的是肉芽肿与结核病和麻风病的关系：这两种感染都是由不寻常的分枝杆菌引起的，这种细菌可以逃避被免疫系统的细胞吞噬和消化。关于这一点，让我们拿出我们的铲子！

进入NOD之地

让我们从已经挖好的壕沟底部开始，看看溃疡性结肠炎的肠道考古分层，因为许多上层的内容是溃疡性结肠炎和克罗恩病共有的。在这个阶段，我们应该重新审视一些甚至存在于海绵动物中的最早的免疫机制，可能会追溯到寒武纪以前的大爆炸时期。这些是细胞内的表面Toll样受体和NOD样受体，它们都是基于富含亮氨酸的重复序列而不是免疫球蛋白超家族。我们对NOD样受体（NLRs）的兴趣源于2001年的一项基因关联研究，该研究显示克罗恩病与一种叫作NOD-2的编码NOD样受体蛋白的基因之间存在非常强的联系。与拥有两个"正常"的NOD-2基因相比，如果NOD-2基因的两个拷贝都发生突变，则患克罗恩病的风险几乎增加20倍。有趣的是，在日本克罗恩病患者中没有发现任何与NOD-2相关的突变，这再次突显了炎症性肠病的多样性。

在海胆中，NOD样受体仅在肠黏膜细胞中表达，这表明它在宿主—微生物界面中具有进化作用。人类有23种NOD样受体蛋白，其中NOD-1和NOD-2都在肠组织中表达。NOD-2通常只存在于潘氏细胞中，而潘氏细胞是小肠中专门分泌抗菌蛋白的细胞。在炎症情况下，肠道内的常见吸收性肠上皮细胞也制造NOD-2。因此，当敲除小鼠的NOD-2基因时，正常情况下看不到特别的变化，但是它们确实变得更容易受到某些感染。

正如我们所期望的，由于富含亮氨酸的重复序列，NODs-1和NODs-2都能够识别细胞内特定的分子模式。在NOD-2的情况下，所识别的分子基序被称为"胞壁酰二肽"，是细菌细胞壁特有的成分。在克罗恩病中发现的NOD-2突变中，超过90%影响编码该分子富含亮氨酸重复末端的基因区域。这表明，对细菌壁产物的识别缺陷，进而失去正常的NOD-2功能，可能是克罗恩病炎症的潜在原因。

在细胞内部，NOD-2结合其特定的识别细菌分子而被激活，可能引发许多我们感兴趣的连锁反应。其中之一是刺激潘氏细胞分泌特定的抗微生物物质。从克罗恩病患者身上分离出来的潘氏细胞确实缺少产生这些分子的能力，缺乏NOD-2的小鼠也是如此，这就容易导致肠道正常菌群的改变。NOD-2还刺激一系列致炎细胞因子的产生。另外，NOD-2影响肠道干细胞的存活，这对于维持肠黏膜中的细胞分裂是必要的。

NOD-2在树突状细胞和巨噬细胞等呈递细胞中也有表达，它在产生驱动免疫反应的炎症细胞因子中起着关键作用。在这些细胞中，NOD-2的激活也改变了免疫反应，使其转向抗体型反应，因此，在缺乏NOD-2时，这种转变倾向于壕沟壁中"大分裂"的细胞毒性一侧。这是克罗恩病的情况，与溃疡性结肠炎不同。

NOD-2在肠上皮细胞中的作用的另一个发现，改变了我们对克罗恩病发病机制的理解。为了理解这一点，我们必须回到厄律西克同不幸死亡的故事，正如我之前承诺的那样。

自我吞食：内部管家系统

克罗恩病遗传学研究得出的另一个惊人结果与一种叫作ATG16L的蛋白质有关。字母ATG是"自噬"①的缩写，即"自我吞食"。

我们已经了解到免疫系统在多细胞生物中的基本作用，即作为管家，清理细胞碎片和微生物。自噬的发现让我们认识到细胞本身也有类似的管家系统。这首先出现在真核细胞的进化中，真核细胞具有内膜和细胞器，例如线粒体（细胞内能量发生器）。通过不断加深对自噬的了解，我们已经认识到这个过程是包括老化和衰老在内的许多过程的基础，并且在多种疾病过程如克罗恩病、帕金森病和阿尔兹海默病中发挥作用。

在第一章中，我们看到细胞膜在定义细胞方面的重要性，以及真核生物是如何利用膜的独特性质克服"遏制悖论"，并在细胞内建立消化机制。我们看到表面细胞膜如何内陷、收缩，然后在细胞内形成泡沫或囊泡，这一过程被称为内吞作用。细胞内部的膜结构也是蛋白质相互作用的平台。在自噬中，细胞更进一步，使用由ATG蛋白组成的蛋白质支架在内部构建自己的膜。这样，细胞内的结构，例如线粒体，就可以被膜包裹起来，而不需要通过内吞作用从外部进入。这层膜有效地包裹内部成分，使它们保持分离，有点像冰箱里包裹不同物体的玻璃纸。然而，自噬的好处是，这些膜基成分可以与溶酶体合并，溶酶体是细胞内含有消化酶的其他膜基体。在与溶酶体融合时所产生的较大囊泡的内容物将被分解成单独的分子，可以重复利用。因此，自噬相当于细胞的回收机制。鉴于旧的或受损的部分细胞可以被选择性地处理

---

① 自噬的概念和名称最早是克里斯汀·德·迪夫在1963年发现溶酶体及其在细胞内的消化功能后创造出来的。然而，2016年诺贝尔生理学或医学奖的获得者却是来自东京的大隅良典，因其阐明了细胞自噬过程背后的基本原理。

和内部再加工，细胞能够从内部恢复活力，因此自噬与老化和衰老的机制密切相关。

饥饿也是一个有力的自噬的诱因，因为它允许内部结构被回收和消化，以提供营养来维持生命。它实际上是在吃自己，却是以一种复原和再生的方式（不像可怜的厄律西克同）。

自噬还为细胞分裂和复制提供能量，因此在复原和伤口愈合中至关重要，在维持完整的肠道上皮细胞方面也是如此。事实上，这种复制作用可能是它的主要目的，因为在早期的单细胞原核生物中发现了与自噬相似的蛋白质，它们的作用是回收受损的蛋白质，并与细胞分裂有关。

—————————— 憩室9.3　自噬与衰老 ——————————

自噬通过去除细胞内的衰竭结构而使其恢复活力，也保留了细胞自我复制的能力。因此，自噬对维持干细胞必不可少。干细胞是持续分裂的细胞，这种细胞分裂的产物通常是另一种干细胞（用来维持这个过程）和一种子细胞。子细胞将分化成一种特殊的细胞类型，这种细胞类型可能会取代老版本细胞。这是自噬减少衰老的一个例子。抑制自噬使细胞与基本干细胞类型区别开来。

在果蝇和秀丽线虫身上进行的简单实验表明，激活自噬不仅参与细胞的成熟，也影响整个动物的衰老。这种机制与胰岛素的作用密切相关。胰岛素信号通路的一个突变可以通过增强自噬，使果蝇的寿命几乎增加一倍！用于治疗2型糖尿病的药物二甲双胍也可以延长果蝇的寿命，因为它改变了胰岛素信号传导途径。然而，它的不良反应阻止我们使用它来延长预期寿命，除非是糖尿病患者使用，它的益处才大于风险！开启自噬的一种方式是通过饮食和限制热量，实际上仅仅是让果蝇或小鼠挨饿就能延长它们的寿命。这种限制不应导致营养

缺乏，因此短期禁食被认为对所有动物，包括我们人类，都有类似
的好处。

吃陌生人

鉴于自噬能够消化和回收内部细胞器，如线粒体（最初由微生物进化而来），因此毫不奇怪，自噬也能够处理那些逃避细胞外防御并设法破坏细胞膜的细菌。这被称为"异体吞噬"，字面意思是"吃陌生人"。NOD-2与克罗恩病中影响自噬的突变之间缺失的联系直到最近才弄明白，人们发现NOD-2附着在细菌试图进入的细胞膜内部，并将自噬的建膜机制吸引到那个位置。通过模式识别功能，它有效地识别进入细胞的细菌，并将其连接到膜形成系统，该系统可以将细菌从细胞内容物中分离出来，放在一个特殊的囊泡中，并最终通过将囊泡与溶酶体融合而将其消化。因此，NOD-2和自噬在这方面协同作用。

只有特定的细菌才有能力以这种方式进入细胞并在其中生存。正如溃疡性结肠炎一样，人们也在寻找引起克罗恩病的细菌，但是没有结果。和溃疡性结肠炎一样，克罗恩病患者的肠道菌群也发生了改变，占优势的细菌类型往往是那些与肠道免疫系统相互作用引发炎症反应的细菌，而不是那些抑制炎症反应的细菌。然而，在宿主体内存在许多机制可能导致菌群失调，很难知道肠道菌群的改变是致病因素还是受病情影响。

有一种特殊类型的细菌在某些情况下可能会发挥作用。我们已经遇到了大肠杆菌，这要感谢阿尔弗雷德·尼斯勒。大肠杆菌在结肠和小肠中很常见，尽管它们只占人体肠道细菌的千分之一左右。它们是极其多样化的细菌，不同菌株之间仅共享20%的遗传信息。虽然大多

数是无害的（甚至是有益的，比如Nissle 1917菌株），但当它们出现在错误的位置时会引起问题。比如它们进入血液循环会导致败血症，进入膀胱会引起尿路感染。大肠杆菌与鸟类和爬行动物中常见的致病沙门菌密切相关。事实上，它们的进化分化发生在大约1亿年前，大约在同一时期，它们的宿主沿着不同的路线进化。大肠杆菌的一些变种通过产生毒素，或通过逃避肠道免疫防御和侵入上皮细胞的方式在肠道中引起疾病。后一种类型的大肠杆菌被称为黏附侵袭性大肠杆菌，简称AIEC。

隐形细菌

与克罗恩病相关的黏附侵袭性大肠杆菌有许多特殊的突变，使它们能够逃避肠道的防御。它们产生消化黏液的酶，这样就可以穿透上皮层。它们还控制鞭毛的出现，只有在必要时才出现，这使得宿主难以利用Toll样受体检测鞭毛蛋白。似乎黏附侵袭性大肠杆菌还包括一个增压模型，能够更快地利用鞭毛将其推向目标。它们还携带基因突变，使其对防御素具有抵抗力，防御素是潘氏细胞分泌的固定模式识别分子。它们的表面分子可以识别并与上皮细胞膜上的特定蛋白质结合，以允许它们进入。一旦进入细胞内，它们就会茁壮成长，特别是在细胞应激的情况下。它们也可以在巨噬细胞内存活，巨噬细胞被炎症过程吸引，从血流进入肠壁导致肿瘤坏死因子过度分泌，进而促进黏附侵袭性大肠杆菌在细胞内的复制！

自噬过程通常有助于清除体内细菌。因此，虽然黏附侵袭性大肠杆菌可以在没有患克罗恩病的正常个体的肠道中发现，但这些个体能够通过自噬作用杀死细胞内的细菌。然而，克罗恩病患者中存在一些突变，这些突变减弱了这种反应，从而使细菌能够在细胞内复制。与溃疡性结肠炎患者或没有疾病的人的巨噬细胞不同，克罗恩病患者的巨噬细胞无法清除细菌。

有大量证据支持这一观点，细菌（如黏附侵袭性大肠杆菌）在细胞内的持续存在可能是导致克罗恩病的一个因素。高倍显微镜可以识别出许多克罗恩病患者肠道细胞内的黏附侵袭性大肠杆菌，它们偏爱小肠末端——回肠末端，这是克罗恩病的常见病灶部位，也是大肠杆菌和类似细菌聚集的地方。在实验室情况下，黏附侵袭性大肠杆菌可以引起炎症和结肠炎，作为身体清除它们的反应的一部分。但如果持续下去，这将导致纤维化和瘢痕，就像克罗恩病一样。然而，黏附侵袭性大肠杆菌可以在高达20%的正常人的肠道中检测到，并且它们在克罗恩病中并不是普遍存在的，只有50%~60%的病例中检测到了这种细菌。这可能意味着它们与一种特殊形式的克罗恩病样炎症性肠病有关，或者还有其他我们需要查明的细菌元凶。

如果是这样的话，那么抗生素将有助于治疗克罗恩病，事实也的确如此！一种叫作甲硝唑的抗生素，被用来防止那些接受肠道切除手术的患者的复发。然而，抗生素本身会引起肠道菌群失调，也可能产生耐药性，长期来看并不理想。此外，通过肠道造口使粪便改道（通过外科手术从皮肤表面造一个肠道开口，将肠内容物排入一个袋子，这样就不会到达患病部位）对克罗恩病有效，但是对溃疡性结肠炎没用。这意味着细菌在疾病过程中起着重要作用。

—————— 憩室9.4　是克罗恩病还是副核病 ——————

寻找克罗恩病背后的致病细菌是一个漫长的过程。如前文所述，分枝杆菌能够在细胞内生存，并导致与结核病和麻风病相关的长期感染。当在实验室中生长时，它们看起来像霉菌。它们有一个非常厚的脂质细胞壁，使它们对免疫防御和抗生素具有高度抵抗性。而且它们复制分裂非常缓慢，在细胞内可导致肉芽肿，免疫系统试图在肉芽肿中清除它们，但没有成功。这使得克罗恩病领域的早期研究人员致力于寻找引起这种疾病的分枝杆菌。

有一种非常相似的疾病影响农场动物（山羊和牛）的小肠，称为约尼氏病[①]，即副结核病。这种疾病对动物的影响与克罗恩病对人类的影响非常相似，而且在显微镜下观察病变小肠的外观也非常相似。副结核病是由副结核分枝杆菌引起的。这种感染在牛群中非常普遍，在美国的大多数牛群中都有发现，尽管只有5%~10%的受感染动物患上这种疾病。这种细菌存在于肉类和牛奶中，对巴氏消毒法有抵抗力，在土壤中可存活长达一年。因此，人类通过食物和环境都会接触到它。

副结核病与克罗恩病的相似性在克罗恩论文发表前约20年就被注意到了。应用分子生物学技术可以检测到克罗恩病患者组织和血液中有这种细菌，比健康人或溃疡性结肠炎患者更常见。同样，其抗体在克罗恩病患者中更常见。克罗恩病在已婚夫妇中的集中爆发可能暗示着传染性，并且有一些流行病学证据表明，畜牧业地区（如加拿大温尼伯）的发病率高于邻近地区。此外，副结核病在牛群中的增加以及该病在一些地区的引入似乎在克罗恩病发病率上升之前。然而，从事潜在高风险职业的个人，如农民，似乎并没有增加患克罗恩病的风险。副结核分枝杆菌通常需要长达两年的抗生素治疗，但试验显示这对克罗恩病没有任何益处。

因此，关于克罗恩病是否由副结核分枝杆菌感染引起，目前还没有定论。

[①]　以海因里希·约尼（1839—1910）命名，他是一位德国病理学家，主要负责定期检查供人类食用的肉类。他在1895年描述了这种情况。

克罗恩病的演变

我们现在已经到达了我们挖掘的壕沟底部，可以穿越时间的层次追溯克罗恩病的故事。自噬过程中的缺陷导致特殊细菌和衰竭的线粒体的清除障碍，可能损害细胞。细胞内细菌的持续存在引发慢性炎症，可致纤维化和瘢痕形成，并可导致病变部位狭窄和阻塞。NOD-2和自噬相关蛋白的改变也会影响免疫细胞的反应，导致炎症增强。连锁效应包括上皮细胞渗漏增加，使细菌通过肠道进入人体，并改变肠道菌群，给肠道免疫系统提供了增强炎症的信号。这可能因免疫开关的额外缺陷而进一步加强，这些缺陷是由与溃疡性结肠炎和克罗恩病相关的基因产物控制的。然而并非所有患克罗恩病的个体都显示NOD-2的基因突变或具有可识别的细胞内细菌。目前，还不知道在这些病例中是否会发现涉及相同途径的突变，或者他们是否患有由不同机制引起的不同形式的克罗恩病。

这条途径从免疫系统中最早的分子和过程（包括细胞内管家机制）延伸到最新进化的免疫机制的表层，沿着细胞毒性方向而不是溃疡性结肠炎的抗体方向。这只是克罗恩病的演变途径。克罗恩病源于无法清除细胞内的入侵者，而溃疡性结肠炎源于对穿过上皮细胞的外来物的免疫反应。克罗恩病是由于微生物侵入细胞膜的遏制屏障，而溃疡性结肠炎是由于多细胞动物的上皮包容屏障被破坏。

炎症性肠病的药物治疗——第一个50年

在结束这段史诗般的旅程之前，还必须了解这个故事的另一个方面。然而，为了到达那里，我们应该转移一下视线，考虑一些炎症性肠病的治疗方法，以及它们是如何起作用的。事实上，半个多世纪以来，我们的治疗武器库里只有三种药物，它们都是在20世纪50年代研发出来的。

1948年9月，美国明尼苏达州一位29岁的女性因患有类风湿性关节炎而残疾，她注射了三次一种名为"化合物E"的试验药物。这种药物效果很神，两天后，她疯狂购物3小时！这种药物是由风湿病学家菲利普·亨奇和生物化学家爱德华·肯德尔经过近20年研发出来的[1]，他们一直致力于研究肾上腺激素产物。化合物E被重新命名为"可的松"，用来治疗炎症疾病。

肾上腺位于肾脏顶部，体积很小（大约带壳核桃的大小），但是腺体非常活跃。它们分泌调节血压的激素，"战斗或逃跑"的肾上腺素和性激素。它们还分泌皮质醇，一种合成药物可的松的天然版本。可的松和皮质醇被称为糖皮质激素，因为它们是来自肾上腺皮质的类固醇激素，影响体内葡萄糖代谢。身体中的每个细胞都有糖皮质激素受体，糖皮质激素与细胞核中的 DNA结合，影响基因转录成蛋白质。有趣的是，糖皮质激素对参与免疫和新陈代谢的基因有影响。糖皮质激素的免疫作用是普遍抑制性的，因为它们可以减少炎性细胞因子的产生。因此，它们是所有炎症疾病的灵丹妙药！然而，它们的使用是有代价的。由于糖皮质激素的新陈代谢功能，它会增加血糖，导致糖尿病；增加食欲，导致体重增加和脂肪沉积。它们会导致皮肤变薄、痤疮和骨密度降低。因此，虽然在抑制免疫反应方面非常有用，但是其不良反应妨碍了长期使用。

在首次用于治疗类风湿性关节炎6年后，西德尼·楚拉夫和莱斯利·维茨[2]发表了他们使用可的松治疗溃疡性结肠炎的结果。在溃疡性

---

[1]　为此，他们与瑞士化学家撒迪厄斯·赖希斯坦一起获得了 1950 年诺贝尔生理学或医学奖。肯德尔更大的成就可能是从甲状腺中分离出了甲状腺激素。

[2]　莱斯利·维茨（1898—1982）最初是作为血液学家而不是胃肠病学家而成名，并成为牛津大学第一位纳菲尔德医学教授。他于 1937 年参与创立了英国胃肠病学会。

结肠炎的第一次发作期间，可的松治疗使超过四分之三的患者病情缓解或好转，而接受安慰剂治疗的患者中只有不到四分之一的患者病情缓解或好转。66年后，我们仍然将糖皮质激素治疗严重溃疡性结肠炎患者作为一线治疗方案。糖皮质激素的不良反应限制了其长期使用。新研发的制剂是在小肠或结肠中释放配方，当它们通过肠黏膜和肝脏时失活，从而显著减少其有害作用。

20世纪50年代，人们认为类风湿性关节炎是由细菌感染引起的，并试图用抗生素来治疗这种疾病，但当时可供使用的抗生素很少。第一种有效药物称为磺酰胺[①]。在瑞典首都斯德哥尔摩的卡罗林斯卡学院工作的风湿病学家南纳·施瓦茨与一家瑞典公司合作生产了一种名为柳氮磺胺吡啶的药物，这种药物对关节炎患者有效。这种物质是一种磺酰胺类抗生素，附着在一种类似于阿司匹林的小分子上，称为5-氨基水杨酸，简称5-ASA。它被发现对溃疡性结肠炎有效，不仅有助于解决急性发作，而且在日常使用时，还有助于控制病情。

令许多人惊讶的是，随后的研究表明，对治疗结肠炎有效的不是抗生素，而是与其相关的5-氨基水杨酸。这又是幸运的，因为联合药物的抗生素部分被发现是导致过敏反应的常见原因。5-氨基水杨酸部分随后被单独制造，牛津大学的西德尼·楚拉夫在设计试验以证明其价值方面再次发挥了重要作用。然而，5-氨基水杨酸（现在叫美沙拉嗪）的递送是有困难的。其口服无效，因为它在到达结肠之前就被吸收或代谢了。因此，它最初只能在灌肠时进入直肠。柳氮磺胺吡啶作为片剂是有效的，而单独使用5-氨基水杨酸则不是，这是因为较大的结合分子没有被肠道吸收而进入结肠，细菌破坏了两个分子

---

① 磺胺类抗生素是青霉素之前唯一可用的抗生素，在20世纪30年代末和第二次世界大战初期被广泛使用。

之间的连接并分别释放它们。这一发现催生了各种巧妙地将5-氨基水杨酸通过口服进入结肠的方法。这些方法包括将5-氨基水杨酸与惰性载体分子连接，将5-氨基水杨酸的两个分子连接在一起，或者将含有药物的胶囊包裹在只能以正确酸度溶解的树脂中，以便在结肠中释放活性药物。同样，半个多世纪后，美沙拉嗪仍被用作轻度或中度溃疡性结肠炎的口服或直肠制剂的标准治疗，它非常安全，几乎没有不良反应。

直到最近，我们才开始了解美沙拉嗪是如何起作用的。它似乎主要作用于肠道表层，并防止结肠炎引发的上皮细胞渗漏。它通过清除炎症反应产生的一些有害化学物质（活性氧自由基或ROS）来达到这一目的。美沙拉嗪也降低了炎症细胞因子的水平，它可能通过抑制Tir-4产生的途径发挥作用。与类固醇不同，美沙拉嗪只对溃疡性结肠炎有效，对克罗恩病无效。

自20世纪50年代以来，这三种药物中的第三种称为硫唑嘌呤，它是在本章开头给迈克和凯斯开出的免疫抑制药。然而，与偶然发现效用的糖皮质激素和美沙拉嗪不同，硫唑嘌呤是通过完全不同的途径研发出来的。

特制药物：意想不到的结果

硫唑嘌呤是最早被发明和化学合成的药物之一，有一个特定的分子靶标。这场革命是在许多科学领域同步进展的情况下发生的，它预示着现代医学探索和发展的时代的到来。格特鲁德·伊莱昂和乔治·希钦斯获得了1988年的诺贝尔奖，以表彰他们在合理药物设计方面的贡献。他们的工作始于20世纪40年代末，专注于模仿自然分子，看看它们是否能改变生物学功能。他们特别感兴趣的是制造模仿DNA

等核酸成分，看看它们是否能抑制癌症中快速分裂细胞的复制。但硫唑嘌呤并不是一种有效的癌症治疗方法，它的使用实际上会导致免疫系统或皮肤的癌症。然而，不仅仅是恶性细胞能够快速复制，还有免疫细胞，比如T细胞和B细胞。因此，硫唑嘌呤及其前体作为免疫抑制剂的最大用途是：最初通过抑制免疫排斥反应使器官移植成为可能，后来又用于治疗炎症和自身免疫性疾病，如类风湿性关节炎和炎症性肠病。

虽然人们很容易认为硫唑嘌呤通过抑制免疫反应中淋巴细胞的大规模增殖性扩张而起作用，但最近证据表明，它在治疗炎症性肠病方面有完全不同的效果。在细胞内进行修饰后，硫唑嘌呤分子结合并抑制一种阻止细胞凋亡过程的蛋白质，因此有助于细胞存活。淋巴细胞被激活后会触发一个自我毁灭序列。这个"关闭开关"在炎症性肠病中有缺陷，但硫唑嘌呤似乎可以纠正它。这可能解释了为什么硫唑嘌呤的作用有些延迟。

生物学革命

在过去的20年里，由于单克隆抗体的发展，合理药物设计已经进入了一个全新的阶段，这是一种"魔术子弹"，几乎针对选择的任何蛋白质。当涉及炎症性肠病时，靶向分子让我们挑花了眼。首次使用的这种单克隆抗体是针对炎性细胞因子肿瘤坏死因子（TNF）的。这种蛋白质在克罗恩病中由淋巴细胞和巨噬细胞大量产生，通过增加一系列其他细胞因子的分泌而加强炎症反应。它还增加了上皮细胞的凋亡，从而增加了肠黏膜的通透性，并减少了防御性潘氏细胞的数量。在20世纪的最后几年，抗肿瘤坏死因子的单克隆抗体作为一种叫作英夫利西单抗的药物问世，这是克罗恩病治疗方面的一个非凡进步。在一些患者中，英夫利西单抗可以使溃疡甚至瘘管完全愈合。但它也有一些缺点：作为一种蛋白质，它必须注射而不是口服。另外，由于英夫利西单抗是从小鼠抗体研发而来，它可以产生自身抗体来阻断其作用；最近的发展包括使分子"人性化"以提高其功效。接受英夫利西单抗治疗的患者更容易受到感染，特别是结核病，即使是以前不知道自己患有结核病的人，也可能复发。

只检查肠道考古的最上层，人们认为英夫利西单抗将有利于克罗恩病，而不是溃疡性结肠炎。几年后，它也被试用于溃疡性结肠炎，令人振奋的是，它被发现是有效的。现在，当糖皮质激素对这种疾病无效时，它就成为二线药物。

鉴于英夫利西单抗是专门用于"清除"肿瘤坏死因子并阻止其对免疫细胞发挥作用的，而令人惊讶的是，其他旨在黏附肿瘤坏死因子的药物似乎对克罗恩病无效，尽管它们对其他炎症疾病如类风湿性关节炎等有效。事实证明，重要的不仅仅是细胞外分泌的肿瘤坏死因子，还有嵌入细胞膜中的肿瘤坏死因子分子。改善炎症性肠病的肿瘤坏死因子结合剂能够附着于细胞膜上的肿瘤坏死因子，而无效的药剂则不能。一旦抗体与肿瘤坏死因子结合，细胞膜上的肿瘤坏死因子就会触发淋巴细胞内的细胞凋亡信号，再次恢复炎症性肠病所缺乏的免疫反应"关闭开关"。

现在有大量的单克隆抗体正在开发用于治疗炎症性肠病，包括一些抑制细胞因子如白细胞介素-23，和其他阻断将淋巴细胞引至肠道的"归巢"分子。然而，鉴于免疫网络在肠道中的微妙平衡状态，一些特制疗法完全无法实现它们所承诺的结果，甚至可能是有害的，就像我们在针对白细胞介素-17的抗体案例中看到的那样。

现在，我们的旅途还有最后一种治疗方法需要探索。这种药物并不是治疗炎症性肠病的主要工具之一，尽管它是有效的，我们偶尔会使用它。这种药物的故事是"逆向"发现的经典，它揭示了细胞内的一个关键机制：一个调节新陈代谢、免疫甚至是生死决定的主开关。作用于这一基本作用的核心蛋白质是以阻断它的药物命名的，而这种药物是以它被发现的地点命名的，即东南太平洋的复活节岛，也被称为"拉帕努伊岛"①。我们感兴趣的药物叫作雷帕霉素，是研究人员从1964年在该岛上发现的一种细菌中分离出来的，这是全球寻找新抗生素的一部分。它所附着的蛋白质叫作"mTOR"，即"雷帕霉素的机械靶点"的简称。

进入mTOR：路的尽头

在没有氧气的情况下，最初是由营养物质的新陈代谢来产生能量的。然而，通过吞噬作用"进食的产生"导致了细胞内活细菌的共生存在，这些细菌成为线粒体并利用氧气的能量。这两种能量产生机制——有氧和无氧，保留在我们的细胞内，用于不同的目的。一方面，葡萄糖在没有氧气的情况下进行糖酵解，并提供许多制造细胞所需的基本构件，但产生的能量相对较少。另一方面，线粒体利用氧气进行新陈代谢提供了大量的能量，但产生的活性氧（ROS）是一种危险的副产品。这些活性氧会损害细胞内的蛋白质和脂质。

雷帕霉素靶蛋白（mTOR）就像细胞内的微芯片，集成了从细胞表面受体、营养供应和含氧量传感器接收到的信号。它是分解代谢（分解细胞结构）和合成代谢（细胞构建和生长）之间的开关。例如，胰岛素

---

① 复活节岛是由第一位欧洲游客雅各布·罗格文命名的，他于1722年复活节登陆该岛。这里的确是地球上最偏远的居住地，由于地处偏远，曾一度被称为"地球的肚脐眼"。它在当地的名字是拉帕努伊。

是一种主要的合成代谢激素，通过mTOR起作用，增加葡萄糖的摄取，将其储存在细胞中，增加脂质和蛋白质（以及肌肉）的合成。健美运动员都知道，通过在饮食中添加氨基酸或蛋白质补充剂，mTOR可以被激活，从而增加肌肉体积，不依赖于胰岛素。mTOR是肥胖、心脏病、高血压、脂肪肝和2型糖尿病等多种疾病的基本开关，受持续性营养过剩的刺激。

在缺乏营养的时候，自噬被激活以增加细胞内的回收和营养物质供应。mTOR开关通常抑制自噬，但在饥饿时其活性降低。自噬促进细胞存活，并且消除了细胞通过凋亡来计划自身死亡的需要。因此，通过饥饿来减少mTOR的作用是限制热量以增加预期寿命的机制：使用雷帕霉素来阻断mTOR可以使果蝇的预期寿命翻倍！自噬还可以防止称为细胞焦亡的细胞死亡，即细胞在死亡时释放大量的促炎化学物质（如白细胞介素-1）。抑制mTOR可减少其对自噬的抑制，从而降低炎症反应。

mTOR也是干细胞分化机制的一部分，它使干细胞分化成特化细胞如肠上皮中的吸收性肠上皮细胞、杯状细胞或潘氏细胞。因此，mTOR阻断法保持了细胞的干细胞特性和再生能力，这似乎是年轻和长寿的关键。

在这个阶段，人们可能会问，为什么我们不把雷帕霉素药片作为日常补充剂呢？在"地球的肚脐眼"发现这种化学物质的加拿大研究小组可能只是偶然发现了永葆青春的灵丹妙药。然而生物学很少如此简单明了，雷帕霉素不是我们所有问题的答案。首先，在细胞层面，延长生命、年轻和防止细胞凋亡意味着通过分化拒绝细胞特化和生理性细胞凋亡带来的所有好处。因此，抑制mTOR可能并不完全有利于复杂的生物体。其次，事实证明，含有mTOR的蛋白质复合物有两种形式，它们具有不同的、有时相反的作用，而雷帕霉素同时阻断它们。因此，这种药物的不良反应甚至包括糖尿病。此外，mTOR似乎在调节免疫过程中起着关键作用，因此雷帕霉素是有效的免疫抑制剂，目前主要用于器官移植。

mTOR通过调节新陈代谢对免疫系统发挥作用。为了增殖，淋巴细胞需要通过mTOR刺激的无氧途径（糖酵解）快速代谢葡萄糖，而线粒体的有氧途径受到抑制。因此，阻断mTOR会损害免疫应答中的淋巴细胞的大规模扩增。然而，mTOR对免疫的影响更令人印象深刻。mTOR阻断了调节性淋巴细胞的产生，使得缺乏mTOR的小鼠只产生调节性T细胞，即使是在通常导致炎症反应的条件下。mTOR还作用于呈递细胞，通过吞噬作用抑制蛋白质的摄取及随后在细胞表面的表达（用于向免疫系统显示它们）。实质上，mTOR是潜在的免疫开关，就在肠道考古壕沟的底部。由mTOR组成的两个独立复合物中的一个刺激沿着大分裂的抗体一侧的免疫反应，而另一个则激活细胞毒性成孔毒素途径。

因此，mTOR位于炎症性肠病的谱系溃疡性结肠炎和克罗恩病之间的路径分叉处。事实上，它甚至可能是理解吸烟对一种疾病具有保护作用，而对另一种疾病却加剧恶化的关键，因为香烟烟雾（特别是尼古丁）抑制mTOR活动并刺激自噬。自噬对于溃疡性结肠炎是件好事，因为它可以防止肠上皮细胞的损失，维持干细胞和肠上皮细胞，减少炎性细胞因子的反应。然而，克罗恩病中"有缺陷的"自噬的激活可能是一件坏事，因为它只会加剧潜在的疾病过程。

开始和结束

我们现在走到了小路的尽头，可以站在突起的位置上，欣赏我们发现的风景。

　　本书的开头，我们在大西洋中部碱性热泉喷口的"失落的城市"开始探索之旅。在这里，同样古老的结构重现了细胞的诞生，将生命定义为束缚在细胞膜内的东西。我们看到这种膜集中了生命的化学物质，同时也产生了一个统一的实体，自然选择促使其进化。然而，膜也形成了一道屏障，阻止能量、生长和分裂所必需的营养原料的输入。为了克服这种"遏制"悖论，细胞发展了将营养物质（食物）输送到自身体内的机制。其中之一是吞噬较大的食物颗粒，通过吞噬作用有效进食。

　　吞噬作用的进化对被吞噬的活细胞产生了选择性压力，导致了"捕食"的概念。为了避免成为猎物，细胞需要体型优势。由于伽利略的"平方立方定律"，单个细胞可以达到的大小是有限的。这个难题最初是通过细胞在群体中聚集来攻克，最终是通过变成多细胞来攻克。

　　吞噬作用也增强了感染的概念，这是细菌进化到逃避细胞内的消化机制并最终杀死细胞的结果。

　　多细胞动物和单细胞动物一样，仍然面临着维持一个恒定的内部环境的必要性，并且再次通过遏制来实现。在这种情况下是通过排列它们表面的上皮细胞来达到目的。然后，它们分担了跨越一道屏障吸收营养物质的挑战，这导致需要一个专门的器官——肠道来进行消化和吸收。争夺肠道营养物质的竞争推动了神经系统和感觉器官的进化，以及促进鳍或四肢等附属物的发育来提高移动的能力。肠道进一步分化为退化性器官，从而能够在肝脏中储存营养，通过胰腺分泌物消化食物，甚至通过肺吸收氧气。

　　多细胞生物还需要一本"规则手册"，用于生物体不同细胞类型之间的内务管理和社会凝聚。因此，肠道的进化与多细胞生物和免疫力的出现相一致。鉴于细菌和其他微生物在多细胞动物肠道形成时总是存在于周围的液体中，免疫的"保护伞"不仅庇护生物体本身的细胞，而且还庇护那些被包裹在其肠腔内的细胞——共生细菌。免疫系统必须控制自私的倾向，控制那些想要超越自身极限成为癌症的体细胞或造成麻烦的微生物，这些微生物希望侵入宿主并以宿主为食。由于需要通过肠上皮细胞黏膜保持一定程度的营养渗透性，这层薄薄的细胞层只有1/50毫米厚（但覆盖了巨大的表面积），成为生物与外部世界之间的关键界面，因此也是免疫进化的主要部位。

从最初阶段开始，免疫系统就发展出两种主要的管家工具：吞噬作用和刺穿其他生物细胞膜的成孔毒素。前者可以用来处理细胞外不需要的碎片，包括其他活细胞；后者作为消化被吞食的猎物的一种手段。肠道和免疫系统共同进化，随着时间的推移，增加了一层又一层的复杂性，这正是"肠道考古学"的层次。然而，诸如细菌之类的小型单细胞生物通过极快的繁殖速度迅速进化出逃避防御机制的新方法，免疫受到这种能力的挑战。固定的"模式识别"防御机制只识别不遵守规则手册生物体的特征，只能在动物中一代一代地逐渐改变。只有通过"免疫大爆炸"允许免疫细胞（在相当大的风险下）快速突变，多细胞生物的免疫力才能赶上细菌的适应能力。结果是产生具有无限适应性受体的T细胞和B细胞。值得注意的是，胸腺（用于T细胞的免疫训练）和鸟类法氏囊（产生B细胞）均来源于肠黏膜。

作为进化的结果，肠道富集免疫进化的所有层次。我们以前对免疫的理解来自于对血液的分析，其中最新进化的成分为主要代表。因此，通过观察肠道及其疾病，并随着时间的推移采取必要的间接步骤剖析不同的层次，我们不仅了解了这些疾病，也了解了免疫系统和生命。这就是"肠道考古学"的概念。

通过采用这种方法，我们看到B细胞和T细胞之间的分裂远不是最近的创举，而可以追溯到起初。它们之间的"大分裂"早于T细胞和B细胞受体的分离，并且可以追溯到控制细胞外威胁的基本原则（吞噬作用—调理素—2型先天淋巴细胞—B细胞—抗体途径）和细胞内威胁的基本原则（成孔毒素—1型先天淋巴细胞—自然杀伤细胞—T细胞—细胞毒性途径）。我们看到这种分裂如何区分肠道对影响肠内食物的不适当免疫反应（过敏或乳糜泻）和对影响大肠细菌的不适当反应（溃疡性结肠炎或克罗恩病）。重新审视第五章中的肠道考古壕沟图，与食物过敏和溃疡性结肠炎有关的过程位于分裂的左侧，而与乳糜泻和克罗恩病有关的过程位于右侧。

最终，通过肠道考古挖掘，我们到达了大分裂的底部，找到了mTOR，即两条路径之间的主开关。自此，我们发现了一个基本过程，这个过程书写了一个多细胞生物的组成细胞和它的共生乘客之间社会凝聚力的免疫规则手册。更令人惊讶的是，同样的机制构成了所有细胞命运的基础，控制着生与死，甚至影响着寿命和健康。我们不知道这个旅程下一步会带我们去哪里。

然而，我们应该（暂时）在这个时候结束旅程，在世界上最偏远的岛屿上。复活节岛的历史因两个方面而闻名。复活节岛最著名的是被称为摩埃的巨石雕像，它高达10米，由当地的拉帕努伊人在13~15世纪建造。它们代表着神化的已故祖先，他们守护着生者，背对着海洋的"精神世界"。拉帕努伊人相信死者和生者之间的协同作用。死者被供养并守护活着的人，生者通过祭祀和供奉来供养祖先的灵魂。生与死的连续统一体。

这两个主题——生与死持续作用循环，以及支配这一循环的社会凝聚力规则——在本书中通过生命、肠道和免疫系统的进化而展现出来。
它们被大规模写在了时间的肠道考古学层面上（图 9.2）。

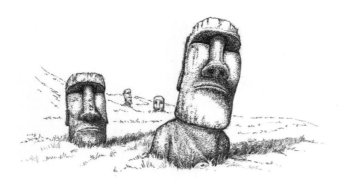

图 9.2　复活节岛的摩埃石像